Eberhard Schlömmer | Dennis Sandig

PROGRAMMDESIGN
IM FUNCTIONAL TRAINING

Bibliografische Information der Deutschen Nationalbibliothek
Die Deutsche Nationalbibliothek verzeichnet diese Publikation in der Deutschen Nationalbibliografie;
detaillierte bibliografische Daten sind im Internet über http://d-nb.de abrufbar.

Für Fragen und Anregungen
info@rivaverlag.de

Wichtige Hinweise
Dieses Buch ist für Lernzwecke gedacht. Es stellt keinen Ersatz für eine individuelle medizinische Beratung dar und sollte auch nicht als solcher benutzt werden. Wenn Sie medizinischen Rat einholen wollen, konsultieren Sie bitte einen qualifizierten Arzt. Der Verlag und die Autoren haften für keine nachteiligen Auswirkungen, die in einem direkten oder indirekten Zusammenhang mit den Informationen stehen, die in diesem Buch enthalten sind.

Ausschließlich zum Zweck der besseren Lesbarkeit wurde auf eine genderspezifische Schreibweise sowie eine Mehrfachbezeichnung verzichtet. Alle personenbezogenen Bezeichnungen sind somit geschlechtsneutral zu verstehen.

Originalausgabe
2. Auflage 2022
© 2021 by riva Verlag, ein Imprint der Münchner Verlagsgruppe GmbH
Türkenstraße 89
80799 München
Tel.: 089 651285-0
Fax: 089 652096

Redaktion: Katharina Brinkmann, Susanne Schneider, Susan Mücke
Umschlaggestaltung: Sonja Vallant
Umschlagabbildungen: Nils Schwarz
Fotos: sämtliche Fotos im Innenteil von Nils Schwarz, www.nilsschwarz.com, außer:
Jan Papenfuß: 239 u.; Shutterstock/epixproductions: 26; Shutterstock/Excellent Dream: 27; Shutterstock/hartphotography: 25; Shutterstock/MDGRPHCS: 45; Shutterstock/stihii: 43; Simone Hoermann: 239.

Satz: Daniel Förster, Belgern
Druck: Firmengruppe APPL, aprinta Druck, Wemding
Printed in Germany

ISBN Print 978-3-8688-3729-2
ISBN E-Book (PDF) 978-3-95971-570-6
ISBN E-Book (EPUB, Mobi) 978-3-95971-569-0

Weitere Informationen zum Verlag finden Sie unter

www.rivaverlag.de

Beachten Sie auch unsere weiteren Verlage unter www.m-vg.de

Eberhard Schlömmer | Dennis Sandig

PROGRAMMDESIGN
IM FUNCTIONAL TRAINING

Erkenne deine Stärken und Schwächen, erstelle deinen individuellen
Trainingsplan und steigere deine sportliche Leistung

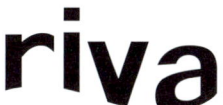

INHALT

VORWORT

Jedes neue Fachbuch zum Thema »Functional Training« weckt beim Leser wieder die Hoffnung auf eine Beantwortung vielleicht noch offener Fragen, auf Anreize für neue Denkansätze, natürlich neue Übungen und auch Erkenntnisse. Die Erwartungshaltung ist also groß und wir, Dennis Sandig und Eberhard Schlömmer, hoffen, dieser in unserem besten Ermessen entsprechen zu können, und laden dich auf eine Reise in die Welt des Functional Training ein. Unsere Erfahrung und der Austausch mit anderen Experten in den Bereichen Training und Therapie haben uns gezeigt, dass Functional Training deutlich mehr ist als eine Aneinanderreihung von funktionellen Übungen. Ebenso schwer ist es, Functional Training klar und einfach zu definieren.

Eine allgemein anerkannte Definition von Functional Training, auf die sich alle Experten geeinigt haben, ist bis zum heutigen Zeitpunkt nicht existent und vielleicht braucht es diese auch nicht. An dieser Tatsache siehst du bereits, dass Functional Training weitaus komplexer ist, als viele denken.

> *»Wer stark, gesund und jung bleiben will,*
> *sei mäßig, übe den Körper, atme reine Luft und*
> *heile sein Weh eher durch Fasten als durch Medikamente.«*

Hippokrates von Kos (460 bis etwa 377 v. Chr.), griechischer Arzt

In der Wissenschaft gibt es hinreichend Erkenntnisse zu den positiven Auswirkungen von Bewegung und Training auf die Gesundheit. Längst ist auch bekannt, dass sich die physiologischen Folgen eines stark vom Sitzen geprägten Arbeitsalltags nicht durch dreimal 30 Minuten Laufen oder zweimal allgemeines Fitnesstraining pro Woche wegtrainieren lassen. Wer weniger als drei Stunden pro Tag sitzt, kann seine Lebenserwartung sogar um zwei Jahre erhöhen! Dieses Forschungsergebnis des Pennington Biomedical Research Center aus dem Jahr 2012 wurde durch viele andere Beobachtungs- und Vergleichsstudien in den USA und Australien untermauert. Viele Krankenkassen und andere Gesundheitsorganisationen in Deutschland warnen seit Jahren vor den Folgen des ausdauernden Sitzens. Bewegung und Training als Medizin, ja – aber bitte richtig!

Korrekt angewendet sind Bewegungs- und Trainingsprogramme eine effektive Methode, um weitverbreiteten Zivilisationskrankheiten entgegenzuwirken, die mit unserer Sesshaftigkeit einhergehen. Der Mensch lebt besser und gesünder, wenn er sich häufig und auf vielfältige Weise bewegt. Bewegungsmangel hingegen gilt als Auslöser einer Vielzahl von Erkrankungen. Man kann behaupten, dass ausreichend Bewegung für den Menschen zu einer ihm entsprechenden, gleichsam artgerechten Lebensweise gehört.

Der sich bewegende Mensch leidet also weniger. Gerade in einer Zeit, in der Smartphones und Armbanduhren zu Fitnesstrackern und Motivationshilfen werden, muss es doch einen Weg geben, die Menschen in Schwung zu bringen. Dabei geht es nicht unbedingt um Sport oder Training. Jede Bewegung und jede Belastung fordern unseren Körper dazu heraus, zu reagieren und sich anzupassen. Bewegen wir uns wenig bis gar nicht, sind hingegen Einschränkungen vieler Körpersysteme feststellbar. Die Fähigkeit, Fett zu verbrennen, sinkt, Faszien und fasziale Strukturen »verkleben« und »vertrocknen«, Gelenke werden steifer und das Gehen fällt zunehmend schwerer.

Ausdauer, Kraft und Beweglichkeit sind grundlegende Fähigkeiten, die helfen, die eigene Lebensqualität bis ins hohe Alter zu erhalten. Viele ältere Menschen fühlen sich in ihrem Alltag aufgrund von Einschränkungen in der Mobilität und Stabilität bereits beim An- und Ausziehen, Tragen der Einkaufstüten, Treppensteigen und vielem mehr behindert. Wer seinen Körper hingegen frühzeitig wichtigen funktionellen Trainingsbelastungen aussetzt, wird bis ins hohe Alter davon profitieren. Es geht beim Training eben nicht immer darum, gut auszusehen, sondern sich das Leben zu erleichtern und die Gesundheit und die grundlegenden Funktionen des Körpers zu fördern und zu bewahren.

Dieses Buch ist ein Leitfaden, um die komplexe Bandbreite körperlicher Anpassung zu erkennen, die passenden Übungen für jeden Trainierenden zu ermitteln und auf dieser Basis ein individuelles Trainingsprogramm zusammenzustellen, das zu ihm passt wie ein persönlicher Fingerabdruck.

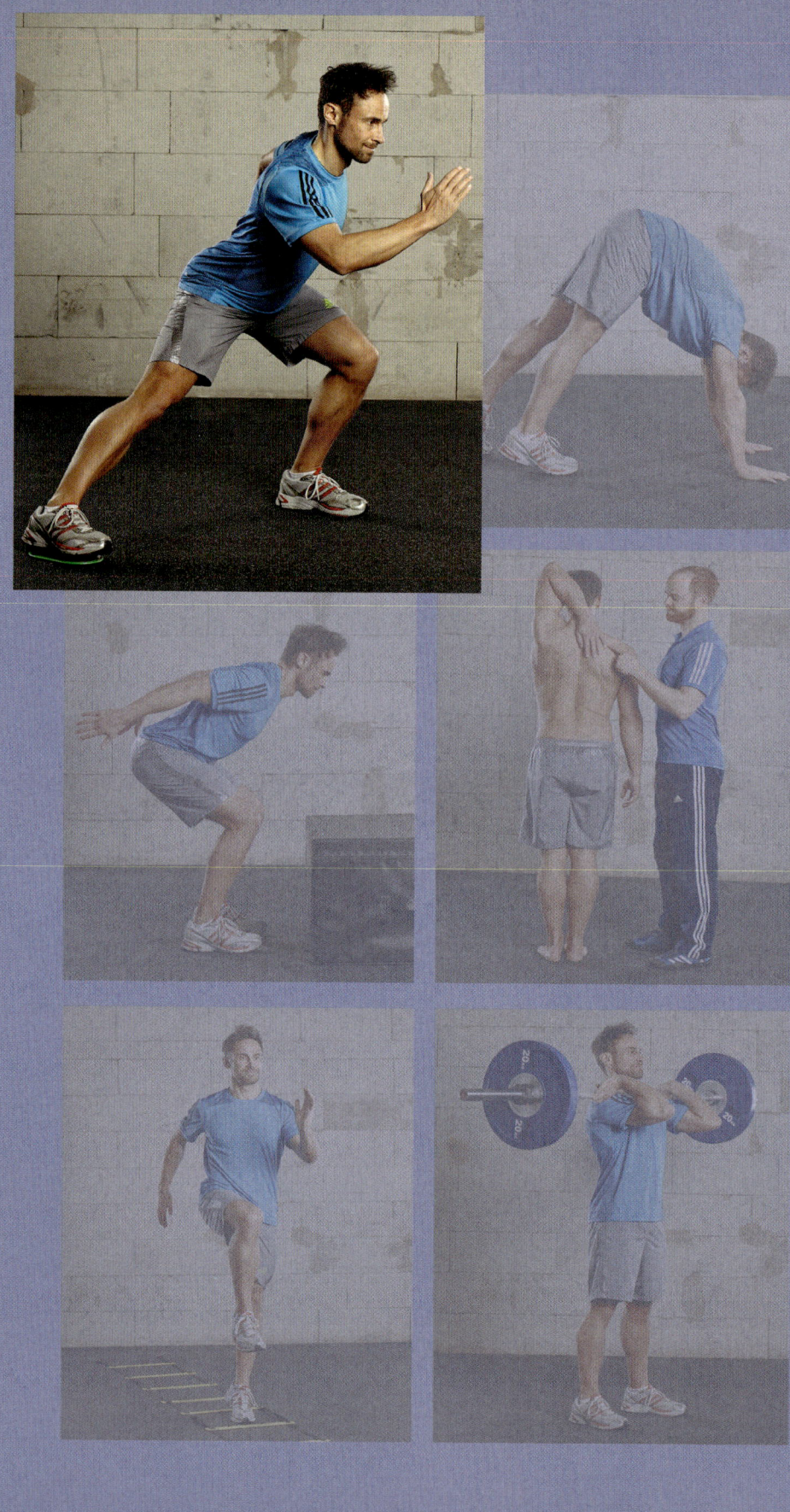

1

FUNKTIONELL TRAINIEREN

In den letzten Jahren hat sich Functional Training international etabliert. Auch in Deutschland ist das funktionelle Training ein fester Bestandteil in zahlreichen Fitnessstudios und bei vielen Trainern geworden. Grund dafür ist die Vielfalt dieser Trainingsform. Ob vom Zirkeltraining über »Functional Zones« in Studios, Outdoortraining, CrossFit bis zum Athletiktraining in verschiedenen Sportarten – funktionelles Training ist angekommen in der Trainingswelt.

Es gibt eine große Bandbreite an Inhalten und Trainingsübungen mit und ohne Geräte, die gerne dem Functional Training zugeordnet werden. Doch was genau macht das »Funktionelle« im Training aus? Wie wird Training wirklich funktionell? Sind spezielle Trainingsinhalte oder besondere Geräte entscheidend und, wenn ja, welche? Um unsere Trainingsphilosophie von anderen Ideen und Definitionen abzugrenzen, wollen wir zunächst zeigen, wie sich funktionelles und konventionelles Trainieren voneinander unterscheiden.

Funktionell
trainieren

Evolution und
Bewegung

Prinzipien des
funktionellen Trainings

Screening
und Testing

Sessiondesign –
die P.A.P.R.-Methode

P.A.P.R.
in der Praxis

WAS IST FUNKTIONELLES TRAINING?

Es gibt aktuell eine ganze Bandbreite von Angeboten, Methoden und Trainingsformen, die den Begriff »functional« oder »funktionell« verwenden. Aber nicht überall, wo »functional« oder »funktionell« draufsteht, ist auch Funktionelles drin.

Um hier von Beginn an etwas Klarheit zu schaffen, werden vorab ein paar Begrifflichkeiten genauer beleuchtet und definiert.

Funktion, Funktionalität und Dysfunktion

Funktion

Im kausalen Zusammenhang ist der Zweck (= die Funktion) das Ergebnis von Ursache und Wirkung, also eine »Um zu«-Bedingung. Allgemein gesprochen ist es eine Aufgabe, Tätigkeit oder Handlung, die in einem größeren Zusammenhang zu erfüllen ist. Hier einige Beispiele:

- Ich trete auf das Gaspedal, um das Auto zu beschleunigen.
- Ich mobilisiere das Hüftgelenk, um meine Beweglichkeit im Becken zu verbessern.
- Ich klettere auf einen Baum, um einen Apfel zu pflücken.

Funktionalität

Die Funktionalität ist in Bezug auf den menschlichen Körper und die menschliche Bewegung vorwiegend geprägt durch Gebrauchs- und Alltagstauglichkeit. Die Gebrauchstauglichkeit stellt dabei die Mindestanforderung dar, dass ein System (der menschliche Körper, das Muskelsystem, das Organsystem) uneingeschränkt und schmerzfrei arbeitet und den Mindeststandard an Beweglichkeit und Stabilität erfüllt.

Funktionell
trainieren

Evolution und
Bewegung

Prinzipien des
funktionellen Trainings

Screening
und Testing

Sessiondesign –
die P.A.P.R.-Methode

P.A.P.R.
in der Praxis

Dysfunktion

Eine Dysfunktion beschreibt eine Funktionsstörung. Auch hier gilt der kausale Zusammenhang von Ursache und Wirkung. Eine Dysfunktion kann zum Beispiel eine Limitierung im aktiven und/oder passiven Bewegungsapparat sein, die wiederum zu Kompensationen, etwa zu Ausgleichsbewegungen, in anderen Strukturen und Funktionsbereichen führt.

Beispiel: Ist die Bewegung im Knie eingeschränkt, sodass das Knie in der Funktion des Gehens nicht gestreckt werden kann, führt das zu Kompensationsbewegungen im Sprunggelenk und in der Hüfte.

Funktional versus funktionell

Die beiden Adjektive werden häufig synonym verwendet. In der Nutzung sollte jedoch darauf geachtet werden, dass »funktional« auf die Funktion bezogen ist und »funktionell« eine normale, ungestörte Funktion beschreibt.

Die Grundidee des Konzepts besteht darin, dass die Auswahl der Trainingsinhalte zweckgebunden und individuell erfolgt, also keinem standardisierten One-fits-all-Ansatz folgt, sich nicht auf isolierte Muskelaktionen und Herz-Kreislauf-Training beschränkt. Trainingsziele – ebenso wie persönliche Schwachstellen – werden bereits bei der Zusammenstellung der Übungsauswahl berücksichtigt. So fördert und fordert das funktionelle Training, basierend auf fundamentalen Bewegungsmustern, konditionelle und koordinative Fähigkeiten wie Mobilität, Stabilität, Gleichgewicht, allgemeine Athletik, Kraft und Schnelligkeit. Der Einsatzzweck reicht dabei von der Rehabilitation bis hin zum Leistungssport.

Functional Training in kinetischen Muskelketten, das heißt das Training von Bewegungen und nicht von einzelnen Muskeln, hat zum Ziel, dass die richtigen Muskeln bei ihrem späteren Einsatz im Alltag oder Sport zum richtigen Zeitpunkt das Richtige tun. Ohne die richtige Kraftentfaltung zum richtigen Zeitpunkt wird man weder einen Wasserkasten gefahrlos hochheben noch Robert Harting den Diskus auf weltmeisterliche Weiten bringen. Freizeit- und Leistungssportler profitieren also gleichermaßen von funktionellen Trainingsprogrammen. Trainingserfolge in Bezug auf Fitness und Leistungsentwicklung stellen sich jedoch nur ein, wenn die Trainingsinhalte zielgerichtet ausgewählt und trainiert wurden. Über Erfolg und Misserfolg des Trainings entscheidet die Auswahl der richtigen Übungen, die auf die Voraussetzungen des Trainierenden abgestimmt ist. Sie bildet die Basis der Trainingsanpassungen.

Extrinsische versus intrinsische Funktionen

Functional Training ist generell alles, was dazu dient, den Kunden oder Athleten in einen gesunden und leistungsbereiten Status zu bringen, ausgehend von einer körperlichen Mindestanforderung, dem individuellen Anforderungsprofil und dem jeweiligen Ziel. Ob eine Übung funktionell ist, ist nicht primär von der Übung abhängig, sondern vor allem von der Person, die sie ausführt. Daher sollte zwischen zwei Funktionsebenen unterschieden werden.

Extrinsische Funktionen
- Reproduktion von Bewegungen und Übungen aus alltags- und sportartspezifischen Abläufen
- Fokus rein auf der Übung
- Sichtweise rein von außen

Beispiel: Person A und Person B führen beide eine Kniebeuge mit einer Kettlebell vor der Brust aus, den sogenannten Goblet Squat. Beide führen damit ein fundamentales Bewegungsmuster aus: die Kniebeuge.

Extrinsisch und aus alltags- und gebrauchstauglicher Sicht (Funktionalität) betrachtet, ist die tiefe Kniebeuge ein erstrebenswertes Bewegungsmuster, das sich jeder funktional und funktionell bis ins hohe Alter erhalten sollte.

Intrinsische Funktionen
- Voraussetzungen (Funktionen und Dysfunktionen von Strukturen)
- Physiologische, biomechanische und neuromuskuläre Funktion

Beispiel: Die oben genannte Übung kann für Person A funktionell sein, für Person B aber nicht, da die Person nicht über ausreichend Beweglichkeit im Hüftgelenk verfügt und sich mit Kompensationsbewegungen bei der Ausführung einem höheren Risiko aussetzt, sich zu verletzen oder Gelenke unphysiologischer zu beanspruchen, ohne dass ihr das bewusst ist. Während Person A alle Voraussetzungen für die korrekte Ausführung der gleichen Übung erfüllt, muss die Bewertung für Person B anders ausfallen.

Jeder Mensch ist ein Individuum

Training wirkt individuell. Selbst im Gruppensport wie im Fußball können die Voraussetzungen für ein Athletiktraining grundverschieden sein.

Während bei jüngeren Spielern die Verletzungsrate eher gering ist, haben die erfahreneren Spieler eventuell bereits verschiedene Vorverletzungen. Mit dauerhaft identischen Trainingsprogrammen zu arbeiten, kann schnell dazu führen, dass die jüngeren Spieler unterfordert und die Älteren überfordert werden. Jede Verletzung und jeder Schaden in einer anatomischen Struktur muss im Training berücksichtigt werden – sei es aus präventiven Gründen, um das Risiko einer Wiederverletzung zu verringern, oder zum Zweck der Regeneration, um die volle Belastbarkeit wiederherzustellen.

DER PERSÖNLICHE FINGERABDRUCK

Eine Übung, die für eine Person funktionell ist, muss für eine andere Person nicht automatisch auch funktionell sein. Hier unterscheiden sich gute Trainer von sehr guten Trainern. Funktionelle Übungen sollten so individuell gewählt werden wie der persönliche Fingerabdruck eines jeden Sportlers.

Man muss die Frage nach der Funktionalität immer auf den einzelnen Sportler, seine körperlichen Voraussetzungen und auch seine persönlichen Ziele beziehen. Beispielsweise kann eine Verletzung im Bereich des Knies, etwa ein Riss des vorderen Kreuzbands, spezielle Trainingsformen notwendig machen. Wenn der mediale Anteil des Oberschenkelstreckers stark an Kraft eingebüßt hat, ist es mitunter sinnvoll, diesen in der medizinischen Trainingstherapie zeitweise gesondert zu aktivieren. Bei einem Patienten in der Rehabilitation sind andere Maßstäbe für ein funktionelles Vorgehen anzusetzen als bei einem Leistungssportler. Hier ist es nicht angebracht, koordinativ anspruchsvolle Übungen oder komplexe Bewegungsabläufe zu bevorzugen, wenn es um die Betrachtung der Funktionalität geht. Hinzu kommt, dass das Trainingsziel unbedingt zu berücksichtigen ist. Kraftgewinn und Koordinationsverbesserung sind unterschiedliche Zielstellungen, die unterschiedlicher Trainingsmethoden bedürfen.

Funktionell trainieren

Evolution und Bewegung

Prinzipien des funktionellen Trainings

Screening und Testing

Sessiondesign – die P.A.P.R.-Methode

P.A.P.R. in der Praxis

WARUM FUNKTIONELL TRAINIEREN?

Functional Training fordert und fördert umfassendere Bewegungen und nicht einzelne Muskelgruppen. Komplexe, mehrgelenkige Bewegungen und das koordinierte Zusammenspiel großer Muskelgruppen stehen im Mittelpunkt, damit die natürlichen Bewegungsmuster des Körpers angesprochen werden und sich daraus Kraft, Koordination, Stabilität und Mobilität weiterentwickeln können.

Asymmetrien erkennen

Wenn in grundlegenden Bewegungsmustern, wie dem Gehen, Dysfunktionen vorhanden sind, ist es wahrscheinlich, dass man sowohl im Training als auch im Alltag um diese Probleme herum trainiert oder ihnen ausweicht. Asymmetrien sind eine der Hauptursachen für Verletzungen und Überlastungssyndrome. Je stärker diese ausgeprägt sind, desto mehr Korrektur benötigen sie. Hier ein einfacher Test, um die eigene Schulter auf ein Ungleichgewicht zu prüfen:

1. Komme in einen aufrechten Stand mit geschlossenen Füßen und strecke beide Arme zur Seite aus. Führe die rechte Faust von oben und die linke Faust von unten hinter dem Rücken zueinander.
2. Anschließend führst du die Übung auf der anderen Seite aus und vergleichst beide Seiten miteinander.

Funktionell trainieren

Evolution und Bewegung

Prinzipien des funktionellen Trainings

Screening und Testing

Sessiondesign – die P.A.P.R.-Methode

P.A.P.R. in der Praxis

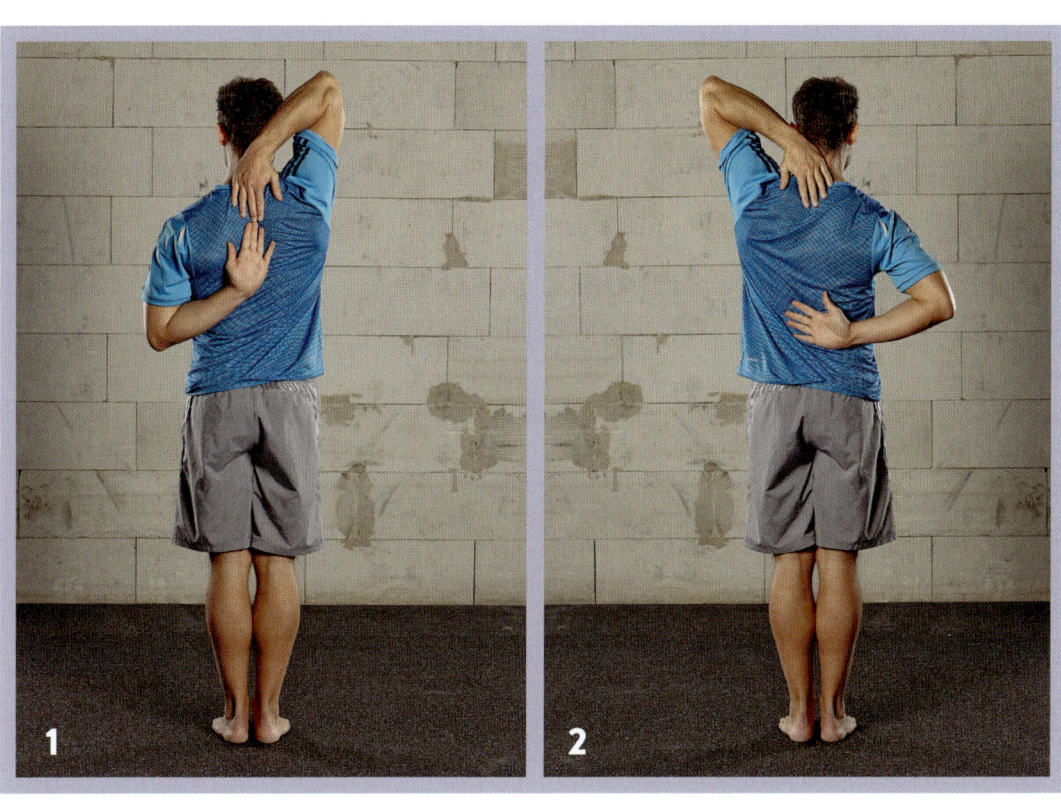

Dieser Test dient der Überprüfung deiner Mobilität im oberen Rücken und im Schultergürtel, ebenso gibt er Hinweise über die motorische Kontrolle beider Schulterblätter und die Symmetrie von links und rechts.

Wie auf den beiden Bildern oben unschwer zu erkennen ist, gibt es einen Unterschied zwischen links und rechts. Je nachdem, wie stark die Asymmetrie ausfällt, kann es im Training zu erhöhten Abnutzungserscheinungen und Überbeanspruchungen kommen. Extrinsisch betrachtet sind Klimmzüge, Rudern, Liegestütz und Überkopfdrücken tolle funktionelle Übungen. Solltest du aber bei diesem Schultermobilitätstest mit einer gravierenden Asymmetrie abgeschlossen haben, raten wir dir zunächst von intensiven Druck- und Zugbewegungen ab. Bringe deine Mobilität und Stabilität (intrinsische Voraussetzungen) im Schultergürtel und oberen Rücken auf ein gutes funktionelles symmetrisches Level und du wirst von Druck- und Zugbewegungen deutlich mehr profitieren.

Funktionell trainieren

Evolution und Bewegung

Prinzipien des funktionellen Trainings

Screening und Testing

Sessiondesign – die P.A.P.R.-Methode

P.A.P.R. in der Praxis

Das Zusammenspiel von Körper, Gehirn und Muskeln

Jede Bewegung hat ihren Ursprung im Gehirn und Rückenmark und nicht in den Muskeln. Muskeln sind grundsätzlich ein suspektes Gewebe. Das Gehirn möchte stets Bewegung mit der höchsten motorischen Qualität erzeugen und nimmt dabei sensorisch die schmerzhafte oder unsichere Bewegung wahr, sucht aber Wege, diesen Schmerz oder eine Unsicherheit zu umgehen. Es entsteht ein sogenanntes Kompensationsmuster. Die Bewegungsabläufe verändern sich. Man beginnt zum Beispiel zu humpeln, wenn das linke Knie schmerzt. Automatisch wird die rechte Beinseite mehr belastet als die andere. Wenn der Rücken schmerzt, bückt man sich automatisch anders nach vorne als ohne Schmerzen. Das passiert in der Tat automatisch und unbewusst. Diese Reaktion des Körpers ist eine natürliche und durchaus sinnvolle Anpassung an im System auftretenden Schmerz. Das Kompensationsmuster bleibt oft noch über Monate oder Jahre bestehen, obwohl die Verletzung bereits abgeklungen und der Patient schmerzfrei ist. Das zeigt, dass der Körper, das Gehirn und die einzelnen Muskeln zusammenarbeiten, um das beste Ergebnis zu erzielen – was im Fall von akutem Schmerz bedeutet, die verletzte Struktur zu entlasten und dem neuen, schmerzfreien Kompensationsmuster zu folgen.

Innervation

»What fires together, wires together.« Mit dieser Regel beschrieb der Psychologe Donald O. Hebb die Situation, dass Nervenzellen, die dasselbe Motoneuron als Ursprung haben, bei Erregung auch gemeinsam Impulse weitergeben, zum Beispiel an Muskelfasern. Je häufiger also Neuron A und B gemeinsam in Aktion treten, desto eher werden beide auch aufeinander reagieren. So fallen Übungen, die immer wieder geübt werden, zunehmend leichter, weil das Zusammenspiel beständig optimiert wird. Diese Tatsache bildet eine wichtige Grundlage und ein Argument für komplexe Bewegungsaufgaben im Vergleich zu isolierten Übungsformen.

Ursachenforschung als Basis für gute Bewegungsqualität

Oft ist es angenehmer und es geht schneller, das Symptom zu behandeln, als auf Ursachen-forschung zu gehen. Zu komplex sind für viele die vielfältigen Faktoren bei der Entstehung von Einschränkungen, Verkürzungen, Verspannungen und Schmerzen. Genau diese Entste-hungsgeschichte von Problemen und ihr Zusammenhang mit Bewegung und den grundle-genden Bewegungsmustern bildet die Grundlage des Functional Training – die Suche nach der Schwachstelle im System und die Frage, welche Ursache für die Probleme verantwort-lich gemacht werden kann. Über die Jahre entwickelte sich das System rund um Analyse und Korrekturstrategie beständig weiter und gehört heute zu den wichtigsten Grundlagen im Functional Training. Egal, ob wir mit Menschen arbeiten, die eine Bikinifigur erreichen wollen, oder ob es um sportliche Ziele geht – wenn ein Sportler oder Patient Schwachstel-len in grundlegenden Bewegungsmustern aufweist, werden diese dem Erreichen des Zieles im Weg stehen. Je besser ein Bewegungsmuster funktioniert, desto positiver wirkt sich das auf den Kalorienverbrauch, die Anpassung, Regeneration und Kraftentwicklung aus.

Nur wenn Grundbewegungen und -übungen frei von gravierenden Asymmetrien, Limitierun-gen und Dysfunktionen sind, können wir intensiver und physiologischer trainieren. Arbeitet man in der Praxis regelmäßig mit einem standardisierten Analysesystem, wie beispielsweise dem Functional Movement Screen (FMS), erkennt man schnell, dass bestimmte Probleme bei den »untersuchten« Menschen gehäuft auftreten. Menschen, die vorwiegend sitzend arbeiten, weisen beispielsweise sehr häufig eine fehlerhafte Ansteuerung der Hüftstreck-muskulatur auf. Die Schlüsselinhalte unserer Trainingsprogramme sind stets auf die jeweils bestehenden Problematiken ausgerichtet. Dabei gibt es je nach Leistungslevel die Möglich-keit, etwas isolierter vorzugehen oder die Übungen etwas freier zu gestalten. Erfolgreiches Training lebt davon, den Ausgangszustand eines Sportlers oder Patienten genau erkennen, bewerten und einstufen zu können. Functional Training liefert hierzu wichtige Tools, welche Trainer und Therapeuten dabei unterstützen, Trainings- oder Rehaprogramme optimal auf einen Sportler hin auszurichten und den Erfolg der Arbeit zu überprüfen.

Funktionell trainieren

Evolution und Bewegung

Prinzipien des funktionellen Trainings

Screening und Testing

Sessiondesign – die P.A.P.R.-Methode

P.A.P.R. in der Praxis

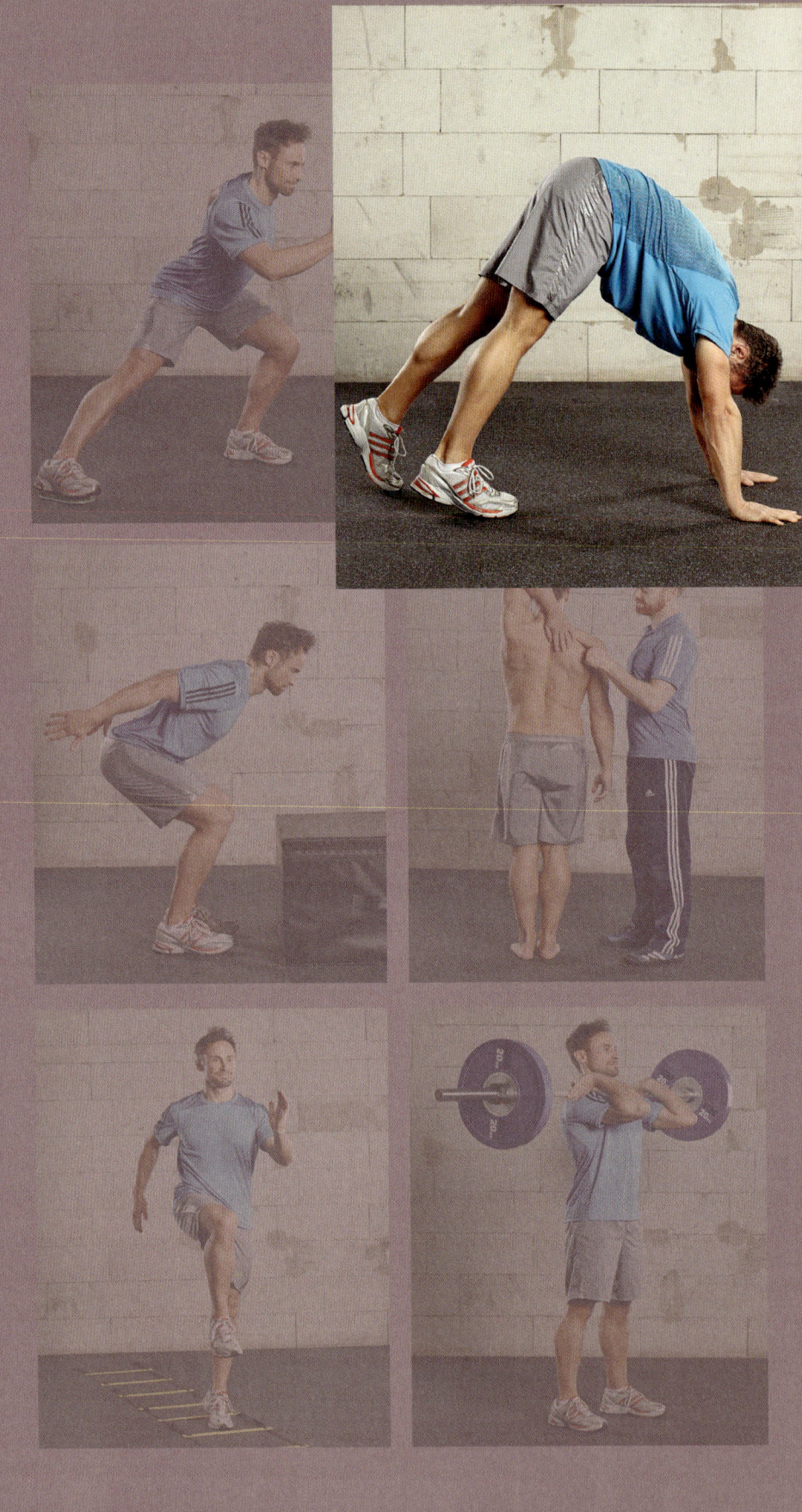

2
EVOLUTION UND BEWEGUNG

Um eines der Grundprinzipien des funktionellen Trainings zu verstehen, blicken wir in die Vergangenheit. Im Laufe der Evolution haben sich unser heutiges Aussehen und unsere Bewegungsmuster herausgebildet.

Die Urahnen der Menschen begannen die Erde zu erobern, als sich die Abstammungslinien der Menschenaffen und der heutigen Menschen vor fünf bis sieben Millionen Jahren in Afrika trennten. Eine Art »beherrscht« heute die Erde: der Homo sapiens. Ein Meilenstein in der Evolution war die Entwicklung von der Fortbewegung auf allen vieren hin zum aufrechten Gang. Dieser Anpassungsprozess, der vermutlich durch veränderte Lebensbedingungen bedingt war, verursachte zahlreiche anatomische Veränderungen von Kopf bis Fuß.

Funktionell
trainieren

Evolution und
Bewegung

Prinzipien des
funktionellen Trainings

Screening
und Testing

Sessiondesign –
die P.A.P.R.-Methode

P.A.P.R.
in der Praxis

DER MENSCH PASST SICH AN

Wichtig für uns ist der zentrale Aspekt der anatomischen Anpassungsfähigkeit auf äußere Reize und Stressoren, sowohl biomechanisch, physiologisch als auch neurologisch. Das sogenannte »SAID Principle« (Specific Adaptation to Imposed Demands) bedeutet übersetzt, dass sich unser Körper spezifisch an die gestellten Heraus- und Anforderungen anpasst. Dieses Prinzip zieht sich wie ein roter Faden durch unsere Evolutionsgeschichte und gilt auch für unser Training. Wir passen uns unserer Umgebung und den uns gestellten Anforderungen an, und das sowohl im positiven als auch im negativen Sinne. Das SAID-Prinzip untermauert, dass die Adaptionen spezifisch für die Bewegungen sind, die regelmäßig ausgeführt und trainiert werden. Isolierte Bewegungen hingegen, die wiederholt trainiert werden, haben daher keinen bis nur einen minimalen Transfer auf funktionelle Aufgaben. Wenn jedoch grundlegende Bewegungsfähigkeiten oder -kompetenzen abwechslungsreich trainiert werden, ist ein hoher Transfer zur Verbesserung der Ansteuerung, Biomechanik, sportlichen Leistung sowie zur Minimierung von Verletzungen gegeben. Bewegungsvielfalt und -differenzierung in einem herausfordernden Umfeld sind hier der Schlüssel.

Vergleicht man die Füße und Hände eines Menschenaffen mit denen eines Menschen, kann man entscheidende Unterschiede in Form und Funktion feststellen. Der Fuß eines Affen ist perfekt gebaut, um zu greifen und zu hangeln, der eines Menschen, um zu stehen und zu gehen. Daher spricht man auch von einem Greif- beziehungsweise einem Standfuß. Das Daumengrundgelenk eines Menschen unterscheidet sich deutlich von dem eines Menschenaffen. Der menschliche Daumen ist frei beweglich und kann sich unabhängig von den anderen Fingern bewegen, im Gegensatz zum Daumen eines Menschenaffen. Somit kann die menschliche Hand als Werkzeug deutlich präziser und vielfältiger eingesetzt werden als die eines Affen. Die Form folgt also der Funktion. Um weite Wegstrecken zurücklegen zu können und in der Steppe überleben zu können, sind ein Greiffuß und feinmotorisch schwach ausgeprägte Hände und Gliedmaßen nicht zweckmäßig und die Anatomie des heutigen Menschen musste sich über die Jahrtausende den neuen Gegebenheiten und Reizen von außen anpassen.

Funktionell trainieren

Evolution und Bewegung

Prinzipien des funktionellen Trainings

Screening und Testing

Sessiondesign – die P.A.P.R.-Methode

P.A.P.R. in der Praxis

> ## »FORM FOLLOWS FUNCTION«
>
> Die menschliche Anatomie passt sich ihrer Bewegungsfunktion und Beanspruchung an. Anpassung ist in beide Richtungen möglich: Korrekte Beanspruchung führt zu mehr Fähigkeiten, Nichtbeanspruchung zu einem Verlernen.

Der aufrechte Gang – das urzeitliche Paradebeispiel für Anpassung

Der erste uns bekannte aufrecht gehende Frühmensch war der Australopithecus, der ein ähnliches Gehirnvolumen (500 Milliliter) wie Schimpansen aufwies. Sein Becken war im Vergleich zum Menschen noch völlig anders gelagert und anatomisch anders geformt. Ihm folgten die ersten Gattungen unseres direkten Vorläufers Homo mit dem Homo rudolfensis und dem Homo habilis vor circa 2,5 Millionen Jahren. Mit dem stetigen Anstieg des Gehirnvolumens auf bis zu 1.300 Milliliter (Homo erectus) entwickelten sich die ersten soziokulturellen Fähigkeiten. Einfache Werkzeuge wurden erfunden, Hütten gebaut und spezielle Jagdtechniken entwickelt, die es unseren Vorfahren immer leichter machten zu überleben.

Mit steigendem Hirnvolumen nahm das Gewicht des Kopfes zu. Viele evolutionär bedingte Anpassungen sind auf die Ökonomie in der Fortbewegung ausgerichtet. So ist es eher unphysiologisch, einen sechs bis acht Kilogramm schweren Kopf im Lot vor dem Becken herzutragen. Die evolutionäre Lösung für dieses Problem war, den Kopf im Lot über das Becken zu stellen und somit längere Strecken mit geringerem Energieaufwand zurücklegen zu können.

Die Vielsitzer-Generation – das neuzeitliche Anpassungssyndrom

Als negatives Beispiel für »Form follows function« greifen wir erneut langes und regelmäßiges Sitzen auf. Unser heutiger Lebensstil fordert uns mehr zum Sitzen heraus als zum Bewegen. Das Nichtbenutzen oder auch einseitige Benutzen von Muskulatur in mechanischer und statischer Fehlhaltung führt zu einer Veränderung und Anpassung im Muskeltonus und zu Fehlfunktionen in den Muskelketten. Wir erinnern uns: »What fires together, wires together.«

Vieles und langes Sitzen in Kombination mit dem Vermeiden von allgemeinen Bewegungsmustern wie zum Beispiel Springen, Sprinten, Tragen, Klettern, Werfen, Balancieren und so weiter kann zu Immobilität, verminderter Haltungskontrolle, Überbeanspruchung von Strukturen und motorischer Verarmung führen. Langes Nichtbenutzen dieser Muster bedeutet nicht, dass wir diese Programme komplett verlieren, jedoch verringert sich die Fähigkeit zu einer ökonomischen Ansteuerung.

Der Mensch entwickelte sich aufgrund von Notsituationen oder um bestimmte Dinge oder Abläufe zu vereinfachen weiter. Auslöser war also immer ein Nutzen oder eine Funktion. Doch jeder Fortschritt bedeutete zugleich, dass bestimmte bisherige Fähigkeiten nicht mehr so oft angewendet werden mussten. Wie bereits erwähnt, funktioniert die Anpassung an Lebenssituationen auch in die andere Richtung: »Use it or lose it« – was wir nicht nutzen, verlernen wir. Je seltener der Mensch Fähigkeiten wie Springen, Rennen oder Werfen einsetzte, desto weniger wurde dieses Muster angesteuert und versorgt. Das geht so weit, dass der Großteil der erwachsenen Menschen heutzutage nicht mehr fähig ist, körper- und achsengerecht zu stehen, geschweige denn zu gehen, zu springen, zu tragen oder zu rennen.

DAS FUNKTIONELLE UR-TRAININGSKONZEPT

Die obersten Ziele des Menschen waren immer schon Überleben, Nahrungssuche und Fortpflanzung. Die Fähigkeit der Anpassung an verschiedene Lebensumstände hat uns dabei geformt und uns unser heutiges Aussehen verliehen.

Die Urtriebe – Hunger, Fortpflanzung und Furcht – waren Grundvoraussetzungen für diese Adaption. Um Nahrung zu besorgen, die unser Überleben sichert, mussten wir Tiere töten, Früchte und Wurzeln sammeln. Aus anfänglichen Nöten entwickelten sich somit Kompetenzen, die, angetrieben durch den Überlebenswillen, über Tausende von Jahren zu festen Bestandteilen des menschlichen Könnens wurden.

Funktionell trainieren

Evolution und Bewegung

Prinzipien des funktionellen Trainings

Screening und Testing

Sessiondesign – die P.A.P.R.-Methode

P.A.P.R. in der Praxis

Funktionell
trainieren

Evolution und
Bewegung

Prinzipien des
funktionellen Trainings

Screening
und Testing

Sessiondesign –
die P.A.P.R.-Methode

P.A.P.R.
in der Praxis

Die Geburt des ersten funktionellen Trainingskonzepts

Für das Sammeln und Jagen benötigte der Urmensch neben benutzbaren Werkzeugen auch die menschlichen Grundbewegungsmuster wie Gehen, Rennen, Klettern, Springen, Werfen, Kriechen (Anpirschen), Kämpfen oder Ziehen und Schleppen (von Beute). Diese Fähigkeiten ließen uns auch im Überlebenskampf gegen wilde Tiere oder Reviergegner bestehen. Je öfter und häufiger wir sie anwendeten, desto besser beherrschten wir sie. Im Laufe der Zeit perfektionierten wir sie als Gewohnheiten und speicherten sie als neuronale Muster in unserem Gehirn ab.

Sportwissenschaftlich betrachtet waren diese Bewegungen oder Übungen ganzheitlich und mehrdimensional. Damit wir gewisse Funktionen erfüllen konnten, mussten sich über Tausende von Jahren auch Teile unserer Anatomie ändern – zum Beispiel verschob sich der Körperschwerpunkt in den Hüftbereich und die Rumpfmuskulatur wurde als Stabilisator umso wichtiger.

Je mehr wir uns anpassten und veränderten (aufgrund von Klimaveränderungen oder neuen Gegebenheiten bei der Nahrungsbeschaffung), desto mehr leistete unser Gehirn. Die wechselnden Anforderungen und verbesserte Nährstoffversorgung durch ein besseres Nahrungsangebot und die Nutzung von Feuer zum Kochen ließen das Gehirn wachsen, was wiederum zu neuen rationalen Lösungen führte.

Diese ständige Weiterentwicklung hat uns zu dem am weitesten entwickelten Lebewesen gemacht, das neben physischen Höchstleistungen auch mentale und rationale Konzepte, Kulturen, Wissenschaften und unzählige weitere Errungenschaften hervorgebracht hat. Man sollte meinen, dass der wissenschaftliche Aufschwung, die geistige und künstlerische Blüte der Antike oder auch der technische Fortschritt in puncto Medizin uns zu unverwundbaren und sich stetig fortentwickelnden Kreaturen gemacht hat.

Um funktionelles Training ein wenig genauer zu beschreiben, müssen wir verstehen, warum unser Körper sich bis heute so entwickelt hat. Wir müssen verstehen, dass Bewegung in ihrer Ursprünglichkeit praktiziert werden sollte, denn Bewegung ist Leben und Weiterentwicklung. Viel zu sitzen ist Stillstand und Rückschritt, gleichzeitig aber aus unserem Alltag kaum mehr wegzudenken.

Funktionell
trainieren

Evolution und
Bewegung

Prinzipien des
funktionellen Trainings

Screening
und Testing

Sessiondesign –
die P.A.P.R.-Methode

P.A.P.R.
in der Praxis

24 | Evolution und Bewegung

Das neue Verständnis von Anatomie

Die Entwicklung des funktionellen Trainings gleicht ein wenig der Entstehung der Anatomie: Als wir Menschen begannen, die Anatomie zu verstehen, haben wir versucht, vom Ganzen auf die einzelnen Teile zu schließen. Wir fingen an, verschiedene Einzelbereiche des Körpers zu betrachten, um zu begreifen, wie dieses komplexe System funktioniert. Dabei verlor man mehr und mehr das ursprüngliche große Ganze aus den Augen. Ähnlich ist die Entwicklung der Trainingslehre in der Fitness- oder Sportindustrie zu betrachten. Während die alten Griechen noch mit sehr natürlichen Trainingsmethoden ihre Körper fit und robust hielten, begann man im 20. Jahrhundert, jedes Körperteil und jede Muskelgruppe einzeln zu trainieren, um den Effekt zu steigern. Es wurden die ersten speziellen Maschinen zur Isolierung von Muskeln und Muskelgruppen entwickelt, die bis heute als konventionelles Fitnesskonzept Bestand haben. Mit dem funktionellen Training kehren wir nun aber wie auch die Medizin zu einer ganzheitlicheren Betrachtung zurück, wobei es dennoch wichtig ist, jeden einzelnen Baustein zu kennen. Wir müssen verstehen, wie das System Mensch funktioniert, um es zu therapieren und zu trainieren. Dieser Grundsatz findet sich auch in Ansätzen wie der Osteopathie oder der Faszienlehre, die dazu beigetragen haben, das Functional Training weiterzuentwickeln. Ganzheitliche Bewegungskonzepte und ein Verständnis des Menschen als System stehen dort im Mittelpunkt.

DIE ERSTEN MEILENSTEINE DER BEWEGUNG

Die ersten 16 Lebensmonate der motorischen Entwicklung laufen für jedes gesunde Baby, egal, auf welchem Kontinent es geboren wird, nahezu identisch ab. Wenn wir Babys beobachten, fällt uns auf, dass sie mit erstaunlicher und nahezu grenzenloser Mobilität ausgestattet sind. Babys nehmen ihre Füße in den Mund, sie können mühelos den Kopf durch die Beine stecken und nach wenigen Monaten aufrecht im Schneidersitz sitzen. Aufgrund unserer anatomischen Voraussetzungen (Gelenkform, Zusammensetzung des Muskel- und Fasziengewebes) wurde uns Mobilität somit in die Wiege gelegt. Beginnend mit dem ersten Atemzug und im Laufe unserer motorischen Entwicklung erarbeiten wir uns step by step die Stabilität und Kraft, um der Schwerkraft zu trotzen.

Funktionell
trainieren

Evolution und
Bewegung

Prinzipien des
funktionellen Trainings

Screening
und Testing

Sessiondesign –
die P.A.P.R.-Methode

P.A.P.R.
in der Praxis

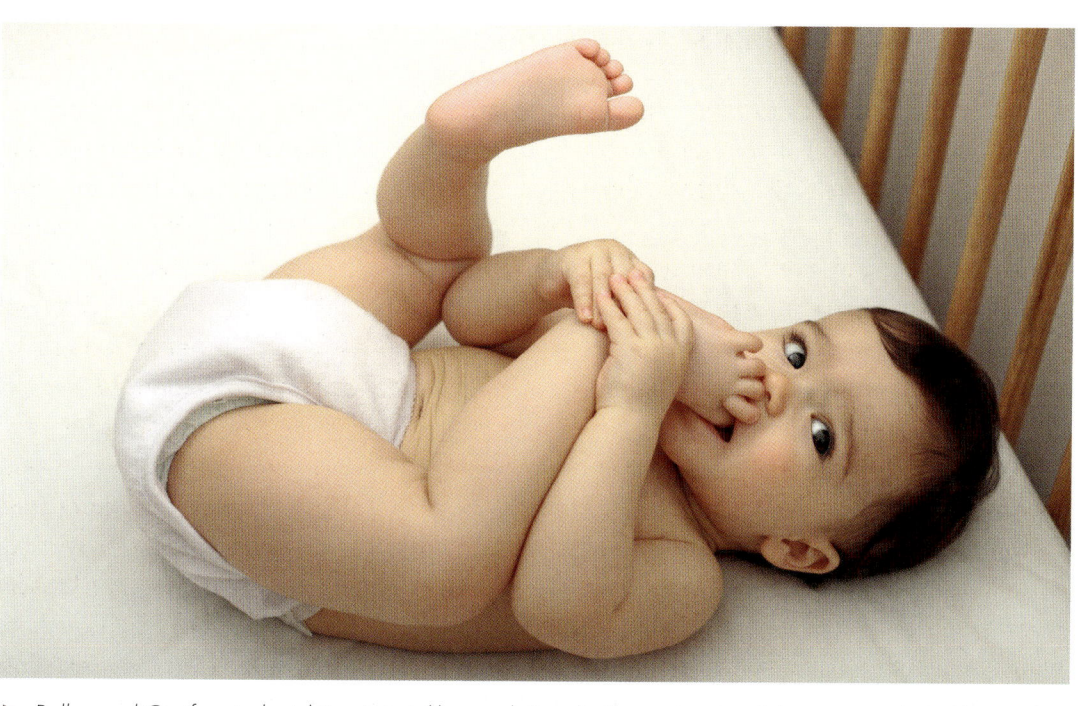

▶ *Rollen und Greifen sind wichtige Entwicklungsschritte, die Bewegungsausführungen auch im Alter noch
beeinflussen können.*

Von Geburt an sind wir in der Lage, Arme und Beine gleichzeitig zu bewegen, nach kurzer
Zeit beginnen wir den Kopf hin und her zu wenden oder, in der Bauchlage, zu heben.

Ab dem dritten Monat haben wir den Kopf bereits unter Kontrolle und nehmen unsere Hände
und Füße bewusst wahr. So können wir uns aus der Bauchlage heraus aufrichten und einen
symmetrischen Unterarmstütz mit dem Bauch am Boden einnehmen – das ist das sogenannte
erste Streckstadium – und uns mit den Füßen bereits gegen einen Widerstand stemmen. Die
Entwicklungsschritte verlaufen von kranial nach kaudal, also vom Kopf in Richtung Becken.
Das bedeutet, dass die ersten Bewegungsausführungen im Bereich des Kopfes entstehen,
während das Laufen beispielsweise erst rund mit einem Jahr erlernt wird. Etwa ab dem
dritten Monat beginnen wir mit den ersten globalen Dreh- und Rollmustern. Aufgrund unserer gesteigerten Neugierde und unseres Orientierungstriebs beginnen wir, uns nach seitlich
ausgerichteten Objekten auszurichten, Ausschau zu halten und zu greifen. Die segmentale
Entfaltung der oberen Extremitäten (reziprokes Muster) ermöglicht es den Armen nun, über
die Körpermitte zu greifen. Dies entlastet die eine Schulter und zugleich stützen wir über

Funktionell trainieren

Evolution und Bewegung

Prinzipien des funktionellen Trainings

Screening und Testing

Sessiondesign – die P.A.P.R.-Methode

P.A.P.R. in der Praxis

die andere Schulter. Im fünften Monat ist die Hand-Hand-Koordination ausgereift und das Rollen funktioniert problemlos von der Rücken- in die Bauchlage und vice versa, wir können alleine sitzen und nutzen unsere Arme auch, um zu kriechen und zu krabbeln. Ab etwa dem siebten Monat sind wir auf allen vieren flott unterwegs und Krabbeln wird zu unserer neuen Fortbewegung. Nach neun bis zehn Monaten können wir alleine stehen, ohne uns festzuhalten, und es folgen die ersten Gehversuche, Stürze und das Wiederaufstehen. Bis zum 16. Monat können wir ohne Hilfe gehen und der Aufrichtungsprozess ist weitgehend abgeschlossen. Wir benötigen unsere Arme nicht mehr, um uns fortzubewegen.

Die Entwicklung von Kleinkindern zu beobachten, ist eine gute und spannende Möglichkeit, um ein Verständnis für die Weiterentwicklung menschlicher Bewegungen zu erhalten. In den ersten vier bis fünf Monaten entwickelt die Wirbelsäule ihre Doppel-S-Form und das Becken richtet sich neu aus. Dieser Prozess korrespondiert mit der Stabilisierung in der Sagittalebene. Das bedeutet, dass die Wirbelsäule in der Ebene ausgerichtet wird, die für den aufrechten Gang wichtig ist. Die Sagittalebene trennt den Körper in eine linke und rechte Hälfte, sodass man, wenn man die Ebene im Blick hat, von der Seite auf die Wirbelsäule schaut.

Die Extremitäten entwickeln parallel ipsilaterale und kontralaterale Bewegungsmuster wie Greifen, Steigen, Strecken und Stützen. »Ipsilateral« beschreibt dabei Bewegungsausführungen, die auf einer Körperebene gleichzeitig ausgeführt werden, während »kontralateral« gegengleiche Bewegungen beschreibt. Der gegengleiche Arm- und Beinschwung beim Gehen ist hierfür ein Beispiel.

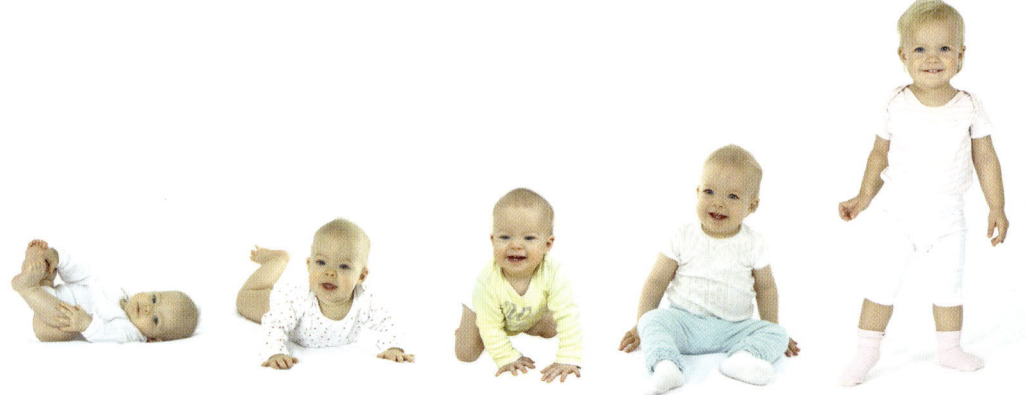

▶ *Frühkindliche Stadien der Haltungsentwicklung: von den fundamentalen motorischen Mustern über die Übergangsphase bis hin zum funktionalen Level der abgeschlossenen zweibeinigen Vertikalisierung und Fortbewegung.*

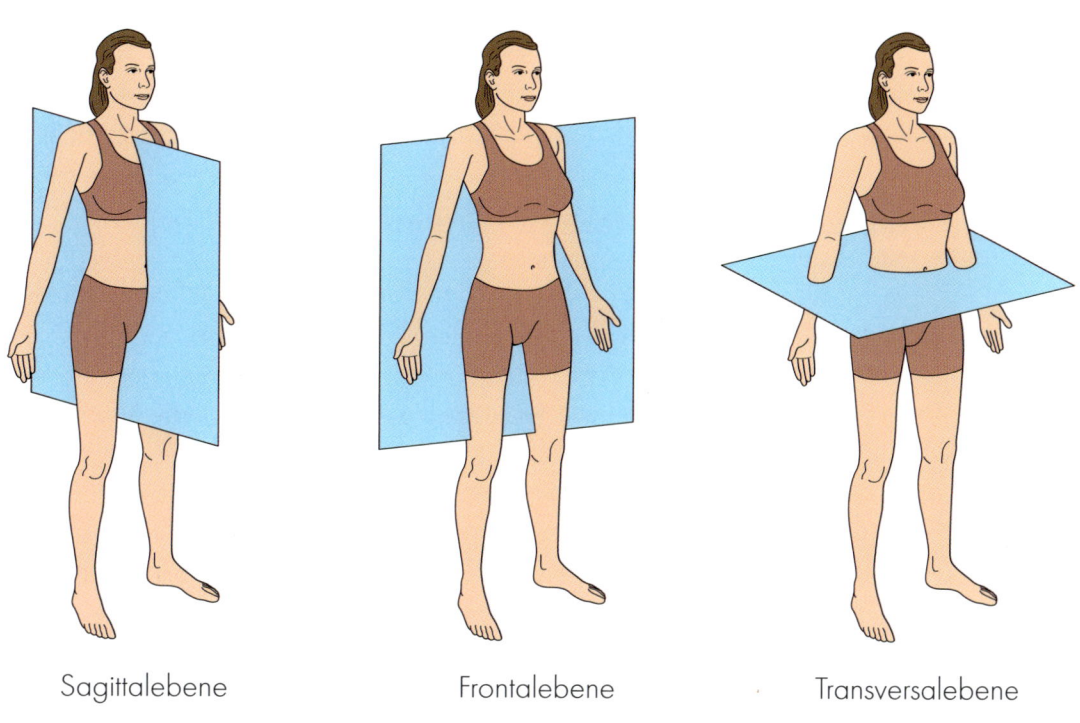

Sagittalebene   Frontalebene   Transversalebene

▶ *Die drei hier dargestellten Ebenen sind für die menschliche Bewegung die wichtigsten.*

Mit der Zeit setzt sich der aufrechte Gang als neues dominantes Bewegungsmuster durch und überlagert andere Muster wie Kriechen und Krabbeln. Dadurch gewinnt das Kleinkind neue Freiheiten. Neue Hebelverhältnisse und Proportionen ermöglichen nun andere Aktivitäten und Lernfelder. Weitere Bewegungsmuster werden erlernt und die Zeit vom 16. Lebensmonat bis zur Einschulung entscheidet ebenso über die spätere motorische Entwicklung wie die anderthalb Jahre davor. Gehen, Laufen, Rennen und Hinfallen sind nun an der Tagesordnung, ebenso Galoppieren, Hüpfen, Springen, Aufheben, Tragen, Schieben, Werfen und Fangen. Klettern, Hangeln, das Kicken eines Balls, Balancieren, Fahrradfahren und Schwimmen eröffnen neue Möglichkeiten. Diese vielfältigen Aktivitäten bilden einen weiteren wichtigen Grundstein in der motorischen Entwicklung. Das Kleinkind nimmt seinen Körper und seine Emotionen nun anders wahr und erfährt, wie es durch Bewegung mit seinem Umfeld interagiert. Es lernt durch Fallen, Ausprobieren und Wiederholen. Die täglichen Übungsrituale eines Babys und Kleinkindes leisten einen sehr großen Beitrag zur Reifung unseres zentralen Nervensystems (ZNS). Für die Kontrolle der stabilisierenden Muskeln spielt die Qualität unseres ZNS eine entscheidende Rolle. Die ideale Körperhaltung, Atem-

Funktionell trainieren

Evolution und Bewegung

Prinzipien des funktionellen Trainings

Screening und Testing

Sessiondesign – die P.A.P.R.-Methode

P.A.P.R. in der Praxis

Funktionell
trainieren

Evolution und
Bewegung

Prinzipien des
funktionellen Trainings

Screening
und Testing

Sessiondesign –
die P.A.P.R.-Methode

P.A.P.R.
in der Praxis

28 | Evolution und Bewegung

muster, Fein- und Grobmotorik und eine funktionell entwickelte Beweglichkeit sowie Zentrierung im Gelenk entwickeln sich in den ersten Monaten unseres Lebens durch den täglichen Gebrauch und das Üben in Verbindung mit Feedbackschleifen und Fehlversuchen.

Was wir von den Kleinsten lernen können

Im funktionellen Training stellen wir uns die Frage, was wir aus der frühkindlichen Entwicklung lernen können und wie sie uns als Basis für das Training dienen kann.

Babys und Kleinkinder überzeugen fast immer mit einer perfekten Körperhaltung im Sitzen, Stehen und Gehen. Die Reizverarbeitung funktioniert noch nahezu störungsfrei. Selbst wenn es zu anatomischen Fehlhaltungen bei Babys und Kleinkindern kommt, wie zu X-Beinen, O-Beinen, Senkfüßen und anderen, korrigieren sich diese durch einen abwechslungsreichen und bewegten Alltag aus Spielen, Rollen, Erkunden, Krabbeln, Herumtollen und so weiter in den meisten Fällen von selbst. Bei heranwachsenden Jugendlichen und Erwachsenen sieht es hier jedoch anders aus. Nicht unfall- oder krankheitsbedingte Störungen im Bereich der Muskulatur, wie chronischer Muskelschmerz oder eine körperliche Fehlhaltung, entstehen schleichend und durch wiederkehrende unphysiologische Bewegungsmuster und Bewegungsausführungen. Die Reizverarbeitung funktioniert nicht mehr völlig störungsfrei. Es entwickeln und manifestieren sich aufgrund unserer Bewegungsantwort auf unsere Umgebung und unsere Beanspruchung dysfunktionale und kompensatorische Haltungen und Bewegungsmuster.

Wir schauen nach den Schwachstellen in der motorischen Entwicklung und beheben diese durch gezielte Korrektur- und Ausgleichsübungen. Korrigierende Übungen helfen, auf die motorischen Grundprogramme einzuwirken und die Haltung, den Gang und viele Alltags- und Sportbewegungen zu verbessern. Denn uneingeschränkte Beweglichkeit, statische und dynamische motorische Eigenkontrolle und funktionelle Kraft im dreidimensionalen Raum bilden eine wichtige Basis für alle Anforderungen im Alltag und Sport. Asymmetrien sollten frühzeitig erkannt und korrigiert werden und einseitiges Training durch funktionelles und abwechslungsreiches Training ersetzt oder ergänzt werden. Diese Übungskompetenzen und neue »alte« Bewegungsprogramme können sich nur physiologisch ausbilden, wenn sie benutzt, gereizt und vor allem herausgefordert werden. Das Ziel sind vielschichtige Adaptationsprozesse durch regelmäßiges Benutzen und Erfahren von Bewegung in vielen Variationen. Menschen reagieren auf Stressoren mit allen möglichen Antworten und Lösungen. Bei langem Sitzen etwa beginnen einzelne Muskelketten ihre anatomische und physiologische Ruhelänge aufzugeben und sich zu chronisch kontrahierenden Muskeln zu entwickeln. Egal, ob man an diesem Muskel zweimal in der Woche zieht, nach dem Training die Muskelkette dehnst, ab und zu einen Physiotherapeuten das Problem behandeln lässt oder einen Osteopathen den Bereich der Faszien manipulieren lässt – auf lange Sicht wird keine dieser Interventionen nachhaltig etwas verändern, wenn man immer wieder in deine alten, fehlerhaften Muster und Gewohnheiten zurückfällt. Erst wenn das zentrale Nervensystem die Kontrolle des betroffenen Muskels oder der gesamten Muskelkette zurückerlangt hat, kann sich langfristig etwas ändern.

Das kann nur durch Bewegung geschehen. Oft braucht es aber die Hilfe von außen durch einen Physiotherapeuten, Trainer oder Coach, der die nötigen Voraussetzungen hierfür schafft. Wer aber die gesamte Verantwortung in die Hände des Physiotherapeuten oder Trainers legt, sich weiterhin zurücklehnt und so weitermacht wie bisher, wird mittel- und langfristig das Problem nicht lösen.

Wenn du lange und regelmäßig sitzt, passen sich peu à peu die Längen- und Spannungsverhältnisse in unserem Körper an die neuen Gegebenheiten an. Das Gehirn bringt dem Körper bei, wie es Muskeln im Sitzen auf Spannung halten soll. Ähnlich verhält es sich mit Unfällen, Verletzungen und wiederkehrendem emotionalem Stress. Der menschliche Körper ist ein Wunder der Anpassung. Tägliches Sitzen stellt aus genau diesem Grund ein Problem dar, denn der Körper passt sich dabei leider an eine unnatürliche Haltung an. Es steht außer Frage, dass wir Menschen die einzigen Säugetiere sind, die sich auf zwei Beinen fortbewegen und stundenlang sitzen können. Der Grundstein dafür wird in der frühkindlichen Entwicklung gelegt. Dort lernen und erfahren wir, wie Muskeln, Faszien, Knochen und Organe zusammen agieren, sodass unser Zentralnervensystem reifen kann. Im Erwachsenenalter verbringen wir dann viel Zeit sitzend und riskieren dabei gesundheitliche Probleme, die sich durch mangelnde Bewegung manifestieren können.

Funktionelle Trainingsprogramme, die auf grundlegende Bewegungsmuster abzielen, sind für uns heute von allergrößter Bedeutung. Unsere Gesellschaft leidet unter dem weitverbreiteten Bewegungsmangel aufgrund von sitzender Tätigkeit und anderen Faktoren. Gleichzeitig benötigt der Mensch für ein gesundes und aktives Leben und auch, um seine Leistungsfähigkeit zu erhalten und zu steigern, grundlegende Trainingsimpulse. An dieser Schnittstelle zwischen dem Bedarf und den Alltagsanforderungen nimmt das Functional Training eine bedeutende Rolle ein. So orientieren sich viele Inhalte der modernen Trainingskonzepte an den evolutionären Grundlagen.

Funktionell trainieren

Evolution und Bewegung

Prinzipien des funktionellen Trainings

Screening und Testing

Sessiondesign – die P.A.P.R.-Methode

P.A.P.R. in der Praxis

Funktionell trainieren

Evolution und Bewegung

Prinzipien des funktionellen Trainings

Screening und Testing

Sessiondesign – die P.A.P.R.-Methode

P.A.P.R. in der Praxis

Entstehung von Asymmetrien im Kleinkindalter

Asymmetrien in den Bewegungsmustern sind eine der häufigsten Ursachen für Verletzungen. Pränatale Fehllagen, traumatische Geschehnisse bei der Geburt oder in der Kindheit oder zentral bedingte Muskeltonus- und Bewegungsstörungen können sich negativ auf die Qualität des Aufrichtungsprozesses und der Achsenzentrierung im Kleinkindalter auswirken. Für den Prozess der vollkommenen Aufrichtung sind aus der Erfahrung vieler Experten vor allem Bewegungen aus der Bauchlage entscheidend. Dieses Wissen nutzen wir auch in unseren funktionellen Trainingsprogrammen bei der Arbeit mit Jugendlichen und Erwachsenen, deren Haltung auffällig ist. Übungen wie das Drehen über die Seite, Robben, Krabbeln, Aufstehen über den Halbkniestand bis hin zum sehr komplexen Aufstehen mit der Kettlebell, dem sogenannten Turkish Get-up, entsprechen den grundlegenden Entwicklungsschritten.

Eine Betrachtung der hier in Ansätzen beschriebenen grundlegenden Entwicklungstheorie lässt darauf schließen, was passiert, wenn ein Kind im ersten Lebensjahr keine oder verhältnismäßig wenig Zeit in der Bauchlage verbracht beziehungsweise diese vermieden hat oder sie nicht einnehmen konnte. Das Auslassen von motorischen Entwicklungsschritten kann erfahrungsgemäß Körperfehlhaltungen oder Bewegungs- und Sinnesfunktionseinschränkungen zur Folge haben. Es zeigen sich in diesem Zusammenhang auch Verzögerungen oder Rückschritte in der Symmetrieentwicklung, die Betroffene oft bis in das hohe Lebensalter belasten können. Werden diese entwicklungsbedingten Defizite in einem Trainingsprogramm berücksichtigt, sind Verbesserungen erreichbar.

Frühkindliche Bewegungen als Basis für das Training

Sobald sich Kleinkinder auf zwei Beinen halbwegs sicher fortbewegen können, eröffnen sich ihnen ein neuer Horizont, neue Dimensionen und neue Möglichkeiten. Laufen, Galoppieren, Hopserlauf, Springen, Werfen, Fangen, Klettern, Kicken, Hangeln, Tragen, Ziehen, Schieben und so weiter kommen als neue Bewegungsmuster hinzu. Diese Muster haben einen enormen Einfluss auf die weitere koordinative Entwicklung.

Sehr oft sehen wir erwachsene Menschen, egal ob Elitesportler oder Sporteinsteiger, die sich zum Beispiel mit dem Hopserlauf und anderen Übungen aus dem Lauf-ABC extrem schwertun und weit entfernt sind von einer guten B-Note für korrekte Ausführung. Auf die Frage, ob das schon immer so war, auch im Kindergarten oder Vorschulalter, bekommen wir oft ein lächelndes oder genervtes Ja oder »Das fiel mir schon immer schwer« als Antwort. Wenn Nachwuchsathleten zwischen dem achten und 15. Lebensjahr zu uns kommen und wir sie auf den motorischen Prüfstand für fundamentale Bewegungsmuster, Bewegungs- und Übungskompetenz und Leistungskapazität stellen, sehen wir leider immer häufiger entweder eine bereits hochgradige Spezialisierung für ihre jeweilige Sportart, wie Fußball, Tennis oder Eishockey, oder eine mangelnde Grundlagenausbildung motorischer Fertigkeiten und Fähigkeiten. Mit dieser Beobachtung stehen wir nicht alleine da und der Austausch mit langjährigen Sportlehrern und Vereinstrainern bestätigt uns in der Annahme, dass wir bereits an der Basis hinterherhinken und Talente zu früh und zu schnell spezialisiert werden.

Doch auch jenseits des Profi- und Freizeitsports beobachten wir eine bedrohliche Negativentwicklung, was unsere grundlegenden motorischen Fähigkeiten betrifft. Zahlreiche standardisierte Testverfahren wie der Münchner Fitness-Test, die Movement Assessment Battery for Children oder der Wiener Koordinationsparcours, die sich mit der motorischen Entwicklung und Geschicklichkeit von Kindern und Jugendlichen beschäftigen, liefern in regelmäßigen Abständen teilweise seit über 50 Jahren Zahlen, Daten, Fakten zum Leistungsvermögen und zur Bewegungskontrolle. In der Zusammenfassung aller Ergebnisse ist über die Jahrzehnte hinweg ein klar messbarer und fortschreitender Abwärtstrend in der motorischen Entwicklung und Leistungsbereitschaft der Kinder und Jugendlichen erkennbar.

Auswirkungen der motorischen Verarmung im Kindesalter

- Reduzierte Anpassungsprozesse auf struktureller, hormoneller und psychischer Ebene
- Psychosoziale Störungen und Verhaltensauffälligkeiten
- Reduziertes Selbstwertgefühl
- Einschränkungen im natürlichen Bewegungsdrang
- Begünstigung von frühzeitigem Übergewicht, Diabetes und kardiovaskulären Problemen

Funktionell trainieren

Evolution und Bewegung

Prinzipien des funktionellen Trainings

Screening und Testing

Sessiondesign – die P.A.P.R.-Methode

P.A.P.R. in der Praxis

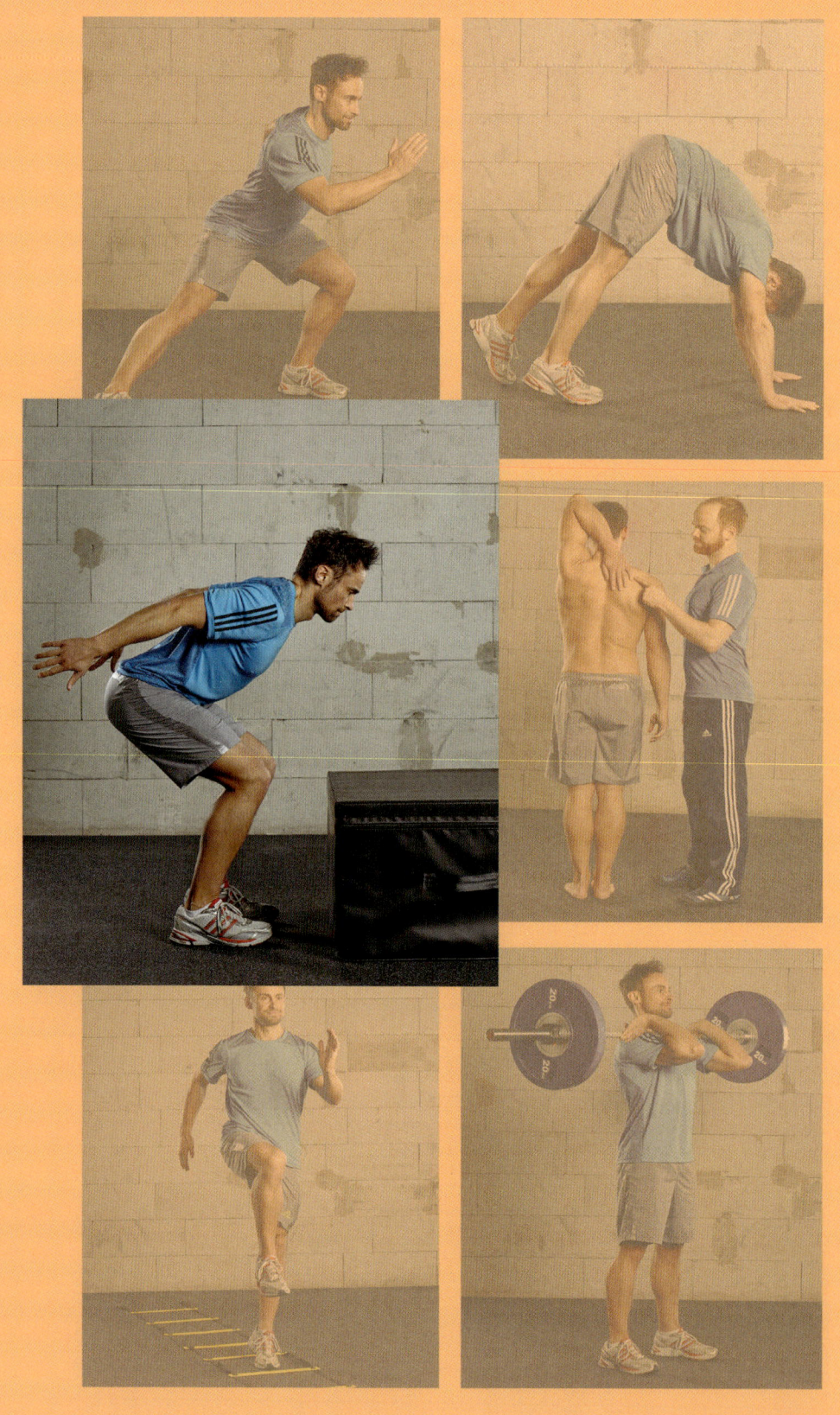

3

PRINZIPIEN DES FUNKTIONELLEN TRAININGS

Von der Theorie gehen wir nun einen Schritt weiter in die Praxis und werfen einen Blick auf die Frage, wie funktionelles Training funktioniert. So vielschichtig die Möglichkeiten im Functional Training sind, unterliegt das Training doch ganz simplen Spielregeln. Es gibt einige grundlegende Prinzipien menschlicher und mechanischer Bewegung, auf die wir in diesem Kapitel eingehen wollen.

Funktionell
trainieren

Evolution und
Bewegung

**Prinzipien des
funktionellen Trainings**

Screening
und Testing

Sessiondesign –
die P.A.P.R.-Methode

P.A.P.R.
in der Praxis

BEWEGUNGEN TRAINIEREN

Hand aufs Herz: Wir wissen alle, dass Bewegung Leben ist. In unserem stillen Kämmerlein ist uns insgeheim klar, dass ausreichend Bewegung glücklich macht und dass wir uns nach einem Training zwar müde, insgesamt aber besser und ausgeglichener fühlen. Über die positiven Effekte von Sport und Bewegung auf die allgemeine physische und psychische Gesundheit gibt es zahlreiche Studien. Und wenn wir Einschränkungen in der Beweglichkeit feststellen, die Unbehagen auslösen, wissen wir auch, dass dieser Zustand sich im Alter noch verschlechtern wird, wenn wir präventiv nichts dagegen unternehmen. Bewegungen stehen im Mittelpunkt des Trainings. Weg vom isolierten Trainieren einzelner Muskelgruppen, hin zu komplexen Bewegungsmustern.

Grundübungen

Die Grundübungen haben sich in den letzten Jahrzehnten kaum verändert. Funktionelles Training und funktionelles Krafttraining besteht, je nach Fachautor, aus fünf bis neun grundlegenden Bewegungsmustern. Die folgende Tabelle soll als Überblick dienen und hat keinen Anspruch auf Vollständigkeit. Heute sehen wir diese Bewegungsmuster differenzierter als vor 20 Jahren. Warum? Weil wir viele biomechanische, physiologische, neurologische und entwicklungstheoretische Ansätze besser verstehen und gezielter ins Training integrieren können. Gerade die Erkenntnisse aus der Faszien- und Gehirnforschung haben großen Einfluss gehabt. Ebenso hat die Weiterentwicklung von Sportgeräten in den letzten Jahren neue und zusätzliche Aspekte der Ansteuerung und Positionierung ergeben. Heute wie vor 40 Jahren gehören verschiedene Varianten von Ausfallschritten, Chops und Lifts, Kniebeugen, Kreuzheben, Druck- und Zugübungen sowie Übungen zur Haltungskontrolle zu den Grundlagen fast jeder funktionellen Trainingseinheit. Variationen ergeben sich aus spezifischen Anforderungen, Zielsetzungen, individuellen Leistungsniveaus und Defiziten. Für Fußballer sind Richtungswechsel, Sprints, Sprünge, Beschleunigung und Abbremsbewegungen wichtige Impulse für das funktionelle Training. Triathleten hingegen sollten auf Rotationsstabilität, Hüftstreckung und Haltungskontrolle achten.

Auf dieses Wissen kommt es an, wenn es um das Feintuning in der Trainingsgestaltung geht. Daher ist eine Testbatterie im Vorfeld notwendig, um die Schwächen und Stärken zu kennen und auf das Ziel abzustimmen. Je nach dem Ziel einer Trainingseinheit und den individuellen Voraussetzungen muss die Zusammenstellung der Übungen variiert und angepasst werden.

Überblick über die menschlichen Bewegungsmuster, die im funktionellen Krafttraining eingesetzt und trainiert werden

Muster	Englischer Begriff	Beschreibung
Kniebeuge/ Hocke	Squat	Kniedominates Hockmuster. Kniebeugevariationen sind der parallele Stand, einbeinige Kniebeuge, in Schrittstellung, Ausfallschritt, Springen, Landen und Hüpfen.
Ausfallschritt	Lunge	Manche Experten sehen darin ein eigenes Muster, andere wiederum ordnen den Lunge zu den kniedominanten Mustern und bezeichnen den Lunge auch als Dynamic Split Stance Squat. Da auch hier von einer Hockposition in der Ansteuerung auszugehen ist, kann man die Einteilung zum Squat sehr gut nachvollziehen.
(Kreuz-) Heben	Lift/Hinge	Hüftdominantes Muster zum Aufheben, Anheben und Stemmen von Gegenständen. Auch um Gegenstände hochzuwerfen oder hinter sich zu werfen.
Druck	Press	Hier werden Gegenstände von der Schulter horizontal und vertikal weggedrückt. Dies kann in einer offenen sowie geschlossenen Kette erfolgen, zum Beispiel Bankdrücken, Liegestütz.
Zug	Pull	Hier werden Gegenstände zur Schulter horizontal oder vertikal herangezogen. Dies kann in einer offenen oder geschlossenen Kette erfolgen, zum Beispiel vorgebeugtes Rudern, Klimmzug.
(Gegen-) Drehen	(Anti-)Twist/ Rotation	Hier handelt es sich um Drehungen in der Transversalebene des Oberkörpers und/oder des Beckens. Trainiert wird die Fähigkeit, Rotationskräften entgegenzuwirken oder zu neutralisieren.
Gehen und Fortbewegung	Gait/ Locomotion	Das Gehen als dominanteste Fortbewegungsfunktion steht hier im Mittelpunkt. Der Körperschwerpunkt bewegt sich hier in allen drei Ebenen und nahezu jeder Knochen und jedes Gelenk ist involviert. Unter Fortbewegung können noch Muster wie Krabbeln, Klettern, Traben, Laufen und Sprinten mit einbezogen werden.
Tragen, Ziehen, Schieben	Carry/ Moving	Wie der Name schon sagt, hier geht es darum, Dinge von A nach B zu befördern, sei es durch Tragen, Schieben oder Ziehen.

Funktionell trainieren

Evolution und Bewegung

Prinzipien des funktionellen Trainings

Screening und Testing

Sessiondesign – die P.A.P.R.-Methode

P.A.P.R. in der Praxis

Funktionell trainieren

Evolution und Bewegung

Prinzipien des funktionellen Trainings

Screening und Testing

Sessiondesign – die P.A.P.R.-Methode

P.A.P.R. in der Praxis

Defizite verstehen lernen

Als wir Kinder waren, haben wir uns keine Gedanken über Bewegungen gemacht, sondern sind einfach losgerannt, auf einen Baum geklettert, haben uns auf den Boden geworfen und sind herumgerollt, haben Fangen gespielt, uns mit anderen gemessen, sind stundenlang auf Spielplätzen rauf- und runtergeklettert oder haben den Sandkasten einmal umgegraben. Als Kinder waren wir körperlich wach und haben uns und die Umwelt anders wahrgenommen als wir das jetzt als Erwachsene tun. Damit setzen wir den Grundstein für später und sogar bis ins hohe Alter. Viele Menschen reagieren auf die Frage, wie sie sich im hohen Alter motorisch, sportlich und geistig sehen, mit einem Stirnrunzeln oder Achselzucken. Ihnen liegt der Gedanke, neben der finanziellen auch in die motorische Altersvorsorge zu investieren, sehr fern und es fällt ihnen schwer, das große Ganze zu sehen. Dabei wäre es einfach, wenn wir weiter wie kleine Kinder denken und fühlen und unserem natürlichen Bewegungsdrang folgen würden. Was passiert mit vielen Menschen zwischen dem Kindergarten und der Rente, dass sie so steif, unbeweglich und auch antriebsarm werden? Dass den einen die Lust an Bewegung verloren geht, andere sich teilweise selbstzerstörerisch in unzähligen Fitnesstrends, Körperkulten und gesellschaftlichen Schönheitsidealen verlieren, manche wiederum vor dem Computer versinken und sich allein durch ihre Arbeit identifizieren und dabei die Signale und »Hilferufe« des eigenen Körpers nicht wahrhaben wollen oder hören können? Eine der unzähligen Ursachen findet sich in unserem Unterbewusstsein und Hormonsystem.

Stress, Angst, Traurigkeit und andere Emotionen beeinflussen unterbewusst die Körperhaltung und rufen auf der physiologischen Ebene Störungen im Zusammenwirken von Gehirn, peripherem Nervensystem, Bindegewebe, Hormonsystem und Immunsystem hervor. Wenn du in einer Position länger verharrst, wie zum Beispiel vor dem Bildschirm, oder du gerade dieses Buch liest, kommt es bereits nach zehn bis 30 Minuten zu einem »tissue creep«, einer Art Gewebsdeformation. Das propriozeptive System nimmt diese starre Position wahr und das umliegende und stabilisierende Bindegewebe und die Muskulatur verlieren dabei ihre Elastizität und beginnen, sich zu »verkürzen«. Normalerweise würden unsere inneren Rezeptoren uns darauf aufmerksam machen: »Hallo, hier entsteht gerade zu viel Spannung«, und wir könnten mit einer natürlichen und unterbewussten Konterbewegung reagieren, wie zum Beispiel mit Strecken, Aufstehen, Rekeln und so weiter. Kommt es aber regelmäßig zu diesen starren Positionen, kontrahieren bestimmte Muskeln und Faszien. Unser Nervensystem und vestibuläres System (Gleichgewichtssystem) passen sich dieser »neuen« unnatürlichen Haltung immer mehr an. Werden diese Prozesse regelmäßig wiederholt, fühlt es sich sogar irgendwann normal an, eine unnatürliche Haltung einzunehmen. Aufrechtes Sitzen oder lotrechtes Stehen und Gehen werden anstrengend und unkomfortabel. Dies passiert unterbewusst und wir leiden dann an einer sogenannten sensomotorischen Amnesie.

Sensomotorische Amnesie

Der Begriff »sensomotorische Amnesie« (Sensory Motor Amnesia) stammt von Thomas Hanna und bedeutet, dass die zentralen Schaltstellen in unserem Gehirn und Rückenmark die Orientierung und Kontrolle verlieren und vergessen, wie sie Muskulatur innerhalb von Bewegungsmustern und Haltungen richtig wahrnehmen, bewegen und timen sollen. Sind die Signale zur An- und Entspannung der Muskulatur in Bewegungen und Haltungen aus dem Gleichgewicht, führt das zu Verspannungen, unphysiologischen Haltungskorrekturen und Veränderungen in der Ausschüttung von Neurotransmittern wie Adrenalin, Dopamin, Serotonin und so weiter. Dies hat wiederum weitreichende Auswirkungen auf unseren Antrieb, unsere Psyche und unser Immunsystem.

Ursachen für Bewegungsdefizite
- Monotone Alltagsbelastungen wie langes Sitzen
- Trainingsroutinen, in die sich fehlerhafte Bewegungsausführungen einschleichen und manifestieren
- Vernachlässigung regenerativer Maßnahmen
- Frühe Spezialisierung
- Vorverletzungen
- Falscher Lifestyle (Ernährungsgewohnheiten, Schlafdefizit, unausgeglichener Wasserhaushalt und so weiter)

Funktionell trainieren

Evolution und Bewegung

Prinzipien des funktionellen Trainings

Screening und Testing

Sessiondesign – die P.A.P.R.-Methode

P.A.P.R. in der Praxis

Funktionell trainieren

Evolution und Bewegung

Prinzipien des funktionellen Trainings

Screening und Testing

Sessiondesign – die P.A.P.R.-Methode

P.A.P.R. in der Praxis

38 | Prinzipien des funktionellen Trainings

Sitzen – unser natürlicher Feind

Was ist das Erste, was du intuitiv tust, wenn du nach einer langen Autofahrt aus dem Auto steigst? Du reckst und streckst dich. Auch am Morgen nach dem Aufstehen wird sich erst mal gestreckt und gerekelt. Im klassischen Schulbetrieb ist das nicht möglich. Dass Kinder einfach aufstehen, sich strecken und schütteln oder sogar auf den Boden werfen und anfangen zu rollen, würde als unnormal angesehen und vermutlich unterbunden werden. Aus funktioneller und physiologischer Sicht auf Bewegung und Entwicklung ist es unnatürlich, lange zu sitzen, und im höchsten Maße unverantwortlich, ein Kind stundenlang in eine solche Position zu zwingen.

Auch hier gilt die Regel »Die Dosis macht das Gift«, und ein verantwortungsvoller Umgang ist die Lösung. Selbst Steve Jobs, Gründer von Apple, war sich der Ablenkung und vielschichtigen Folgen durch Unterhaltungselektronik bewusst und hat die Zeit vor dem Bildschirm für seine Kinder stark eingeschränkt.

BEWEGUNGSTIPP

Belohne dich, wenn du gezwungen bist, länger zu sitzen, mit ein paar Streck-, Beuge-, Rekel- und Drehbewegungen. Das kommt einem »Reset« gleich. Dein Bindegewebe und der verbesserte Gemütszustand (aufgrund der Dopaminausschüttung) werden es dir danken.

In diesem Zusammenhang sind auch Phänomene wie die mangelnde Aktivierung bestimmter Muskeln zu sehen: wenn beispielsweise beim Stehen die hüftstreckende Funktion der Gesäßmuskulatur kompensatorisch durch Anteile der Rückenstrecker übernommen wird und so Überlastungssyndrome entstehen.

Wir hören oft den Spruch: »Hauptsache, die Menschen bewegen sich, und wenn es nicht immer ganz richtig ist, ist das nicht so schlimm.« Aus unserer Erfahrung ist das nicht richtig. Viele Menschen fühlen sich nicht wohl in ihrer Haut. Unser Körper signalisiert uns durch Rezeptoren von innen heraus: »Hier ist zu viel Spannung und ich würde ja gerne Länge in dem einen oder anderen Muskel zulassen, aber ich kann nicht, weil ich chronisch überlastet bin und zu viel Spannung im Bindegewebe und der Muskulatur habe.« Jetzt raffen sich diese Menschen endlich nach vielen über Bord geworfenen Vorsätzen auf und melden sich in einem Fitnessstudio an oder nehmen an einem Funktionsgymnastik-Kurs teil. Dort werden sie erneut in Maschinen gesetzt, gezwungen, eine starre Position einzunehmen, aus der Fähigkeit zur Eigenstabilisation entbunden und durch Krafttraining wird noch mehr Spannung aufgebaut.

Es scheint wohl so zu sein, dass eben nicht jede Trainingsform die Ziele der Sportler und Freizeitsportler unterstützt. Wer glaubt, dass man bei Rückenschmerzen einfach seinen Rücken trainieren muss, frei nach dem Werbespruch »Ein starker Rücken kennt keinen Schmerz«, verkennt wichtige Zusammenhänge. Wenn die Schmerzen im Rücken von falschen Bewegungsmustern der hüftbeugenden und hüftstreckenden Muskulatur ausgelöst werden, hilft das Rückentraining in Form von Kraft einfach nicht und überlagert meist nur das tiefer liegende Problem.

Funktionelles Training hat zum Ziel, einen Transfer auf den Alltag und den Sport zu schaffen und Menschen damit besser, leistungsfähiger und gesünder zu machen. Zentrale Fragen sind:

- Wie und warum entstehen Dysfunktionen?
- Wie können sie korrigiert werden?
- Wie kann der Kunde dennoch belastet werden, ohne überzubelasten?
- Wie funktioniert Bewegungslernen?

Fallbeispiel Golf

Nehmen wir als Beispiel einen Golfspieler namens Herbert M., der über Schmerzen im unteren Rücken berichtet, nachdem er eine Stunde Golf gespielt hat. In einem ausführlichen Anamnesegespräch erklärt er, dass der Schmerz nur beim Golfspielen auftritt und er keine weiteren Probleme hat. Er fühlt sich sonst gut und der Schmerz ist in den nächsten 48 Stunden auch wieder verschwunden. So wie Herbert geht es vielen aktiven Hobby- und Freizeitsportlern.

Herbert M. wird einer Funktionsdiagnostik nach dem FMS-System unterzogen und es stellt sich heraus, dass er den gesamten Test durchlaufen kann, ohne einen Schmerz zu verspüren. Was sich herausstellt, ist aber, dass seine Brustwirbelsäule (BWS) in der Beweglichkeit eingeschränkt ist.

Funktionell trainieren

Evolution und Bewegung

Prinzipien des funktionellen Trainings

Screening und Testing

Sessiondesign – die P.A.P.R.-Methode

P.A.P.R. in der Praxis

Funktionell
trainieren

Evolution und
Bewegung

Prinzipien des
funktionellen Trainings

Screening
und Testing

Sessiondesign –
die P.A.P.R.-Methode

P.A.P.R.
in der Praxis

40 | Prinzipien des funktionellen Trainings

Erfahrungsgemäß neigt die Brustwirbelsäule bei vielen Menschen zu einer Bewegungsein-schränkung in eine oder sogar mehrere der oben aufgeführten Bewegungsrichtungen. Die Gründe sind vielfältig, aber auch hier kann langes und regelmäßiges Sitzen oft als eine der Hauptursachen verantwortlich gemacht werden. Die Muskulatur um die Brustwirbelsäule nimmt veränderte Längen- und Spannungsverhältnisse wahr, da zum Beispiel der Kopf beim Sitzen nicht mehr im Lot steht, sondern nach vorne gewandert ist. Die Muskulatur reagiert mit chronisch erhöhtem Muskeltonus auf die Lageveränderung verschiedener Körperteile wie Kopf, Schultergelenk und Becken. Das wiederum führt in auf- und absteigenden Ursa-chen-Wirkungs-Ketten zu einer zunehmenden Krümmung in der Brustwirbelsäule und somit zu einer unzweckmäßigen Stellung der Wirbel zueinander. Die Freiheitsgrade der Bewe-gung werden limitiert und die Wahrnehmung auch in den umliegenden und andockenden Bereichen wie Schulterblatt, Rippen, Halswirbelsäule und Lendenwirbelsäule verändern sich.

Ohne Frage spielt die Brustwirbelsäule im Golf, Tennis und allen anderen Rückschlagsport-arten eine zentrale Rolle. Dennoch wird diesem funktionellen Zusammenspiel von Brust-wirbelsäule, Schulterblatt, Brustkasten, Schultergelenk, Halswirbelsäule und Lendenwirbel-säule oft viel zu wenig Beachtung geschenkt. Gerne wird einfach darum herum trainiert und durch stabilisierende Rumpfkraftübungen (zum Beispiel Core-Training) sogar noch mehr Tonus in der Muskulatur aufgestaut, was in vielen Fällen zu weiteren Einschränkungen in der Mobilität der Brustwirbelsäule führt. Wenn wir auf den Golf- und Tennisplätzen der Nation unterwegs sind, sehen wir nur wenige Spieler und Lehrer, die sich dieser Problematik be-wusst sind.

Herbert M. kann diese Anweisungen des Trainers beim besten Willen und Wollen nicht umsetzen, denn er leidet unter der sogenannten sensomotorischen Amnesie. Die Brustwir-belsäule würde gerne, aber sie kann nicht, und der Spieler kann diesen Funktionsbereich nicht so ansteuern, wie er das gerne möchte. Der »Schuldige« in unserem Beispiel ist weder der Muskel, die Faszie noch das Gelenk, sondern das Gehirn.

Unser sensorisches System bringt uns bei, wie wir Muskeln in Bewegung wahrnehmen sol-len, damit wir Bewegungsmuster koordinieren und uns somit Fähigkeiten wie Rhythmusge-fühl oder Ballgefühl aneignen können.

Das klingt dann so: »Wenn du den Rückschwung ansetzt, pass auf, dass das Schlägerblatt sich nicht zu weit öffnet und du im richtigen Moment deine Schwungeinleitung aus der Hüfte kommen lässt. Dreh deinen Oberkörper und Schultergürtel nach hinten und behalte den Blick auf dem Ball.«

All das sind Anweisungen, die unser Körper nicht versteht. Wenn du davon ausgehst, dass deine Wahrnehmung sensorisch eingeschränkt ist, zum Beispiel weil du zur »Gattung« der Sitzmenschen gehörst, kannst du sicher sein, dass es schwierig und langwierig wird, neue Fähigkeiten zu erlernen oder Angewohnheiten umzustellen.

Dabei wäre es oft einfacher und effizienter und vor allem langfristig gesundheitsschonender, etwas Zeit in ein funktionelles Bewegungsprogramm zu investieren und gezielt an Defiziten bei der Wahrnehmung, Mobilität und Stabilität zu arbeiten, als sich mit jedem neuen Schwung und Schlag weiter in die nächste Kompensation oder das nächste Mikrotrauma, also weiter in die Dysfunktion zu treiben.

DAS PROBLEM AN DER WURZEL PACKEN

Ein Trainer oder Physiotherapeut muss das biomechanische und neurologische Modell des Menschen in den Vordergrund stellen. Wenn es gelingt, mit ein paar einfachen Bewegungstests die wahren Schwachpunkte eines Sportlers und dessen Bewegungsmuster zu erkennen, kann man das Problem beziehungsweise den Schmerz an der Wurzel packen.

DER JOINT-BY-JOINT-ANSATZ

Wenn man menschliche Bewegung hinsichtlich kinetischer Ketten und Bewegungsmuster untersucht, ist es auffällig, dass manche Funktionsbereiche zu Immobilität und andere vermehrt zu Instabilität oder Kontrollverlust neigen. Dabei verzeichnen das obere Sprunggelenk, das Hüftgelenk, die Brustwirbelsäule und das Schultergelenk Einschränkungen in der Mobilität. Im Gegenzug beobachten wir im Kniegelenk, im Bereich der Lendenwirbelsäule und des Schulterblatts die Tendenz zur Instabilität und zu Störungen in der Bewegungskontrolle.

Funktionell trainieren

Evolution und Bewegung

Prinzipien des funktionellen Trainings

Screening und Testing

Sessiondesign – die P.A.P.R.-Methode

P.A.P.R. in der Praxis

Funktionell
trainieren

Evolution und
Bewegung

**Prinzipien des
funktionellen Trainings**

Screening
und Testing

Sessiondesign –
die P.A.P.R.-Methode

P.A.P.R.
in der Praxis

Der Joint-by-Joint-Ansatz, zu Deutsch Gelenk-für-Gelenk-Ansatz, ist eines der bekanntesten Konzepte in der Welt des Functional Training und gilt weltweit als Standard in vielen Trainingseinrichtungen. Er wurde von dem kanadischen Physiotherapeuten Gray Cook und dem amerikanischen Athletiktrainer Michael Boyle entwickelt und basiert auf den Prinzipien des Multi Layer Syndrome von Vladimir Janda.

Jeder Muskel und jedes Gelenk im menschlichen Körper erfüllt, je nach Bewegungsebene, eine spezifische Funktion bezüglich Mobilität und Stabilität, die es zu erhalten beziehungsweise bei bestehender Dysfunktion wiederherzustellen gilt. Gleichzeitig lässt der Joint-by-Joint-Ansatz als systematische Sichtweise mögliche Rückschlüsse auf die Ursachen von kompensierenden Bewegungen zu. In vielen Fällen sind Beweglichkeitseinschränkungen in Gelenkbereichen der Start für eine Verkettung von Folgen, die zu Schmerzen und Problemen in ganz anderen Bereichen des Körpers führen. So kann zum Beispiel eine Mobilitätseinschränkung im oberen Sprunggelenk für die Probleme in den Knien, der Hüfte oder der Schulter verantwortlich sein.

Um den Joint-by-Joint-Ansatz richtig zu verstehen, ist es zuerst einmal wichtig, die beiden Begriffe »Mobilität« und »Stabilität« zu definieren.

Mobilität

- Kombination aus Muskelflexibilität, dem Bewegungsumfang (Range of Motion) und der neuromuskulären Kontrolle
- Bewegungsfähigkeit eines Gelenks ohne äußere Einflüsse
- Abhängig von der Geschmeidigkeit des Bindegewebes, der Dehnbarkeit der Muskulatur und der neuromuskulären Ansteuerungsfähigkeit

Stabilität

- Fähigkeit, eine funktionelle Körperhaltung oder Bewegung zu kontrollieren (motorische Kontrolle)
- Gelenkkontrolle, Bewegungsausführung, Kraftübertragung
- Timing und Koordination im Mittelpunkt

Mobilität vor Stabilität

Aus diesen beiden Erklärungsansätzen für Mobilität und Stabilität (motorische Kontrolle) lässt sich ableiten, dass die funktionelle Mobilität eines Gelenks als Voraussetzung für natürliche und reaktive Stabilität dient. Wenn die Mobilität eines Gelenks eingeschränkt ist, dann kann man von diesem Gelenk auch keine optimale reflektorische und natürliche Stabilität erwarten.

Wie auf dem rechts abgebildeten Schaubild gut zu erkennen ist, wechseln sich in unserem Bewegungsapparat Stabilität und Mobilität von Gelenk zu Gelenk als Hauptfunktion ab. Der Joint-by-Joint-Ansatz stellt einfach und gut nachvollziehbar dar, welche Gelenke des Bewegungsapparats welche Hauptfunktion besitzen und sich aufsteigend wie absteigend gegenseitig beeinflussen. Ebenso dient er uns als Navigationshilfe für Funktionsbereiche, die zu Dysfunktionen neigen.

Der Physiotherapeut Mark Comerford (2013) beschreibt den Zusammenhang folgendermaßen: »Bei funktioneller Bewegung über mehrere Gelenke neigt ein verhältnismäßig ›steifes‹ Gelenk oder ein ›steifer‹ Muskel dazu, Bewegungen nicht in ihrem vollen Bewegungsausmaß zuzulassen. Diese Einschränkung in der Funktion der Bewegung wird jedoch meist durch ein anderes Gelenk kompensiert.«

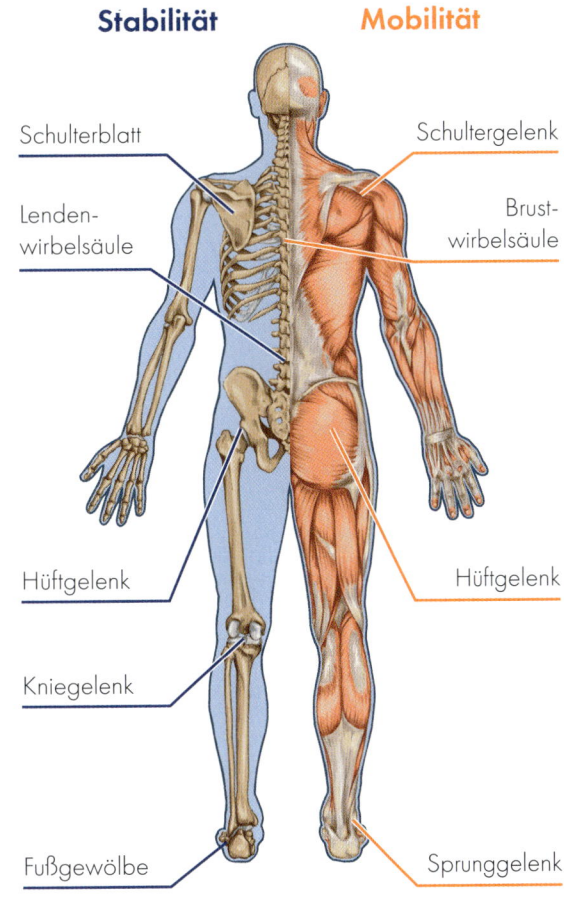

▶ *Der Joint-by-Joint-Ansatz zeigt die einzelnen Gelenke und ihre Funktion.*

Stabilität   **Mobilität**

Schulterblatt

Lendenwirbelsäule

Hüftgelenk

Kniegelenk

Fußgewölbe

Schultergelenk

Brustwirbelsäule

Hüftgelenk

Sprunggelenk

Funktionell trainieren

Evolution und Bewegung

Prinzipien des funktionellen Trainings

Screening und Testing

Sessiondesign – die P.A.P.R.-Methode

P.A.P.R. in der Praxis

Funktionell trainieren

Evolution und Bewegung

Prinzipien des funktionellen Trainings

Screening und Testing

Sessiondesign – die P.A.P.R.-Methode

P.A.P.R. in der Praxis

44 | Prinzipien des funktionellen Trainings

Sprunggelenk, Hüftgelenk und Brustwirbelsäule mobilisieren

In unserer eigenen Praxis und im Austausch mit vielen anderen Trainer-kollegen und Therapeuten hat sich bewahrheitet, dass das Sprunggelenk, das Hüftgelenk und die Brustwirbelsäule bei einem hohen Prozentsatz der Klienten, Athleten und Patienten in der Mobilität limitiert sind. Diese Funktionsbereiche sollten daher in Form eines gezielten Mobilitätstrainings in jedem funktionellen Trainingsprogramm adressiert werden und es sollte immer wieder nachgetestet werden, ob sich eine Verbesserung einstellt oder ob es zu einem Rückfall in alte Muster kommt.

Problembereich Schultergürtel

Zur weiteren Verdeutlichung, wie uns der Joint-by-Joint-Ansatz im Functional Training dienlich sein kann, nehmen wir zum Beispiel das Zusammenspiel der drei obersten Segmente: Schultergelenk, Schulterblatt und Brustwirbelsäule. Folgende Eigenschaften zeichnen den Schultergürtel aus:

Komplexität

Das Zusammenspiel von mehreren Muskeln, Knochen und Gelenken des Axialskeletts (Wirbelsäule, Rippen, Brustbein und Becken) mit dem appendikulären Skelett (obere Extremitäten, Schulterblatt, Schlüsselbein) erfordert höchste Abstimmung. Wenn wir unseren Arm heben, senken, drehen, wenn wir drücken, ziehen, tragen, werfen, stützen und so weiter, entstehen diese Bewegungen eben aus einem koordinierten Zusammenwirken von mehreren Muskelverbänden. Isolierte Muskelbewegungen existieren im Schultergürtel nicht.

Beweglichkeit

Die einzige knöcherne Verbindung besteht zwischen Schlüsselbein und Brustbein. Der Rest ist durch Muskeln und Faszien verbunden. Aufgrund dieser anatomischen Besonderheiten ist der Schultergürtel der beweglichste und zugleich vielseitigste Funktionsbereich im menschlichen Körper.

Variabilität

Die geringe knöcherne Stabilisation erlaubt es den Armen, eine extrem große Bandbreite an Bewegung abzurufen (Summationswirkung), sowohl im Sport als auch im Alltag.

Verletzungsanfälligkeit

In vielen Sportarten steht der Schultergürtel unangefochten an der Spitze der Verletzungsstatistik. Die Dysfunktion eines einzelnen Muskels, eine Dezentrierung eines Gelenks oder Blockierung einzelner Brust- oder Halswirbel reicht oft schon aus, um das funktionelle und natürliche Zusammenspiel des Schulterkomplexes negativ zu beeinflussen. Aber auch Fehlhaltungen im Bereich der Brustwirbelsäule, oft ausgelöst durch eine nach vorn gekrümmte Sitzposition, kann zu einer fehlerhaften Interaktion von Schulterblatt und Schultergelenk führen.

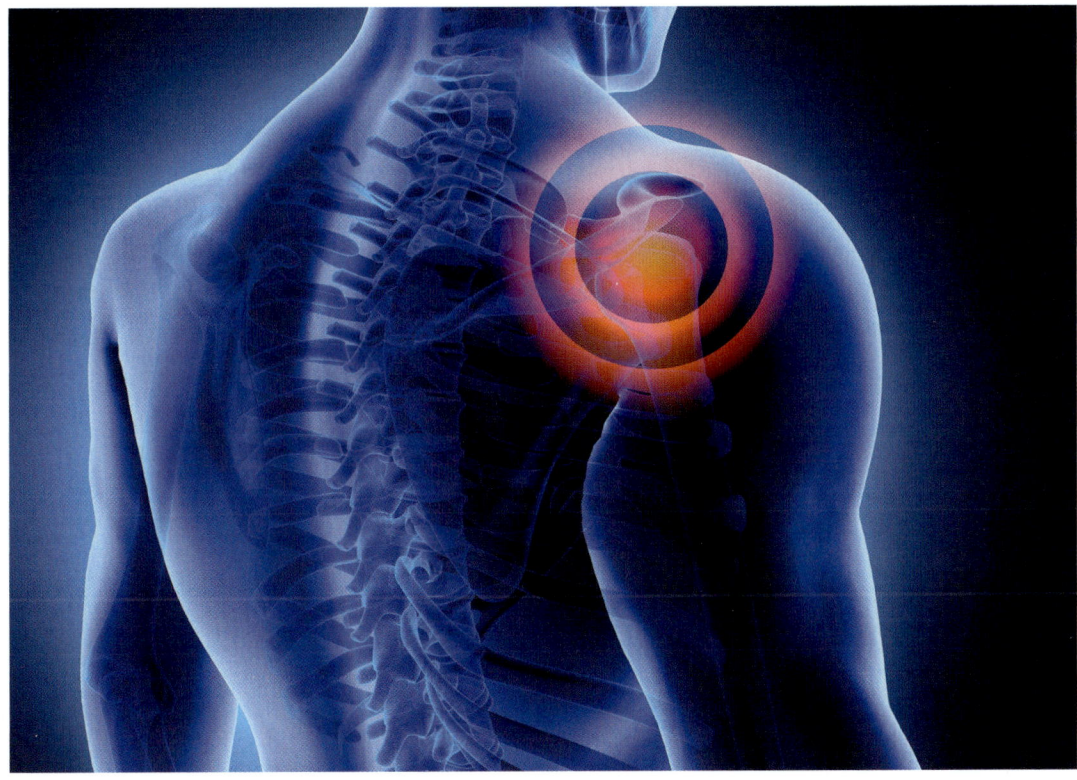

▶ *Die Schulterpartie ist besonders anfällig für Schmerzen, die in den gesamten oberen Nacken-Schulter-Bereich ausstrahlen können.*

Funktionell trainieren

Evolution und Bewegung

Prinzipien des funktionellen Trainings

Screening und Testing

Sessiondesign – die P.A.P.R.-Methode

P.A.P.R. in der Praxis

Funktionell
trainieren

Evolution und
Bewegung

Prinzipien des
funktionellen Trainings

Screening
und Testing

Sessiondesign –
die P.A.P.R.-Methode

P.A.P.R.
in der Praxis

46 | Prinzipien des funktionellen Trainings

Das Schulterblatt (Scapula) bildet zusammen mit dem Brustkorb (Thorax) das sogenannte Skapulothorakalgelenk – das Verbindungsstück zwischen Thorax und Oberarm. Dabei handelt es sich nicht um ein klassisches Synovialgelenk mit Gelenkkapsel, Gelenkoberflächen und Knorpelüberzug wie zum Beispiel das Knie- oder Hüftgelenk. Die Verbindung zwischen Brustkorb und Schulterblatt wird vielmehr über eine Gleitschicht zwischen der hinteren Brustkorbwand und der Vorderseite des Schulterblatts hergestellt. Dieses »Gelenk« ist enorm wichtig für den Funktionszustand des gesamten Schultergürtels.

Das Schulterblatt weist eine sehr dünne und flache Knochenstruktur auf und ist wie ein Triangel geformt. Es ist ein sehr beweglicher Knochen, der durch seine konvexe Krümmung über die Rippen gleiten kann. Zusätzlich dient das Schulterblatt als Ursprungs- und Ansatzgebiet vieler Muskeln. Das ermöglicht verschiedenste Positionen und Bewegungen. Daher auch der Begriff »Gleitgelenk«. Das Schulterblatt hat folgende Funktionen:

- Statische und dynamische motorische Kontrolle von dreidimensionalen Bewegungsabläufen
- Ursprung der Muskulatur der Rotatorenmanschette
- Kraftübertragung für Zug- und Druckkräfte

In der klinischen Betrachtung neigt das Schulterblatt in vielen Fällen zu Kontrollverlust, was sich in einem Abheben des Schulterblatts (mittlere Scapula-Kante) bei Bewegungen äußert. In diesem Fall ist das Zusammenspiel von Muskulatur und Nerven gestört. Das Schulterblatt verändert als Reaktion auf den Kontrollverlust seine natürliche Stellung im Raum, zum Körper in Ruhe und in Bewegungsabläufen. In der aufsteigenden Ursache-Wirkungs-Kette wird das Schultergelenk meist unbeweglicher und steifer. Zwangsläufig kommt es zu Kompensationen im Schultergelenk und in der Brustwirbelsäule.

Die Bedeutung von Schulterproblemen im Functional Training

Bei Mobilitätseinschränkungen im Schultergelenk ist das Schultergelenk immer wieder gereizt, macht regelmäßig Probleme oder ist anfällig für Verletzungen und andere Mikrotraumen. Dem Joint-by-Joint-Ansatz zufolge macht es Sinn, sich die vorgeschalteten Funktionsbereiche, also die Brustwirbelsäule, Halswirbelsäule und das Schulterblatt, genauer anzusehen. Das bedeutet, einfach gesprochen, die Brustwirbelsäule auf Mobilität und das Schulterblatt auf Stabilität zu prüfen. Stellt man in einem oder in beiden Bereichen eine Dysfunktion fest, wäre der Einstieg, zuerst der Brustwirbelsäule mehr Mobilität und dann dem

Schulterblatt mehr Stabilität zu verleihen, statt am Schultergelenk direkt mit der Intervention zu beginnen. In vielen Fällen hilft es bereits, die Beweglichkeit in der Brustwirbelsäule mithilfe gezielter Ausgleichs- oder Korrekturübungen zu verbessern. Das Schulterblatt reagiert infolgedessen mit einer modifizierten funktionellen Ansteuerung und das Schultergelenk kann sich störungsfreier bewegen.

Eine weitere Strategie kann es sein, eine Aktivierungsübung am Schulterblatt zu trainieren, um einen neuen Reiz im Schultergelenk zu setzen.

Problembereich Lendenwirbelsäule

Das zweite Beispiel für die praktische Arbeit mit dem Joint-by-Joint-Ansatz ist der klassische Fall von Rückenproblemen im Lendenwirbelsäulenbereich. In vielen Fällen besteht zugleich eine Mobilitätseinschränkung in der Hüfte, beim Beugen, Strecken und bei Rotationen in der Brustwirbelsäule, dazu kommt meist noch eine hohe Muskelspannung in der Lendenwirbelsäule.

Eine der vielen gängigen Interventionsmaßnahmen bei Problemen in der Lendenwirbelsäule lautet: Kräftigung der Rücken- und Rumpfmuskulatur und Dehnung der Hüftbeugemuskulatur. Wenn die Hüfte an Mobilität einbüßt, zum Beispiel aufgrund eines schwach ausgeprägten *Musculus psoas major* und *Musculus iliacus*, die durch ihre hohe Ruhespannung fälschlicherweise häufig als verkürzt eingestuft werden, muss die Lendenwirbelsäule kompensatorisch für Bewegung sorgen. Sie sollte eigentlich Stabilität gewährleisten, wird aber zu Kompensationsbewegungen gezwungen und die Hüfte verliert dadurch über die Zeit weiter an Mobilität.

Das Kraftdefizit in der Hüfte und ihre mangelnde Beweglichkeit bewirken also Kompensationsbewegungen (unphysiologische Gelenkmechanismen, Scherkräfte) in der Wirbelsäule. Die Kräftigung der tiefen Bauch- und Rückenmuskulatur kann zu Beginn der Behandlung zwar eine erste Linderung der Problematik herbeiführen, aber die eigentliche Ursache im Becken bleibt weiter bestehen. Solange der Klient diese Ursache nicht behebt, wird sein Problem immer wieder auftreten. Der Fokus sollte also zu Beginn auf der Verbesserung der Mobilität und dem Ausgleich von Asymmetrien liegen und nicht auf der Kräftigung der Bauch- und Rückenmuskulatur.

Funktionell trainieren

Evolution und Bewegung

Prinzipien des funktionellen Trainings

Screening und Testing

Sessiondesign – die P.A.P.R.-Methode

P.A.P.R. in der Praxis

Funktionell
trainieren

Evolution und
Bewegung

Prinzipien des
funktionellen Trainings

Screening
und Testing

Sessiondesign –
die P.A.P.R.-Methode

P.A.P.R.
in der Praxis

48 | Prinzipien des funktionellen Trainings

Die Bedeutung von Lendenwirbelsäulenproblemen im Functional Training

Der erste Ansatz nach dem Joint-by-Joint-Modell besteht darin, den Funktionsbereich darüber oder darunter, also die Hüfte und die Brustwirbelsäule, auf Mobilität zu prüfen. Auch hier steht an erster Stelle die Identifikation von Dysfunktionen, Asymmetrien und Limitierungen in aufsteigenden und absteigenden Ursache-Wirkungs-Muskelketten. Sollten Auffälligkeiten auftreten, gilt es diese zu korrigieren und parallel den bestehenden Trainingsplan auf Übungen zu überprüfen, die das Kompensationsmuster weiter verstärken.

»Safety first« ist die Devise. Übungen und Bewegungen, die im Training oder Alltag das Problem verstärken könnten, müssen reduziert, gemieden oder sogar komplett gestrichen werden. Dann wird korrigierend eingegriffen und die Asymmetrie oder Dysfunktion gezielt behoben. Ist die funktionelle Symmetrie wiederhergestellt und kommt es zu keinem Rückfall, kann das Bewegungsmuster weiterentwickelt und stabilisiert werden. Mit leichten Widerständen und Lasten kann die betroffene Struktur Schritt für Schritt beansprucht und gekräftigt werden. Je besser und ausgewogener die Progressionsstufen und Übungen ausgewählt werden, desto geringer ist die Wahrscheinlichkeit, dass sich die Asymmetrie wieder manifestiert. Daher empfiehlt es sich, in regelmäßigen Abständen ein funktionelles Screening durchzuführen und den Zustand und Fortschritt zu überprüfen. Ganz nach dem Motto: »Schützen, korrigieren, entwickeln.«

Problembereich Fuß-, Knie- und Hüftgelenk

Ein typisches Fehlmuster ist die Valgusstellung (X-Beinstellung) im Knie. Vielen ist sicherlich der übermäßige Kollaps des Fußes nach innen (Pronation) bekannt. Im weiteren Beinachsenverlauf kommt es dann meist auch zu einer Fehlbelastung und teilweise auch Fehlstellung im Knie in Form einer Valgusstellung, bei der das Knie von der Mittellinie der Beinachse abweicht und sich in die Frontalebene nach innen bewegt. Eine Etage höher kommt es zu einer unphysiologischen Stellung im Hüftgelenk und Becken. Diese Ursache-Wirkungs-Kette lässt sich sogar bis in den Schultergürtel und die Halswirbelsäule weiterverfolgen. Die anderen Gelenke und Funktionsbereiche müssen in einer aufsteigenden Ursache-Wirkungs-Kette in ihrer Funktion wiederum kompensieren und entgegenwirken.

In der Kniebeuge, im Ausfallschritt, beim Abspringen und Landen nach einem Sprung sind diese Ausweichmuster in Form von X-Beinstellungen der Knie oft zu beobachten und werden in der Regel mit einer Schwäche des *Musculus glutaeus medius* und verkürzten Adduktoren erklärt. Der logische Ansatz ist dann, den *Musculus glutaeus medius* isoliert zu kräftigen und die Adduktoren zu dehnen, um den Muskeltonus zu senken. In manchen Fällen hilft das auch, diese sind aber die Ausnahme. Primär sollte man sich die Frage stellen, warum der *Musculus glutaeus* abgeschwächt ist. Eine der Hauptursachen ist eine Einschränkung in der Mobilität des Sprunggelenks, die in vielen Fällen eine Deaktivierung der Gesäßmuskulatur zur Folge hat.

Führen wir den Joint-by-Joint-Ansatz weiter aus, erkennen wir, dass das Kniegelenk ein Sklave von Sprunggelenk und Hüftgelenk ist und in geschlossenkettigen Bewegungen, wie der Kniebeuge, vom Funktionszustand dieser beiden anderen Gelenke zu 100 Prozent abhängig ist. Wir wissen, dass das obere Sprunggelenk zu Immobilität neigt, das untere Sprunggelenk und der Mittelfuß zu Instabilität und das Großzehengrundgelenk zu Immobilität.

Ist das obere Sprunggelenk in der Sagittalebene eingeschränkt oder das untere Sprunggelenk oder der Mittelfußbereich instabil, kommt es zwangsläufig zu einer Kompensation in der gesamten Beinachse. Ebenso kann eine limitierte Innenrotation im Hüftgelenk eine X-Beinstellung im Knie bei Kniebeugen und Ausfallschritten auslösen. Darum braucht es in der Praxis einen differenzierteren Blick auf den Funktionsbereich des Sprunggelenks und Mittelfußes und der Freiheitsgrade von Innen- und Außenrotation in der Hüfte. Was für den einen Athleten gilt, bedeutet nicht zwingend, dass es auch für den anderen gilt. Man sollte keine voreiligen Schlüsse ziehen, wenn es um Beinachsenkorrektur geht. Hier sind viele komplexe Mechanismen im Gange und ebenso sollte man die Bewegungsmuster »Hocke« und »Ausfallschritt« nicht über einen Kamm scheren.

Die Bedeutung von Gelenkproblemen in Fuß, Knie und Hüfte im Functional Training

Grundsätzlich gilt bei Gelenkproblemen: Wenn die Beinachse unter reiner Körpergewichtslast nicht kontrolliert werden kann, sollte von einem Training unter schwerer Gewichtslast sowohl in der Beinpresse, freien Kniebeuge als auch im Ausfallschritt Abstand gehalten werden, bis die Fehlstellung korrigiert ist und regelmäßig technisch sauber ausgeführt werden kann.

Funktionell trainieren

Evolution und Bewegung

Prinzipien des funktionellen Trainings

Screening und Testing

Sessiondesign – die P.A.P.R.-Methode

P.A.P.R. in der Praxis

Funktionell trainieren

Evolution und Bewegung

Prinzipien des funktionellen Trainings

Screening und Testing

Sessiondesign – die P.A.P.R.-Methode

P.A.P.R. in der Praxis

Wenn du also Probleme mit den Gelenken und der Beinachsenstabilität hast, solltest du mit den folgenden Übungen (ohne schwere Gewichtslast) starten:

- Bewegungen in verschiedenen Ebenen: Ausfallschritte
- Bewegungen zur Stärkung der Rumpf- und Beckenmuskulatur: Ausfallschritte mit einseitigem Tragen einer Kettlebell oder eines Sandsacks
- Hilfsmittel zur Unterstützung der Außenrotation: Minibänder
- Hilfsmittel zur Aktivierung der Beinrückseite: Gleitscheiben (beispielsweise von Valslide)

DIE MOBILITÄT VERBESSERN

Unser Alltag und unsere damit verbundenen Gewohnheiten fordern unsere Mobilität immer wieder aufs Neue heraus. Die Woche hat 168 Stunden und die meiste Zeit verbringen wir im Liegen oder Sitzen. Unser Umfeld und unsere Lebensumstände fordern uns in Bezug auf Mobilität und Beweglichkeit also kaum heraus. Stell dir vor, du müsstest jeden Tag mehrmals auf einen Baum klettern, um Essen zu organisieren. Stell dir vor, du müsstest jeden Tag verschiedene Hindernisse überwinden, dich nach Nahrung strecken oder mehrmals balancieren. Was wir damit sagen wollen: Zum einen stellt unser Alltag keine Herausforderung dar, die uns abverlangt, mobiler und beweglicher zu werden. Zweitens haben wir täglich wiederkehrende Routinen und Gewohnheiten, die uns steifer und unbeweglicher werden lassen, wie langes Sitzen, auf der Couch liegen, Auto fahren, zu intensives Training, überproportional viel Stress, langer Aufenthalt in geschlossenen Räumen, festes und enges Schuhwerk auf hartem und flachem Boden tragen und anderes mehr.

Wenn du deine Mobilität und Beweglichkeit wirklich verbessern willst, fange an, deinen Alltag zu hinterfragen. Und ja, einmal in der Woche ins Fitnessstudio gehen, sich nach dem Joggen zu dehnen und zusätzlich einmal in der Woche zum Yoga zu gehen, das alles tut zwar gut und ist gut gemeint, löst aber nicht das Hauptproblem.

Die Bedeutung der Atmung im Training

Eine wichtige und oft vernachlässigte Stellschraube, die unsere Mobilität und Stabilität sowohl positiv als auch negativ beeinflussen kann, ist unsere Atmung. Der Neurologe Karel

Funktionell trainieren

Evolution und Bewegung

Prinzipien des funktionellen Trainings

Screening und Testing

Sessiondesign – die P.A.P.R.-Methode

P.A.P.R. in der Praxis

Lewit beschreibt die Auswirkung der Atmung auf Bewegungen wie folgt: »If breathing is not normalized, no other movement pattern can be.« Das bedeutet, dass eine eingeschränkte Atmung auch jede weitere Art von Bewegung im Körper einschränkt.

Die Atmung spielt also eine zentrale Rolle nicht nur für unser gesundheitliches Gleichgewicht, sondern auch für die aufrechte und achsengerechte Körperhaltung, Wirbelsäulenkontrolle und den Muskeltonus. Daher ist es nicht verwunderlich, dass sie in vielen fernöstlichen Therapie-, Kampfkunst- und Bewegungsformen wie in der traditionellen chinesischen Medizin, im Ayurveda, im Tai-Chi und im Yoga ein Kernelement ist. Je besser wir atmen, umso effizienter sind Bewegungen, die zur Verbesserung der Mobilität, Stabilität und Kraft dienen. Viele Menschen hören auf zu atmen, werden kurzatmig, halten den Atem zwischen zwei Atemzügen oder atmen nur noch durch den Mund, wenn sie sich über ihre Grenzen hinaus bewegen. Das passiert selbst bei einfachen Bewegungen wie dem Anheben eines gestreckten Beins in Rückenlage. Das ist für viele bereits so herausfordernd, dass sie eine Art Pressatmung einleiten müssen, um gegen die bestehenden Spannungen und Widerstände im eigenen Körper anzukämpfen. Andere wiederum hören regelrecht auf zu atmen, wenn sie sich auf einem Foam Roller ausrollen oder eine Stretching-Position halten müssen.

Die Atmung während einer Bewegung ist ein sehr guter Indikator dafür, ob die Bewegung gerade effizient ist und wie die Übung vom zentralen Nervensystem verarbeitet wird. Wenn du deine Mobilität durch Übungen verbessern willst, dann achte auf eine ruhige und gleichmäßige Atmung und respektiere deine Grenzen und Limitierungen. Versuche nicht, mit Kraft und Pressatmung darüber hinauszugehen. Insbesondere bei Neu- und Wiedereinsteigern ist dieses Phänomen häufig zu beobachten. Worauf im Training zu achten ist:

- Ruhig und gleichmäßig atmen.
- Durch die Nase ein- und ausatmen.
- Wird die Atmung flach, unruhig und gepresst, die Intensität des Trainings reduzieren.
- Den Atem in den Bauch lenken.
- Dem Training eine Atemübung vorschalten (siehe Infokasten Seite 52).
- Mentale Fokussierung und Aufmerksamkeit auf die Atmung lenken.
- Mit dem Atem bewegen (beispielsweise bei einer Vorbeuge ausatmen oder beim Heben der Arme einatmen).

Funktionell
trainieren

Evolution und
Bewegung

Prinzipien des
funktionellen Trainings

Screening
und Testing

Sessiondesign –
die P.A.P.R.-Methode

P.A.P.R.
in der Praxis

52 | Prinzipien des funktionellen Trainings

Atemübungen zur Verbesserung der Mobilität

1. Pausenatmung

Atme vier Sekunden durch die Nase ein, halte dann den Atem für zwei bis vier Sekunden und atme wieder vier Sekunden aus. Die Pause wieder für zwei bis vier Sekunden halten und erneut vier Sekunden einatmen. Wiederhole das mehrfach.

2. Reinigende Atmung

Halte dein rechtes Nasenloch zu und atme vier bis sechs Sekunden nur durch das linke Nasenloch ein. Halte dann beide Nasenlöcher für vier bis sechs Sekunden zu. Öffne nun das rechte Nasenloch, halte das linke weiter geschlossen und atme rechts für vier bis sechs Sekunden aus. Atme wieder mit rechts für vier bis sechs Sekunden. Schließe beide Nasenlöcher wieder und halte für vier bis sechs Sekunden den Atem an. Atme über dein linkes Nasenloch aus. Wiederhole den Ablauf mehrfach.

3. Krokodilatmung

Komme in die Bauchlage und platziere die Hände unter der Stirn. Atme für drei bis fünf Minuten durch die Nase ein und durch den Mund aus. Atme beim Einatmen deinen Bauch gegen den Boden, in den unteren Rücken und die Flanken. Mit dem Ausatmen wieder entspannen.

Mobilitätstraining

Im Mobilitätstraining geht es darum, die aktiven Bewegungsmöglichkeiten der Gelenke zu erhalten. Das Mobilitätstraining geht daher deutlich über das klassische Stretching hinaus. Es geht vielmehr darum, mit aktiven Bewegungen wie Kreisen, Strecken oder Schwingen den Bewegungsradius zu erhöhen. Das Mobilitätstraining sollte Grundlage der Bewegungsvorbereitung sein und auch im Alltag umgesetzt werden.

Funktionell trainieren

1. Überprüfe zuerst deine Mobilität in verschiedenen Funktionsbereichen wie Sprunggelenk, Hüfte, Brustwirbelsäule und Schultergelenk, bevor du mit dem Training startest. Unsere Testbatterie auf Seite 62 liefert dir dazu einen Plan. Auf der Basis deiner Testergebnisse kannst du gezielt Übungen, Techniken und Methoden auswählen, um die bestehenden Limitierungen zu beheben. Suche gegebenenfalls einen Functional-Movement-Screen-Experten auf oder einen anderen Trainer, der sich mit dem Thema Korrekturübungen und Mobilitätstraining fortgebildet hat.

2. Sollten Mobilitätsdefizite vorliegen, entferne für ein paar Wochen Übungen aus dem Trainingsprogramm, die deine Mobilität negativ beeinflussen. Das bedeutet beispielsweise, dass bei einer eingeschränkten Schultermobilität vorerst keine Klimmzüge trainiert werden.

3. Integriere Atemübungen als Basis in den Alltag und in deine Mobilitätsroutinen.

DIE STABILITÄT UND KRAFT AUFBAUEN

Die Kraft ist eine grundlegende menschliche Eigenschaft, die bei jeder Bewegung eine gewisse Rolle spielt. Etwas subtiler verhält es sich mit der Stabilität. Sie wird in der Trainingspraxis immer wieder falsch verstanden, indem sie auf ein statisches Anspannen der Muskulatur reduziert wird oder auf das möglichst sichere Stehen auf einer instabilen Unterlage. In der Realität müssen wir die Stabilität jedoch sehr komplex betrachten.

Stabilitätstraining

Wenn man beispielsweise einen Ball oder einen Speer werfen möchte, muss der Arm die Beschleunigung auf das Wurfobjekt übertragen. Dazu wird der Rumpf nicht einfach auf Spannung gebracht, indem die Bauchmuskeln kontrahieren. Vielmehr ist der Rumpf beim Spannungsaufbau und während der Wurfbewegung dynamisch aktiv. Stabilität müssen wir in diesem Zusammenhang also als bewegenden, koordinierten und kontrollierten Prozess verstehen. Das bedeutet, dass es beim Stabilitätstraining immer um den dosierten und zeitlich abgestimmten Krafteinsatz geht. Diese Erkenntnis ist eine ganz zentrale, da Stabilität oftmals einfach als starre und zweidimensionale Anspannung missverstanden wird.

Evolution und Bewegung

Prinzipien des funktionellen Trainings

Screening und Testing

Sessiondesign – die P.A.P.R.-Methode

P.A.P.R. in der Praxis

Funktionell
trainieren

Evolution und
Bewegung

Prinzipien des
funktionellen Trainings

Screening
und Testing

Sessiondesign –
die P.A.P.R.-Methode

P.A.P.R.
in der Praxis

Je nach Trainingsziel kann das Stabilitätstraining ganz unterschiedlich ausgeprägt sein und muss demnach auch individuell in die einzelnen Trainingseinheiten und das langfristige Trainingsprogramm eingebaut werden. Für das Programmdesign eines Fußballers stehen dabei andere Zielstellungen im Fokus des Trainers als beispielsweise für einen Radfahrer. Auf dem Rad müssen die Athleten bei einer relativ gleichmäßigen Bewegung der Beine den Kraftstoß auf das Pedal übertragen. Der Sattel und der Lenker bilden dabei eine gewisse Stütze, über die letztendlich die Hebelverhältnisse bestimmt werden. Die Kräfte, die in den Vortrieb fließen, müssen jedoch über den Rumpf in Richtung Pedal übertragen werden. Die Rotationsstabilität ist dabei eine wichtige Anforderung im funktionellen Athletiktraining eines Radsportlers.

Viel komplexer hingegen ist die Sachlage beim Fußball. Hier spielen Gegnereinfluss, Richtungswechsel, Sprünge und Sprints eine so große Rolle, dass lineare Beschleunigungen kaum vorkommen. Gerade das Stoppen, plötzliche Springen oder das Setzen des Fußes zum Richtungswechsel sind Belastungen, vor deren Hintergrund das Stabilitätstraining in Form von isometrischen Halteübungen in horizontaler Position, wie wir es leider immer noch oft beobachten, aus funktioneller Sicht nicht die Basis, geschweige denn den Schwerpunkt des Trainings darstellen sollte.

LANGHANTELTRAINING ALS BEISPIEL FÜR FUNKTIONELLES KRAFTTRAINING

Dem Langhanteltraining mit den Übungen aus dem klassischen Gewichtheben, wie Reißen und Umsetzen, kommt im funktionellen Training eine neue, interessante Rolle zu. Die explosiven Bewegungen und die vollständige Hüftstreckung sind in Bezug auf den Kraftzugewinn wesentlich effektiver als ein Training an Maschinen. Dies liegt daran, dass die komplexen Bewegungen des Langhanteltrainings im Vergleich zum Training an Geräten, bei dem die Muskulatur nur isoliert angesprochen wird, mehr Stabilisierungsarbeit, zeitlich aufeinander abgestimmte Bewegungsabläufe und Beweglichkeit fordern und gleichzeitig fördern. Wer beim Umsetzen oder sogar Reißen die Hantel abfangen kann, ist meist auch im Alltag oder beim Lauftraining stabil unterwegs.

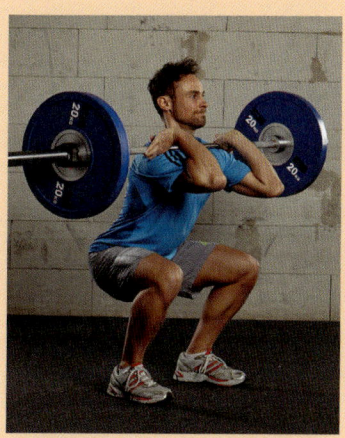

▶ *Kniebeugentraining mit der Langhantel*

Neben den dynamischen Übungen spielen aber auch die Kniebeuge und ihre Varianten sowie das Kreuzheben eine wichtige Rolle. Dabei darf das Krafttraining nicht nur auf Muskelwachstum und dicke Arme abzielen.

Equipment

Langhanteltraining beschreibt insgesamt alle Übungen, die mit einer langen Hantelstange ausgeführt werden. Im optimalen Fall sollte es sich dabei um eine sogenannte Olympiastange handeln. Die entspricht den Regularien der Gewichtheber für Wettkämpfe und wiegt standardmäßig 20 Kilogramm. Das entscheidende Merkmal sind die gelagerten Enden, an denen sich die Hantelscheiben unabhängig von der Bewegung der Stange drehen können. Erst so sind explosive Bewegungen mit Drehpunkten möglich, wie sie beim Gewichtheben auftreten.

Langhantel-Grundübungen

- Kniebeuge
- Standumsetzen
- Schwungdrücken
- Kreuzheben

Funktionell trainieren

Evolution und Bewegung

Prinzipien des funktionellen Trainings

Screening und Testing

Sessiondesign – die P.A.P.R.-Methode

P.A.P.R. in der Praxis

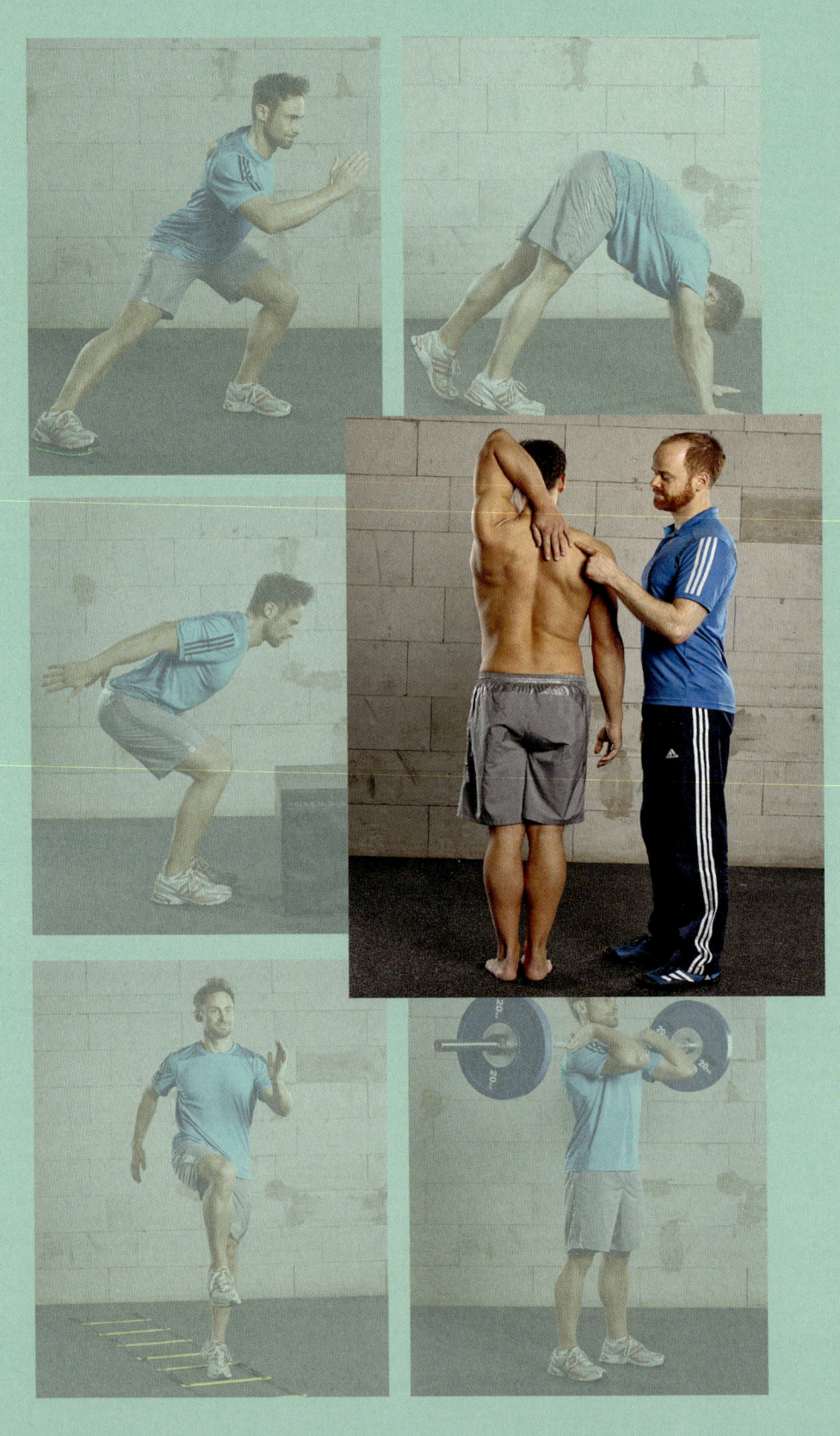

4

SCREENING UND TESTING

In der Trainingspraxis wird zwischen unterschiedlichen Verfahren, mit denen sich der aktuelle Stand von Ausdauer, Kraft oder auch Beweglichkeit und Stabilität erfassen und bewerten lässt, differenziert. Für jeden Trainer oder Sportler, der (sich) einen Trainingsplan zusammenstellen möchte, sind Ergebnisse aus einem Screen sehr wichtige Informationen. Nur wer das Ziel kennt, kann auch im Training planvoll vorgehen. Genau an dieser Stelle unterscheiden sich gute Trainingspläne vom Rest. In diesem Kapitel stellen wir dir eine umfangreiche Testreihe vor. Der 6×5-Test umfasst sechs Bewegungskategorien mit je fünf Testübungen. Insgesamt werden also 30 Testübungen absolviert, die ein aufschlussreiches Bild über Disbalancen, Einschränkungen und Schmerzen liefern, woraus sich dann adäquate Trainingsprogramme ableiten lassen.

Funktionell
trainieren

Evolution und
Bewegung

Prinzipien des
funktionellen Trainings

Screening
und Testing

Sessiondesign –
die P.A.P.R.-Methode

P.A.P.R.
in der Praxis

TESTEN UND PLANEN

Um ein sinnvolles Training auszubauen, werden möglichst objektive Informationen über grundlegende Aspekte wie Beweglichkeit oder Kraft, Stabilität und Koordination benötigt. Auf dieser Basis kann dann die Entscheidung für die Auswahl der Übungen im Trainingsprogramm getroffen werden. Zur Zusammenstellung eines Trainingsprogramms werden Informationen benötigt. Wer misst, ist klar im Vorteil. Wer mit System trainieren möchte, muss sich zunächst einmal mit dem Körper auseinandersetzen, um die Stärken und Schwächen zu erfassen. Die Übungsauswahl im Functional Training ist nahezu unbegrenzt.

Für einen Kraft- oder Konditionstrainingsplan gilt, dass du nicht einfach irgendetwas trainieren solltest, nur weil eine Übung als besonders effektiv beschrieben wird. Vielmehr muss eine Übung dazu geeignet sein, deine individuellen Schwächen zu beheben.

Dazu musst du diese Schwächen (er-)kennen. Das Problem ist, dass sie häufig nicht erkannt werden. Solange ein Athlet noch keine direkte Auswirkung spürt, fallen eben auch keine athletischen Defizite auf. Was dabei oft nicht bedacht wird, ist, dass die Leistungsfähigkeit eines Sportlers eben immer nur so stark ist wie das schwächste Glied einer Belastungskette. Wir brauchen also möglichst objektive Informationen über grundlegende Aspekte wie Beweglichkeit oder Kraft, Stabilität und Koordination. Auf dieser Basis kann dann die Entscheidung für die Auswahl der Übungen im Trainingsprogramm getroffen werden. Dazu wollen wir in den folgenden Abschnitten Hinweise geben. Wir stellen dir deshalb neben Tests, die du bei einem Experten durchführen kannst, einen Selbst-Screen vor, auf dessen Basis du dein Trainingsprogramm optimieren kannst, indem du es auf deine eigenen Schwachstellen ausrichtest.

Woran liegt das? Trainingsinhalte müssen sich immer an den intrinsischen Funktionen und Dysfunktionen, Stärken und Schwächen unserer Athleten orientieren. Nur so können wir garantieren, dass ein Training wirklich »funktionell« wird.

Bei den meisten Sportlern sind grundlegend mehr oder weniger versteckte Schwachstellen vorhanden. Es gibt eben keinen perfekten Menschen mit optimalen Kraft- oder Beweglichkeitsausprägungen. Genau diese Schwachstellen müssen wir als Trainer finden und beheben, wenn wir langfristig ausschließen wollen, dass Überlastungen oder gar Verletzungen entstehen.

Funktionell trainieren

Evolution und Bewegung

Prinzipien des funktionellen Trainings

Screening und Testing

Sessiondesign – die P.A.P.R.-Methode

P.A.P.R. in der Praxis

FUNCTIONAL MOVEMENT SCREEN, Y-BALANCE UND SELECTIVE FUNCTIONAL MOVEMENT ASSESSMENT

Functional Movement Screen (FMS)

Der Functional Movement Screen (Gray Cook) ist ein Schnelltest und Filter, mit dem die Trainingsinhalte auf den Sportler abgestimmt werden. Optimalerweise wird er als Anamnesetool zum Trainingsauftakt genutzt, um das Zusammenspiel von Nerven und Muskeln zu überprüfen und gleichzeitig mangelnde Beweglichkeit und Stabilität zu erkennen, um ein individuelles und erfolgreiches Trainingsprogramm zusammenzustellen.

Ziel des Screens ist es, Asymmetrien, Dysfunktionen und Schwachstellen im Körper der Testperson aufzudecken. Die Grundlage bilden sieben komplexe Bewegungsübungen und drei Schmerz-Provokationstests, die Aufschluss über die Mobilität, Stabilität und mögliche Bewegungseinschränkungen und Dysfunktionen geben.

Zur Auswertung wird ein einfaches Punktesystem (3 = optimale Ausführung bis 0 = Schmerzen) eingesetzt, das in ein vorgefertigtes Scoring Sheet eingetragen wird.

Der FMS wird von Perform Better exklusiv in Deutschland angeboten (www.perform-better.de).

Selective Functional Movement Assessment

Für Athleten oder Patienten, bei denen akut Schmerzen und Probleme aufgetreten sind, wurde ein alternatives Diagnostikverfahren entwickelt: das Selective Functional Movement Assessment (SFMA).

Das SFMA, das seinen Ursprung in der Physiotherapie hat, untersucht und beurteilt funktionelle Bewegungsmuster hinsichtlich Schmerz und Einschränkung. Im Gegensatz zum FMS ist das SFMA auf Menschen ausgerichtet, die sich nur unter Schmerzen bewegen können. Im Verlauf der Testbatterie kann zwischen einem Mobilitäts-, einem Stabilitäts- oder einem Motorkontrollproblem unterschieden werden. Mit den gewonnenen Ergebnissen können die nächsten Behandlungs- und Therapieschritte individuell geplant und zur Kontrolle des Trainings- oder Therapieprogramms eingesetzt werden.

Ausgehend von den sieben sogenannten Top-Tier-Tests, das heißt den sieben wichtigsten Ganz-körper-Bewegungsmustern, werden die Bewegungen bewertet und in vier Kategorien eingeteilt:

- FN – Functional and Non-Painful – funktional und nicht schmerzhaft
- FP – Functional and Painful – funktional und schmerzhaft
- DN – Dysfunctional and Non-Painful – dysfunktional und nicht schmerzhaft
- DP – Dysfunctional and Painful – dysfunktional und schmerzhaft

Y-Balance-Test

Der Y-Balance-Test ist das jüngste Mitglied der Functional-Movement-Systems-Familie. Bei dieser Testform wird die Beweglichkeit der rechten und linken Körperhälfte sowohl für den Oberkörper als auch den Unterkörper getrennt voneinander überprüft. Dabei wird auf einem speziell dafür entwickelten Testkit überprüft, wie weit bestimmte Bewegungen ausgeführt werden können. Die Ergebnisse können Hinweise auf ein erhöhtes Verletzungsrisiko geben, aber auch den Erfolg eines rehabilitativen Trainings, beispielsweise im Anschluss an eine Kreuzband-OP, abbilden. In einer Datenbank kann nach Geschlecht, Alter und Sportart differenziert werden.

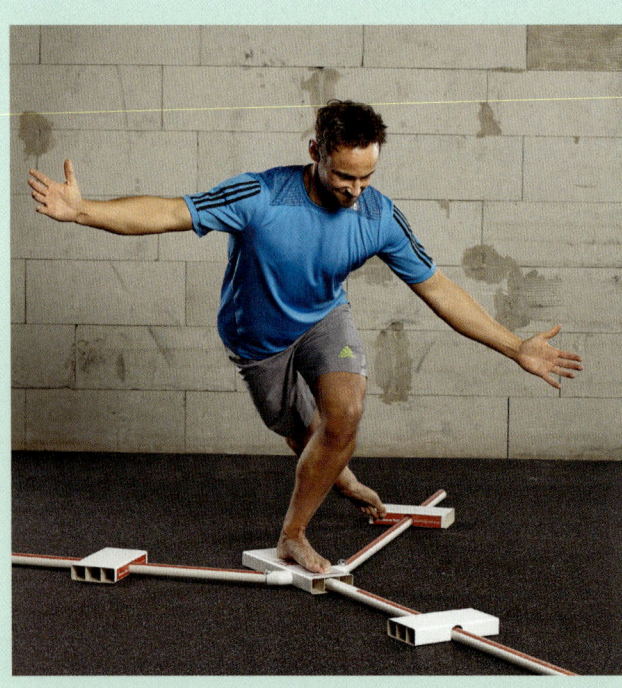

Funktionell trainieren

Evolution und Bewegung

Prinzipien des funktionellen Trainings

Screening und Testing

Sessiondesign – die P.A.P.R.-Methode

P.A.P.R. in der Praxis

Funktionell trainieren

Evolution und Bewegung

Prinzipien des funktionellen Trainings

Screening und Testing

Sessiondesign – die P.A.P.R.-Methode

P.A.P.R. in der Praxis

DER 6×5-SELBSTTEST

Mit diesem Test hast du die Möglichkeit, dir einen ersten Überblick über die eigene Basis zu verschaffen, um darauf aufbauend dein Training zielgerichtet zu gestalten. Im weiteren Verlauf deines Trainings kannst du zudem durch Re-Tests überprüfen, ob die Maßnahmen wirken und du dich verbessern konntest. Stellen sich keine Verbesserungen ein, solltest du deine Übungsauswahl überdenken und neu anpassen. Langfristig sind so auch Stagnationen und notwendige Progressionen in der Übungsauswahl erkennbar und du kannst deinen Trainingsplan entsprechend anpassen.

Wenn du selbst Trainer bist, findest du hier sinnvolle Tests, die dich bei der Betreuung deiner Kunden unterstützen.

Die vier Fragen, die der Test beantwortet

- Bestehen Disbalancen in Bewegungsmustern?
- Treten Schmerzen in der Ausführung eines Bewegungsmusters auf?
- Können Bewegungsmuster als Ganzes abgerufen und ausgeführt werden?
- Besteht ein Mindestmaß an Gleichgewicht, Stabilität und funktioneller Kraft?

Im Training sollen verschiedene motorische Eigenschaften und Fähigkeiten angesprochen werden. Dementsprechend vielseitig muss auch ein Test sein, mit dem die Komplexität menschlichen Trainierens abgebildet wird. Gerade bei der Beweglichkeit gibt es viele verschiedene und sehr komplexe Einflussgrößen, die nicht immer scharf zu trennen sind. Deine Beweglichkeit kann eingeschränkt sein, weil du eine Bewegung nicht korrekt ansteuern kannst, weil deine faszialen Strukturen verklebt oder zu wenig hydriert sind oder weil deine Muskulatur tatsächlich funktionell verkürzt ist. Der sitzende, nicht trainierende Mensch passt sich auf vielen verschiedenen Ebenen an das Nichtstun an. Aber auch Athleten können in Bereichen, die sie in ihrem Training nicht ansprechen, derartige Defizite entwickeln.

Der 6×5- Selbsttest

Kategorie	Testübungen	Aussage über ...	Seite
Komplextest	• Aktives gestrecktes Beinheben • Rotation im Schneidersitz • Hürdenschritt • Ausfallschritt • Tiefe Kniebeuge	• Mobilität und Stabilität • Schmerz • Asymmetrien	64–69
Reichweite	• Finger-Zehen-Abstand im Stehen • Finger-Zehen-Abstand im Langsitz • Rückbeuge im Stehen • Reichweite im Schultergürtel • Einbeiniger Reichweitentest nach vorne	• Rumpfkontrolle und gleichzeitige dynamische Bewegung einer oder mehrerer Extremitäten • Mobilität und Stabilität	70–74
Beweglichkeit	• Latissimustest an der Wand • Schulteraußen- und Schulterinnenrotation • Hüftaußen- und Hüftinnen-rotation im Sitzen • Sprunggelenktest • Oberschenkeltest	• Eingelenkige Flexibilität und Beweglichkeit einzelner Muskeln und Gelenke • Bewegungsspielraum	75–80
Gleichgewicht, Balance und Beinachse	• Einbeinstand • Storch • Gehen auf einer Linie • Einbeinige Kniebeuge • Seitliches Hüpfen	• Statischer oder dynami-scher Einbeinstand • Fähigkeit zu balancieren • Beinachsenstabilität	81–87
Stabilität und motorische Kontrolle	• Unterarmstütz • Unterarmstütz zu Liegestütz • Einbeinige Hüftbrücken • Einbeinstand mit Rumpfrotation • Einseitiges Tragen	• Rumpfstabilisation • Core-Aktivierung	88–94
Funktionelle Kraft und anaerobe Leistung	• Liegestütz • Klimmzug • Einbeiniger Wandsitz • Ausfallschritt • Einbeiniger Weitsprung	• Kraftentwicklung bei Zug- und Druckmustern • funktionelle Beinkraft • Einbeinige Kraft-entwicklung	95–102

Funktionell trainieren

Evolution und Bewegung

Prinzipien des funktionellen Trainings

Screening und Testing

Sessiondesign – die P.A.P.R.-Methode

P.A.P.R. in der Praxis

Was passiert nach dem Test?

Wenn keine Disbalancen, Schmerzen, Einschränkungen oder Limitierungen auftreten, kann mit funktionellen Ganzkörperübungen begonnen werden. Wenn innerhalb des Tests gravierende Disbalancen oder Limitierungen auftreten, sollten Korrekturübungen trainiert werden. Ziel ist es, das effektive Zusammenwirken aller Funktionsbereiche zu gewährleisten und das Verletzungsrisiko im Training auf ein absolutes Minimum zu reduzieren. Der Körper als Ganzes sollte sich immer besser und effizienter bewegen als die Summe seiner Teile. In Kapitel 5 »Sessiondesign – die P.A.P.R.-Methode« ab Seite 111 geht es dann um die Korrekturübungen.

Die Testübungen

Für das Programmdesign empfehlen wir einen mehrstufigen Test in sechs verschiedenen Testabschnitten zu je fünf Übungen.

- Absolviere je nach Zeitbudget alle Testübungen hintereinander oder teile dir die Testkategorien über mehrere Tage auf.
- Wärme dich vor dem Testen ausreichend auf.
- Bei Angabe zu mehrfachen Wiederholungen der Testübung zählt die beste der durchgeführten Wiederholungen.
- Einseitige Übungen werden auf beiden Seiten ausgeführt und das Ergebnis beider Seiten wird notiert.

Jede Übung wird mit den folgenden Symbolen bewertet:

 = Schmerz in der Ausführung = 0 Punkte

 = gute Ausführung ohne Einschränkungen = 1 Punkt

 = Defizite in der Ausführung oder die Übung kann nicht ausgeführt werden = 0 Punkte

Am Ende können in jedem der Testabschnitte maximal 5 Punkte erreicht werden. Die Ergebnisse können in das dafür vorgefertigte Auswertungsprotokoll (ab Seite 105) eingetragen werden.

Funktionell trainieren

Evolution und Bewegung

Prinzipien des funktionellen Trainings

Screening und Testing

Sessiondesign – die P.A.P.R.-Methode

P.A.P.R. in der Praxis

► **Kategorie 1: Komplextest**

Getestet werden:
- Alltägliche Bewegungsmuster
- Allgemeine Mobilität und Stabilität

Benötigtes Equipment:
- Besenstiel oder ein ausreichend langer Stab
- Klebeband oder Schnur
- Türrahmen

AKTIVES GESTRECKTES BEINHEBEN

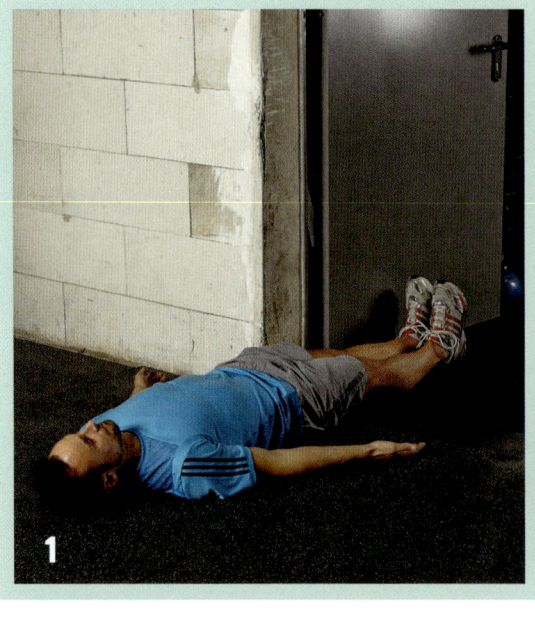 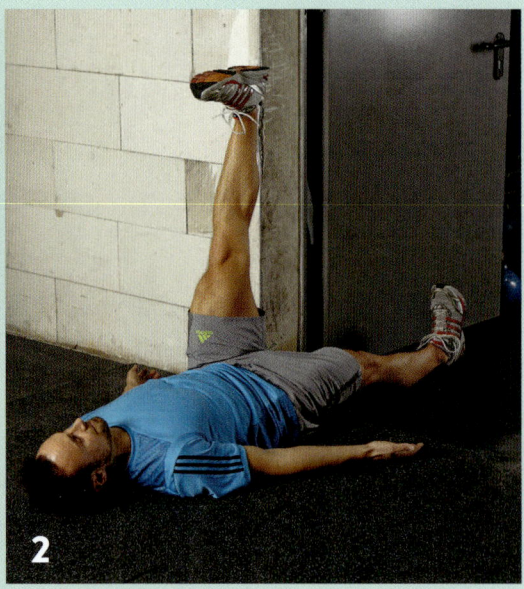

Funktionell trainieren

Evolution und Bewegung

Prinzipien des funktionellen Trainings

Screening und Testing

Sessiondesign – die P.A.P.R.-Methode

P.A.P.R. in der Praxis

Getestet werden:

- Mobilität und Stabilität im Beckengürtel
- Fähigkeit zum Aktivieren der Rumpfstabilisatoren
- Beweglichkeit in den hinteren Muskelketten

1. Lege dich ausgestreckt auf den Rücken in einen Türrahmen. Die Zehen zeigen senkrecht zur Decke, der Kopf liegt flach auf, die linke Körperseite nah zum Türrahmen. Die Arme liegen gestreckt mit den Handinnenflächen nach oben neben dem Körper. Die Oberschenkelmitte (Mittelpunkt zwischen Knie und Hüfte) liegt auf Höhe des Türrahmens.
2. Hebe das linke Bein langsam gestreckt nach oben an. Das untere Bein bleibt gestreckt auf dem Boden liegen.

Hinweis: Wiederhole die Testübung auf jeder Seite 3-mal.

Beurteilung

☺ = Der äußere Knöchel des Spielbeins zieht an der Türrahmenkante vorbei, ohne das Knie zu beugen oder das untere Bein vom Boden zu lösen.

☹ = Der Knöchel des Spielbeins schafft es nicht am Türrahmen vorbei.

☹ = Die Knie beugen sich, bevor der Türrahmen erreicht wird.

☹ = Das bodennahe Bein verlässt den Boden.

⚡ = Schmerz

ROTATION IM SCHNEIDERSITZ

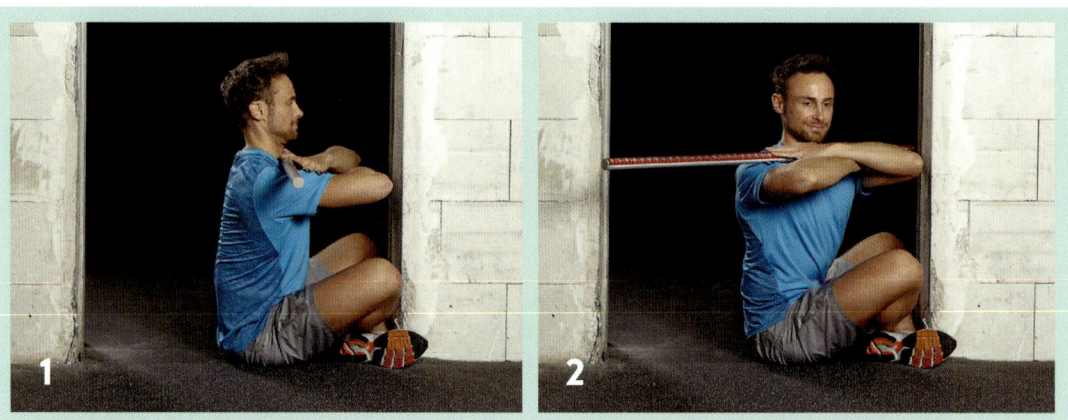

Getestet werden:

- Allgemeine Mobilität und Stabilität in Hüfte, Schultergürtel und Brustwirbelsäule
- Rumpfstabilität

1. Setze dich aufrecht im Schneidersitz in den Türrahmen. Halte einen Stab mit gekreuzten Armen quer vor der Brust. Richte deine Wirbelsäule auf.
2. Drehe dich langsam zu einer Seite, halten den Rücken gerade und berühre, wenn möglich, mit dem Stab den Türrahmen. Halte die Endposition für 1 Sekunde. Kehre in die Ausgangsposition zurück.

Hinweis: Wiederhole die Testübung auf jeder Seite 3-mal.

Beurteilung

🙂 = Der Stab berührt den Türrahmen und bleibt parallel zum Boden. Die Wirbelsäule bleibt aufrecht und gerade.

🙁 = Kein Kontakt zum Türrahmen. Die aufrechte Haltung und die parallele Ausrichtung des Stabs zum Boden gehen verloren.

☹ = Du musst dich enorm anstrengen, um die Position zu erreichen.

⚡ = Schmerz

Funktionell trainieren

Evolution und Bewegung

Prinzipien des funktionellen Trainings

Screening und Testing

Sessiondesign – die P.A.P.R.-Methode

P.A.P.R. in der Praxis

HÜRDENSCHRITT

Getestet werden:

- Beweglichkeit im Beckengürtel
- Stabilisationsfähigkeit im Einbeinstand
- Haltungskontrolle

1. Klebe eine Schnur oder ein Klebeband quer über den Türrahmen auf Höhe der Unterkante der Kniescheibe. Lege dir den Stab quer über die Schulter und platziere dich aufrecht und mit geschlossenen Füßen hinter dem Klebeband.

2. Hebe das linke Knie gebeugt nach oben an und steige mit dem linken Bein über das Klebeband. Die Ferse des Spielbeins berührt kurz den Boden auf der anderen Seite. Komme anschließend über den gleichen Weg in die Ausgangsposition zurück. Die Körperhaltung bleibt aufrecht und das Band wird nicht berührt.

Hinweis: Wiederhole die Testübung auf jeder Seite 3-mal.

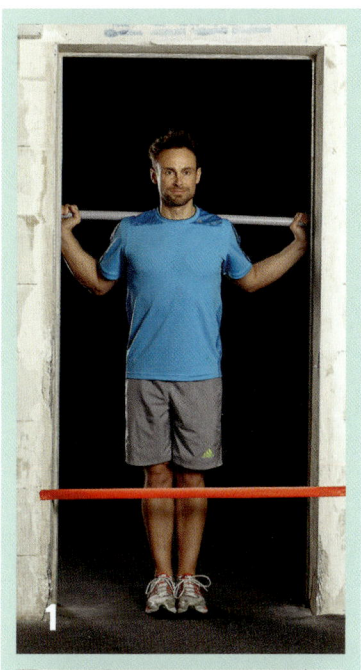

Beurteilung

☺ = Du steigst über das Band, ohne es zu berühren, und bleibst dabei stabil und aufrecht.

☹ = Du berührst das Band.

☹ = Du kommst ins Wackeln.

⚡ = Schmerz

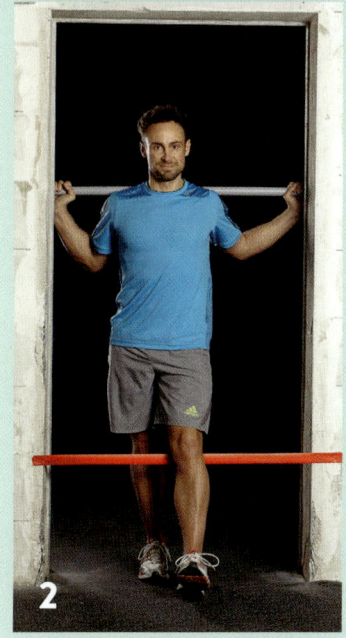

Funktionell trainieren

Evolution und Bewegung

Prinzipien des funktionellen Trainings

Screening und Testing

Sessiondesign – die P.A.P.R.-Methode

P.A.P.R. in der Praxis

AUSFALLSCHRITT

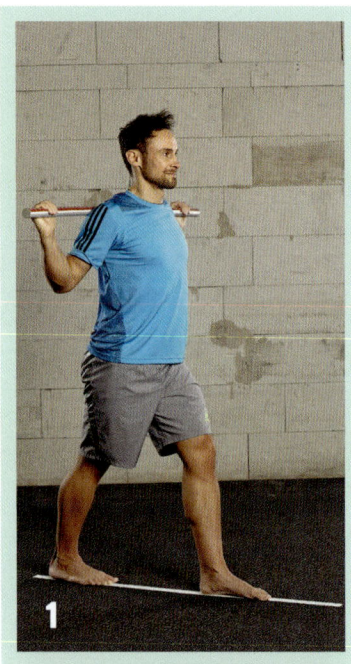

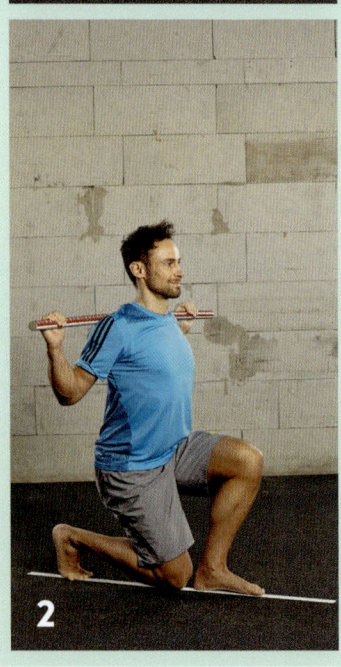

Getestet werden:

- Allgemeine und beidseitige Mobilität und Stabilität im Beckengürtel, Knie und Sprunggelenk
- Stabilisationsfähigkeit in einer Schrittstellung
- Aufrechte Haltungskontrolle

1. Nimm ein Klebeband in der Länge deines Unterschenkels (Unterkante der Kniescheibe bis zum Boden) und klebe es auf den Boden. Platziere den rechten Fuß direkt hinter das eine Ende und komme mit der Ferse des linken Fußes direkt vor das vordere Ende des Bands. Leg dir den Stab quer über die Schultern und richte die Wirbelsäule aus.
2. Senke das hintere Knie langsam ab. Berühre mit dem Knie das Band und kehre in die Ausgangsposition zurück. Die Ferse des vorderen Fußes bleibt am Boden. Die Fußspitzen beider Füße zeigen nach vorn.

Hinweis: Wiederhole die Testübung auf jeder Seite 3-mal.

Beurteilung

☺ = Du führst die Bewegung mit stabilem Oberkörper aus. Der Stab bleibt parallel zum Boden ausgerichtet. Die Füße stehen parallel.

☹ = Du kommst ins Wackeln und dein Oberkörper bleibt nicht aufrecht.

☹ = Die Füße verlassen die gerade Ausrichtung.

⚡ = Schmerz

Funktionell trainieren

Evolution und Bewegung

Prinzipien des funktionellen Trainings

Screening und Testing

Sessiondesign – die P.A.P.R.-Methode

P.A.P.R. in der Praxis

TIEFE KNIEBEUGE

Getestet werden:

Mobilität und Stabilität in der Hüfte, in den Knien, in den Sprunggelenken, im Rücken und in der Schulter

1. Klebe ein Klebeband im Abstand von einer Fußlänge quer zum Türrahmen. Platziere dich schulterbreit mit dem Gesicht zum Türrahmen. Die Zehenspitzen befinden sich direkt an der aufgeklebten Linie. Lege dir den Stab quer auf den Kopf, Schultern und Ellenbogen sind 90 Grad gebeugt, und stemme ihn anschließend direkt über den Kopf, wo du ihn mit ausgestreckten Armen hältst.
2. Komme langsam und so tief wie möglich in eine Kniebeuge.

Hinweis: Wiederhole die Testübung 3-mal.

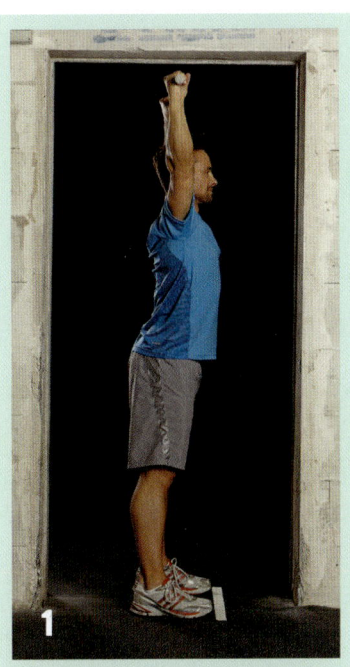

Beurteilung

☺ = Du führst die Bewegung kontrolliert aus, ohne die parallele Fußstellung zu verändern. Die Fersen bleiben am Boden, das Gesäß befindet sich tiefer als die Knie. Die Knie bleiben parallel zueinander ausgerichtet. Der Stab berührt den Türrahmen nicht.

☹ = Die Fersen verlassen den Boden.

☹ = Die Füße drehen nach außen.

☹ = Die Knie bewegen sich nach innen.

☹ = Der Stab berührt den Türrahmen.

⚡ = Schmerz

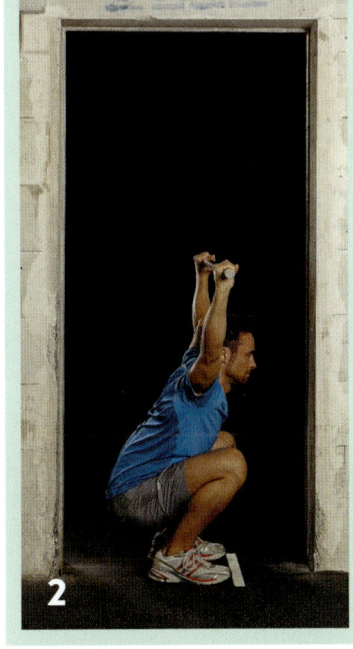

Funktionell trainieren

Evolution und Bewegung

Prinzipien des funktionellen Trainings

Screening und Testing

Sessiondesign – die P.A.P.R.-Methode

P.A.P.R. in der Praxis

▶ **Kategorie 2: Reichweite**

Getestet werden:
- Maximaler Bewegungsumfang der Gelenke
- Funktionalität der Gelenke

Benötigtes Equipment:
- Klebeband

FINGER-ZEHEN-ABSTAND IM STEHEN

Getestet wird:
Allgemeine Flexibilität in der Hüfte und Wirbelsäule

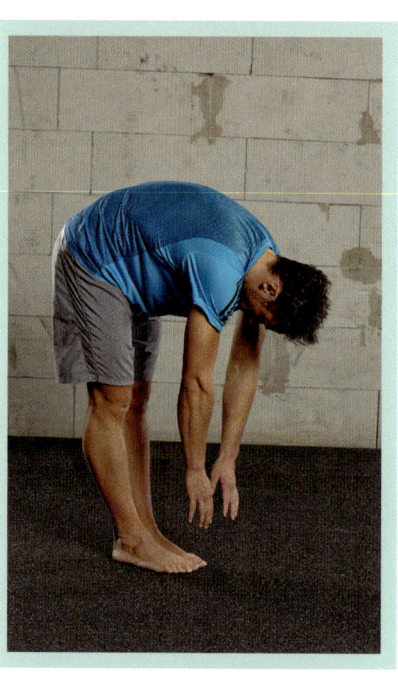

Komme in einen aufrechten Stand. Die Füße sind geschlossen und die Zehen zeigen nach vorn. Beuge dich mit gestreckten Beinen nach vorn, um die Fußspitzen mit den Fingern zu berühren.

Beurteilung

☺ = Du berührst mit den Fingerspitzen die Zehen. Die Knie bleiben gestreckt.

☹ = Die Fingerspitzen berühren die Zehen nicht.

☹ = Die Knie sind gebeugt.

☹ = Die Bewegung ist sehr anstrengend.

⚡ = Schmerz

Funktionell trainieren

Evolution und Bewegung

Prinzipien des funktionellen Trainings

Screening und Testing

Sessiondesign – die P.A.P.R.-Methode

P.A.P.R. in der Praxis

FINGER-ZEHEN-ABSTAND IM LANGSITZ

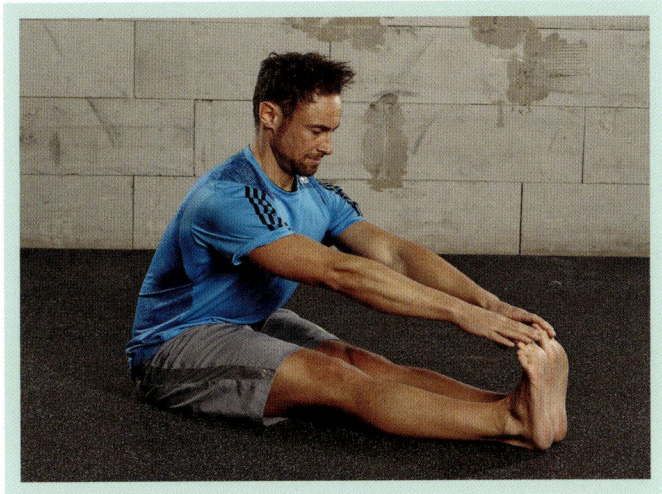

Getestet werden:

- Mobilität und Stabilität der Hüft- und Wirbelsäulenflexion
- Unterscheidung zwischen Unbeweglichkeit der Oberschenkelrückseite oder im Lendenwirbelsäulenbereich

Komme in einen aufrechten Sitz mit nach vorn ausgestreckten Beinen. Die Zehen zeigen nach oben. Beuge den Oberkörper aus der Hüfte nach vorn, damit du mit den Fingerspitzen die Zehen berühren kannst. Die Beine und die Knie bleiben gestreckt.

Beurteilung

🙂 = Du kommst mit den Fingerspitzen an die Zehen oder sogar darüber hinaus. Die Knie bleiben gestreckt.

🙁 = Die Fingerspitzen berühren nicht die Zehen.

🙁 = Die Knie sind gebeugt.

☹ = Die Bewegung ist sehr anstrengend.

⚡ = Schmerz

Funktionell trainieren

Evolution und Bewegung

Prinzipien des funktionellen Trainings

Screening und Testing

Sessiondesign – die P.A.P.R.-Methode

P.A.P.R. in der Praxis

Funktionell
trainieren

Evolution und
Bewegung

Prinzipien des
funktionellen Trainings

Screening
und Testing

Sessiondesign –
die P.A.P.R.-Methode

P.A.P.R.
in der Praxis

RÜCKBEUGE IM STEHEN

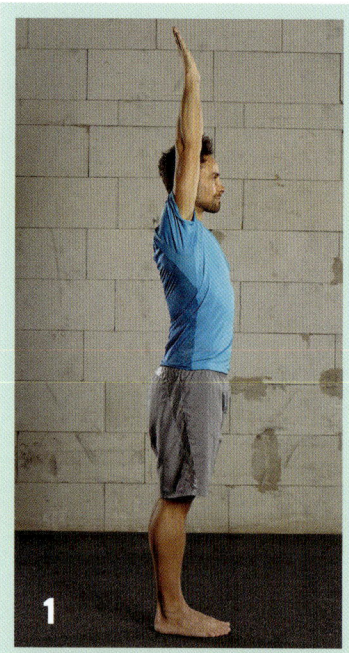

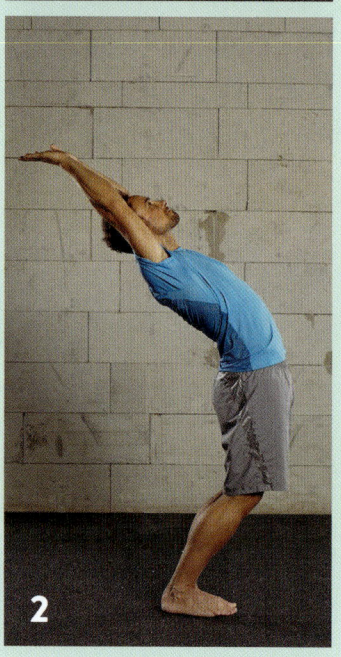

Getestet werden:

- Hüft- und Wirbelsäulenstreckung im aufrechten Stand
- Schultermobilität

1. Komme in einen aufrechten Stand mit geschlossenen Füßen. Strecke die Arme nach oben über den Kopf.
2. Beuge dich mit gestreckten Beinen und Armen so weit wie möglich nach hinten oben. Schiebe das Becken etwas nach vorne. Die Beine bleiben gestreckt.

Beurteilung

☺ = Du kommst mit den Schulterblättern in der Lotlinie hinter die Fersen. Du kannst die Hüfte so weit nach vorn schieben, dass die vorderen Hüftknochen über die Zehenspitzen gelangen.

☹ = Du schaffst zu wenig Streckung nach hinten.

☹ = Die Knie sind gebeugt.

☹ = Die Bewegung ist sehr anstrengend.

⚡ = Schmerz

REICHWEITE IM SCHULTERGÜRTEL

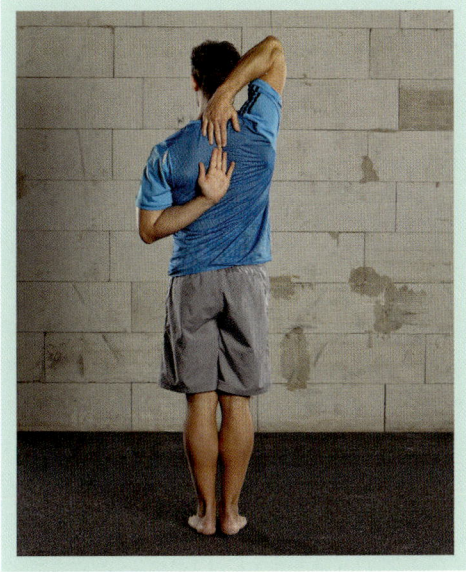

Getestet werden:

- Mobilität und Stabilität im Schultergelenk, im Schulterblatt und in der Brustwirbelsäule
- Informationen über Asymmetrien im Schultergürtel

Komme in einen aufrechten Stand mit geschlossenen Füßen. Bringe die Fingerspitzen beider Hände hinter dem Rücken zueinander. Ein Arm von oben, der andere von unten. Wiederhole die Übung auf beiden Seiten jeweils 3-mal.

Beurteilung

☺ = Die Fingerspitzen berühren sich oder überlappen sogar.

☹ = Die Fingerspitzen berühren sich nicht.

☹ = Der Kopf kommt nach vorne.

☹ = Die Bewegung ist sehr anstrengend.

⚡ = Schmerz

Funktionell trainieren

Evolution und Bewegung

Prinzipien des funktionellen Trainings

Screening und Testing

Sessiondesign – die P.A.P.R.-Methode

P.A.P.R. in der Praxis

EINBEINIGER REICHWEITENTEST NACH VORN

Getestet werden:

- Hüftmobilität
- Gleichgewichtsfähigkeit
- Propriozeption
- Informationen über Haltungs-, Rumpf-, Beinachsen- und Sprunggelenkstabilität

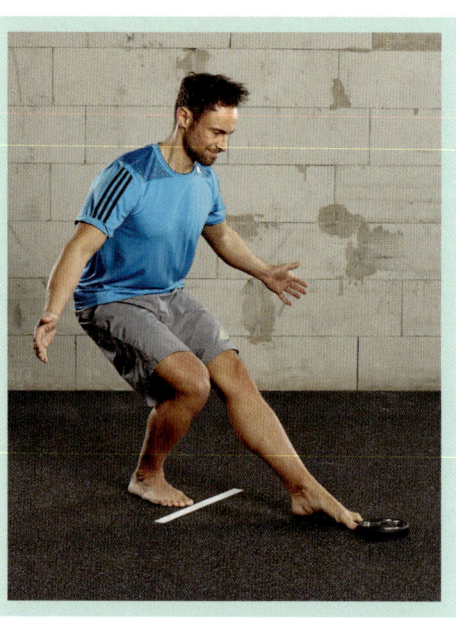

Klebe dir ein Band auf den Boden als Startlinie. Komme hinter der Linie in einen aufrechten Stand mit geschlossenen Füßen. Die Hände in die Hüfte stützen oder zu den Seiten öffnen. Stell dir vor, du stündest in der Mitte einer großen Uhr und versuchtest, mit deinen linken Zehenspitzen so weit es geht Richtung 12 Uhr zu kommen. Das Gewicht bleibt vollständig auf dem rechten Standbein. Die Ferse des rechten Fußes bleibt am Boden und die Zehen zeigen nach vorn, während du den linken Fuß nach vorne schiebst. Wiederhole den Test mit jedem Bein 3-mal.

Beurteilung

🙂 = Du schaffst es, ohne das Gleichgewicht zu verlieren, auf einem Bein stehen zu bleiben, und stellst keinen gravierenden Unterschied zwischen linker und rechter Seite fest.

🙁 = Du verlierst das Gleichgewicht.

⚡ = Schmerz

Funktionell trainieren

Evolution und Bewegung

Prinzipien des funktionellen Trainings

Screening und Testing

Sessiondesign – die P.A.P.R.-Methode

P.A.P.R. in der Praxis

▶ **Kategorie 3: Beweglichkeit**

Getestet werden:
- Gelenkmobilität
- Bewegungsradius in den großen Gelenken

Benötigtes Equipment:
- Freie Wand
- Suppenlöffel oder ein dünner Stab

SPRUNGGELENKTEST

Getestet wird:
Normale und passive Beweglichkeit im oberen Sprunggelenk

1. Komme in eine Schrittstellung mit dem Gesicht zur Wand. Platziere den linken Fuß im Abstand von einer Faustbreite (circa 10 bis 12 Zentimeter) vor die Wand. Der hintere Fuß ist weiter entfernt von der Wand und bleibt komplett am Boden.
2. Schiebe mit dem linken Knie gerade nach vorne.

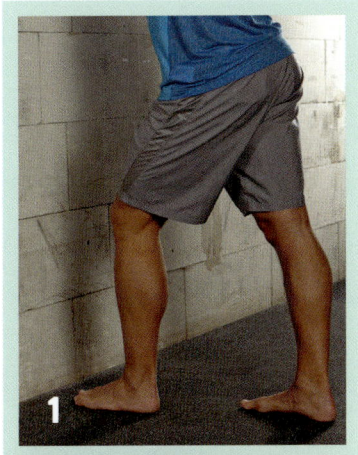
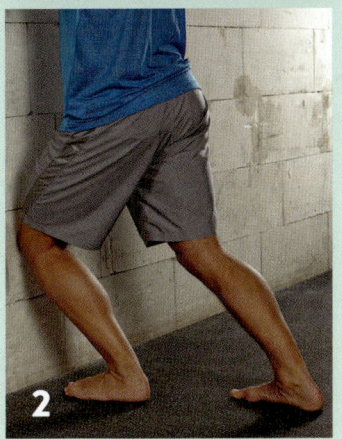

Beurteilung

☺ = Das vordere Knie berührt die Wand, ohne dass die hintere Ferse den Boden verlässt. Es finden keine Ausgleichsbewegungen statt.

☹ = Du kommst mit einem oder keinem Knie mit dem vorgegebenen Abstand an die Wand.

☹ = Du musst den Abstand des Fußes zur Wand reduzieren, um mit dem Knie an die Wand zu kommen.

⚡ = Schmerz

Funktionell trainieren

Evolution und Bewegung

Prinzipien des funktionellen Trainings

Screening und Testing

Sessiondesign – die P.A.P.R.-Methode

P.A.P.R. in der Praxis

SCHULTERAUSSEN- UND SCHULTERINNENROTATION

Getestet werden:

- Normale und aktive Beweglichkeit der Außenrotatoren
- Passive Innenrotation im Schultergelenk
- Statische Schulterblattstabilisation

1. Lehne dich mit einer Fußlänge Abstand mit dem Rücken an eine Wand. Der Kopf, die Brustwirbelsäule und das Steißbein haben Kontakt zur Wand. Klemme einen Suppenlöffel oder einen dünnen Stab zwischen Lendenwirbelsäule und der Wand ein. Winkle einen Arm an und lege den Oberarm mit 90 Grad Beugung im Ellenbogen seitlich auf Höhe der Schultern an die Wand. Halte Kontakt mit dem Schulterblatt zur Wand.
2. **Test Außenrotation:** Fixiere den Oberarm an der Wand und klappe den Unterarm mit dem Handrücken nach oben an die Wand.
3. **Test Innenrotation:** Fixiere den Oberarm an der Wand und klappe den Unterarm mit der Handinnenseite nach unten.

Hinweis: Führe den Test dann genauso mit dem zweiten Arm durch – oder teste beide Arme gleichzeitig.

Beurteilung

🙂 = Außenrotation: Beide Unterarme berühren mit flachem Handrücken und 90-Grad-Beugung im Ellenbogen die Wand über dem Kopf. Der Suppenlöffel beziehungsweise der Stab löst sich nicht.

🙂 = Innenrotation: Du schaffst es, mit beiden Unterarmen und einer 90-Grad-Beugung im Ellenbogen die Unterarme bis zu circa 70 Grad von der Wand nach unten zu drehen. Der Suppenlöffel oder Stab löst sich nicht.

🙁 = Du kannst die Ausgangsposition (aufrechte Körperhaltung) nicht einnehmen.

🙁 = Du verspürst eine Dehnung in der Brustmuskulatur.

🙁 = Du schaffst die 90-Grad-Außenrotation und/oder die 70-Grad-Innenrotation nicht.

🙁 = Der Suppenlöffel oder Stab löst sich.

⚡ = Schmerz

Funktionell trainieren

Evolution und Bewegung

Prinzipien des funktionellen Trainings

Screening und Testing

Sessiondesign – die P.A.P.R.-Methode

P.A.P.R. in der Praxis

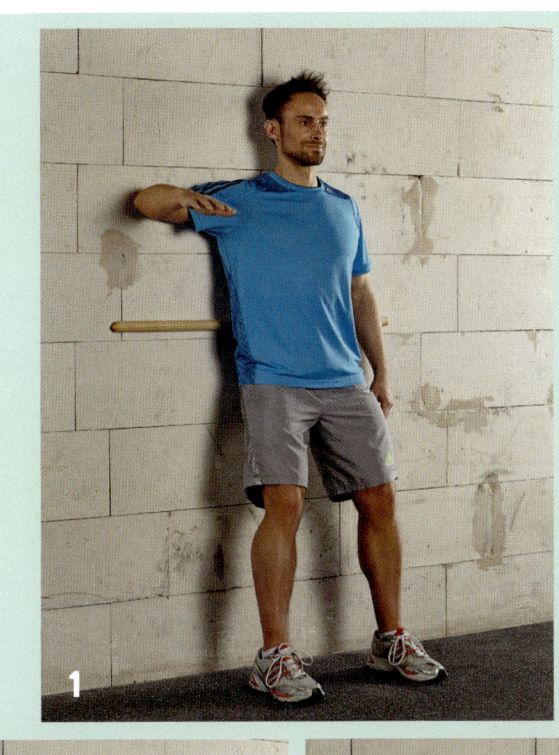

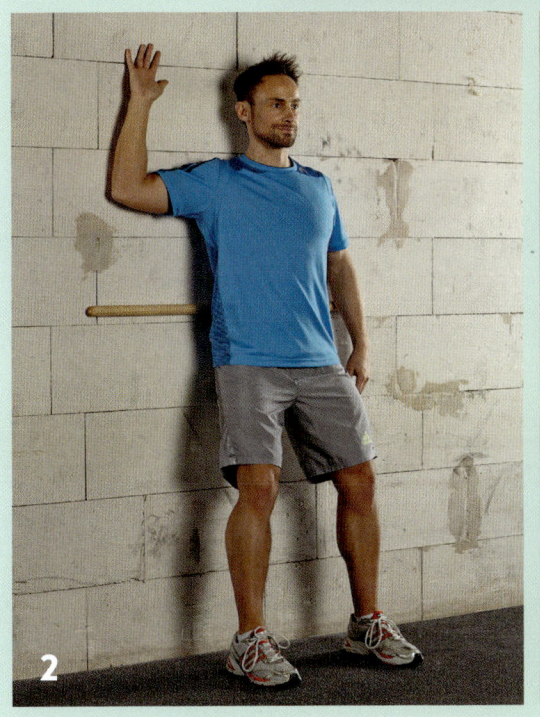

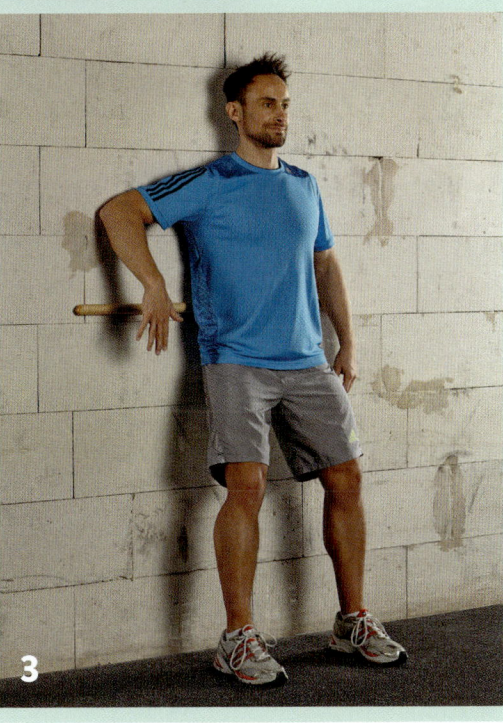

Funktionell
trainieren

Evolution und
Bewegung

Prinzipien des
funktionellen Trainings

**Screening
und Testing**

Sessiondesign –
die P.A.P.R.-Methode

P.A.P.R.
in der Praxis

LATISSIMUSTEST AN DER WAND

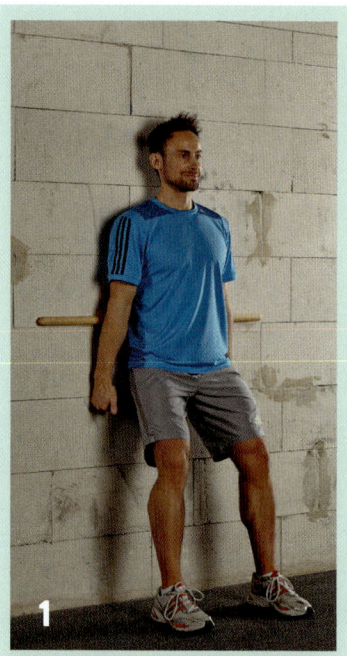

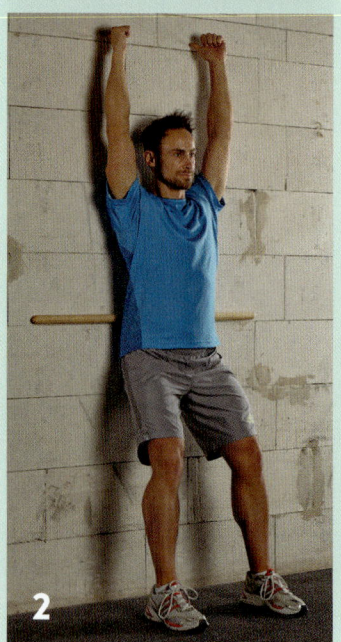

Getestet werden:

- Aktive Beweglichkeit im großen Rückenmuskel und in der Brustmuskulatur
- Bewegungseinschränkungen im Schulterblatt oder -gelenk und in der Aufrichtung der Wirbelsäule

1. Lehne dich mit einer Fußlänge Abstand mit dem Rücken an eine Wand. Der Kopf, die Brustwirbelsäule und das Steißbein haben Kontakt zur Wand. Klemme einen Suppenlöffel oder einen dünnen Stab zwischen Lendenwirbelsäule und der Wand ein.
2. Führe beide Arme gestreckt über den Kopf, bis sie die Wand berühren. Die Oberarme sind neben den Ohren. Den Löffel beziehungsweise Stab weiter fixieren.

Hinweis: Solltest du die Ausgangsposition nicht einnehmen können, komme in die Rückenlage und führe die Oberschenkel zur Brust. Bringe die Arme gestreckt über den Kopf, ohne den Kontakt zum Boden zu verlieren.

Beurteilung

🙂 = Beide Arme können gestreckt die Wand über dem Kopf berühren, ohne dass der Suppenlöffel oder Stab sich löst.

🙁 = Du kannst die Ausgangsposition nicht einnehmen.

🙁 = Der Suppenlöffel oder Stab oder die Ellenbogen lösen sich.

🙁 = Die linke und rechte Seite unterscheiden sich.

⚡ = Schmerz

HÜFTAUSSEN- UND HÜFTINNENROTATION IM SITZEN

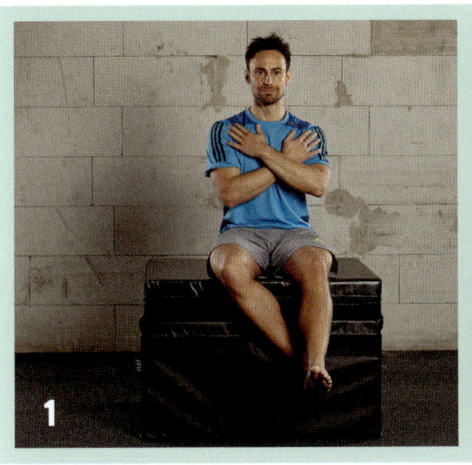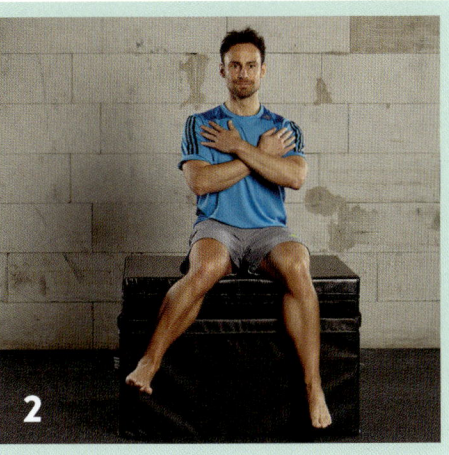

Getestet wird:

Normale und aktive Beweglichkeit der Hüfte im Sitzen

1. Setze dich aufrecht auf einen Stuhl oder Tisch, sodass die Unterschenkel frei nach unten hängen und kreuze die Arme vor der Brust.
2. **Test Hüftinnenrotation:** Rotiere den Unterschenkel des rechten Beines aktiv nach außen, während du das andere Bein streckst. Bleibe mit beiden Gesäßhälften sitzen, ohne die Sitzposition zu verändern. Achte auf Unterschiede zwischen der linken und rechten Seite.
3. **Test Hüftaußenrotation:** Rotiere den Unterschenkel des rechten Beins aktiv nach innen. Bleibe mit beiden Gesäßhälften sitzen, ohne die Sitzposition zu verändern. Achte auf Unterschiede zwischen der linken und rechten Seite.

Beurteilung

☺ = Außenrotation: Der Unterschenkel rotiert im 45-Grad-Winkel nach innen.

☺ = Innenrotation: Der Unterschenkel rotiert über 30 Grad nach außen.

☹ = Du kannst die Bewegung nicht komplett ausführen.

⚡ = Schmerz

Funktionell trainieren

Evolution und Bewegung

Prinzipien des funktionellen Trainings

Screening und Testing

Sessiondesign – die P.A.P.R.-Methode

P.A.P.R. in der Praxis

OBERSCHENKELTEST

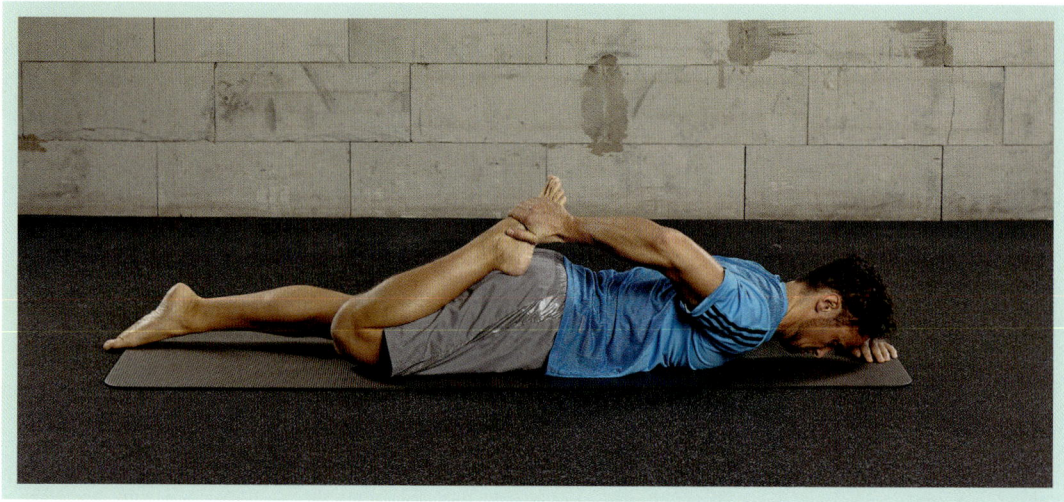

Getestet wird:

Normale passive Beweglichkeit der Oberschenkelvorderseite

Komme in die Bauchlage und platziere die Stirn auf dem linken Handrücken. Presse das Becken fest in den Boden und bringe die rechte Ferse zur rechten Gesäßhälfte. Greife mit der rechten Hand den Fuß an der Außenseite und ziehe die Ferse zum Gesäß heran. Die Position im Becken bleibt stabil. Teste danach die andere Seite.

Beurteilung

☺ = Die Ferse kommt bis zum Gesäß, ohne dass sich die Position im Becken verändert.

☹ = Du kommst mit einer oder beiden Fersen nicht zum Gesäß.

☹ = Du veränderst die Position im Becken, um die Fersen ans Gesäß zu bringen.

☹ = Du kommst mit der Hand nicht zum Fuß.

⚡ = Schmerz

▶ **Kategorie 4: Gleichgewicht, Balance und Beinachse**

Getestet werden:
- Balancefähigkeit
- Propriozeption
- Trittsicherheit
- Beinachsenstabilität

Benötigtes Equipment:
- Klebeband
- Uhr mit Sekundenanzeige
- Treppenstufe oder stabile Kiste von circa 20 Zentimetern Höhe

Führe die folgenden Tests idealerweise barfuß auf einer rutschfesten Unterlage aus.

Hinweis: Wiederhole jeden Test auf beiden Seiten jeweils 3-mal.. Achte dabei auf Unterschiede zwischen der rechten und linken Seite. Werte abschließend den besten Versuch. Wenn du dich bei einer der Testübungen unsicher fühlst, verzichte auf diesen Test und bewerte ihn mit ☹.

Funktionell trainieren

Evolution und Bewegung

Prinzipien des funktionellen Trainings

Screening und Testing

Sessiondesign – die P.A.P.R.-Methode

P.A.P.R. in der Praxis

Funktionell trainieren

Evolution und Bewegung

Prinzipien des funktionellen Trainings

Screening und Testing

Sessiondesign – die P.A.P.R.-Methode

P.A.P.R. in der Praxis

EINBEINSTAND

Getestet wird:
Normale und aktive Stabilität und Kontrolle im Einbeinstand

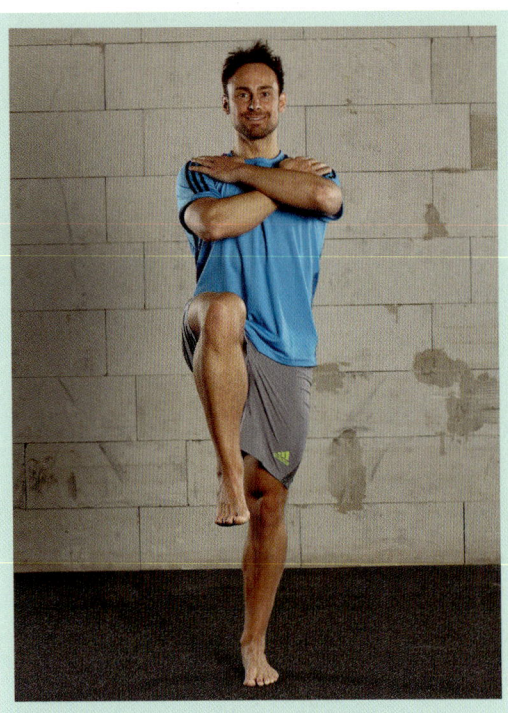

Komme in einen aufrechten Stand mit geschlossenen Füßen. Richte den Blick nach vorn und lege beide Hände über Kreuz auf die Schultern. Löse ein Bein vom Boden, bis sich der Oberschenkel parallel zum Boden befindet. Der Unterschenkel hängt locker nach unten.

Beurteilung

☺ = Du kannst kontrolliert 20 Sekunden auf einem Bein stehen.

☹ = Du kommst deutlich ins Wanken, musst hüpfen oder nachrücken.

☹ = Du versuchst, mit dem freien Bein den Kontakt zum Standbein zu finden.

☹ = Die Hände lösen sich von den Schultern.

☹ = Du spürst einen deutlichen Unterschied zwischen dem rechten und linken Standbein.

⚡ = Schmerz

STORCH

Getestet werden:

- Normale und aktive Ganzkörperstabilität
- Kontrolle und Kraft der Sprunggelenke im Einbeinstand und im Zehenstand

1. Komme in einen aufrechten Stand mit geschlossenen Füßen. Richte den Blick nach vorn und lege beide Hände an die Hüften. Löse den einen Fuß vom Boden und stemme ihn gegen die Innenseite des Standbeins. Das Knie des angehobenen Beins zeigt dabei nach außen.
2. Hebe die Ferse des Standbeins an und komme in den Zehenstand. Halte hier so lange, wie es dir möglich ist.

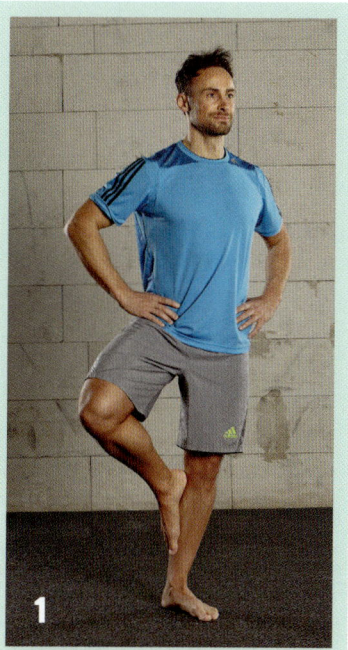

Beurteilung

☺ = Du kannst, ohne aus dem Gleichgewicht zu geraten, mehr als 20 Sekunden im Zehenstand stehen.

☹ = Die Ferse setzt auf dem Boden auf, bevor die 20 Sekunden vergangen sind.

☹ = Die Hände lösen sich von den Hüften.

☹ = Du spürst einen deutlichen Unterschied zwischen dem rechten und linken Standbein.

⚡ = Schmerz

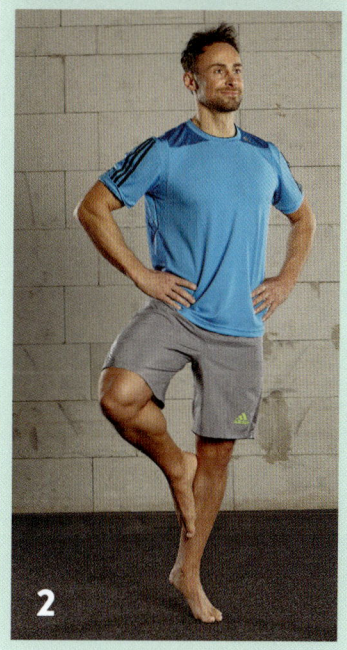

Funktionell trainieren

Evolution und Bewegung

Prinzipien des funktionellen Trainings

Screening und Testing

Sessiondesign – die P.A.P.R.-Methode

P.A.P.R. in der Praxis

Funktionell trainieren

Evolution und Bewegung

Prinzipien des funktionellen Trainings

Screening und Testing

Sessiondesign – die P.A.P.R.-Methode

P.A.P.R. in der Praxis

GEHEN AUF EINER LINIE

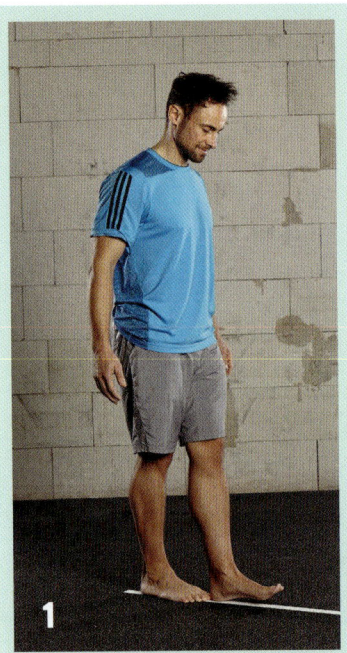

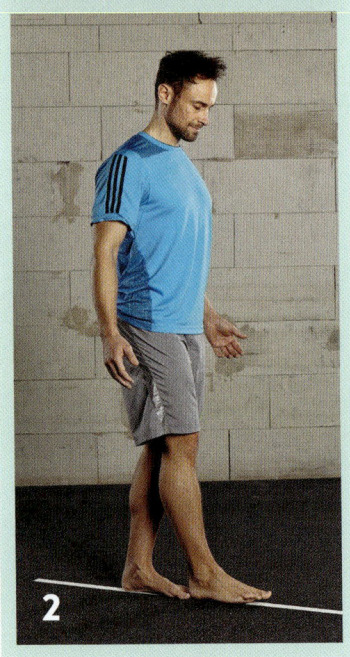

Getestet wird:

Normale und dynamische Balance und Kontrolle

1. Suche dir eine Linie am Boden oder klebe dir ein Klebeband als Markierung auf den Boden. Stelle dich mit dem rechten Fuß mittig auf die Linie und platziere die linke Ferse direkt vor die Zehenspitzen des rechten Fußes. Verteile das Gewicht gleichmäßig auf beide Füße und finde die Balance.
2. Setze nun immer die Ferse des einen Fußes vor die Zehenspitzen des anderen Fußes. Gehe zuerst mindestens 4 Meter (optimal 9 Meter) auf einer Linie geradeaus. Anschließend gehst du rückwärts, indem du die Zehenspitzen des freien Fußes hinter die Ferse des momentanen Standbeins stellst. Richte den Blick nach vorn und lege beide Hände an die Hüften.

Beurteilung

☺ = Das Vor- und Rückwärtsgehen ist kontrolliert möglich, ohne die Balance zu verlieren.

☹ = Du kommst deutlich ins Wanken.

☹ = Die Hände verlieren den Kontakt zu den Hüften.

☹ = Du spürst einen deutlichen Unterschied zwischen dem rechten und linken Standbein.

☹ = Der Kontakt zur Linie geht verloren.

⚡ = Schmerz

EINBEINIGE KNIEBEUGE

Getestet werden:

- Normale und aktive Balance
- Kraft
- Beinachsenstabilität

1. Stelle dich auf eine Treppenstufe und richte dich dabei so aus, dass die Füße parallel zueinander sein können – ein Fuß auf der Stufe, der zweite in der Luft schwebend. Platziere die Hände an den Hüften. Strecke das rechte Bein nach vorn unten aus.
2. Beuge das Standbein und komme in eine einbeinige Kniebeuge. Der Rücken bleibt gerade. Halte den Bodenkontakt der Ferse des Standbeins. Senke das Gesäß so weit es Kraft, Stabilität und Balance zulassen und kehre in die Startposition zurück.

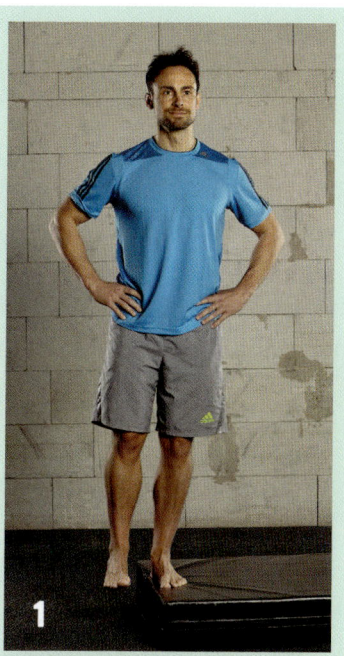

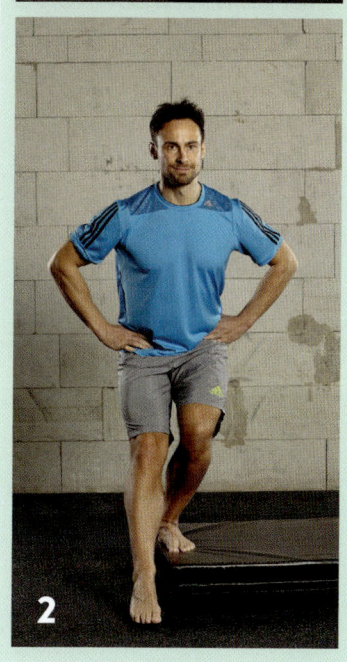

Beurteilung

🙂 = Du kannst, ohne die Balance zu verlieren, einbeinig in die Hocke gehen und in die Startposition zurückkehren. Das Knie des Standbeins bleibt stabil.

🙁 = Du kommst deutlich ins Wanken.

🙁 = Die Hände verlieren den Kontakt zu den Hüften.

🙁 = Du spürst einen deutlichen Unterschied zwischen dem rechten und linken Standbein.

🙁 = Die Knie oder Sprunggelenke knicken nach innen weg.

🙁 = Du verlierst die Kontrolle im Oberkörper und knickst zur Seite oder nach vorn.

⚡ = Schmerz

Funktionell trainieren

Evolution und Bewegung

Prinzipien des funktionellen Trainings

Screening und Testing

Sessiondesign – die P.A.P.R.-Methode

P.A.P.R. in der Praxis

Funktionell
trainieren

Evolution und
Bewegung

Prinzipien des
funktionellen Trainings

Screening
und Testing

Sessiondesign –
die P.A.P.R.-Methode

P.A.P.R.
in der Praxis

SEITLICHES HÜPFEN

Getestet werden:

Normale und dynamische Balance, Kraft und Beinachsenstabilität in den seitlichen Stabilisationsketten

1. Klebe 2 Klebestreifen im Abstand von 30 Zentimetern parallel nebeneinander auf den Boden. Komme in einen Einbeinstand auf dem rechten Bein seitlich neben dem rechten Streifen. Verschränke beide Hände hinter dem Rücken.
2. Springe aus dem Einbeinstand mit dem rechten Bein in den Einbeinstand nach links.
3. Lande dort wieder auf dem rechten Bein. Halte die Landeposition für 2 Sekunden. Springe erneut mit dem rechten Bein zurück auf die rechte Seite.

Beurteilung

🙂 = Du kannst, ohne die Balance oder die Stabilität in der Beinachse zu verlieren, einbeinig abspringen und landen.

🙁 = Du kommst deutlich ins Wanken.

🙁 = Du löst die Hände hinter dem Rücken.

🙁 = Du spürst einen deutlichen Unterschied zwischen dem rechten und linken Bein.

🙁 = Du verlierst die Stabilität in der Beinachse und knickst nach innen weg.

🙁 = Du verlierst die Kontrolle im Oberkörper und knickst zur Seite oder nach vorne weg.

⚡ = Schmerz

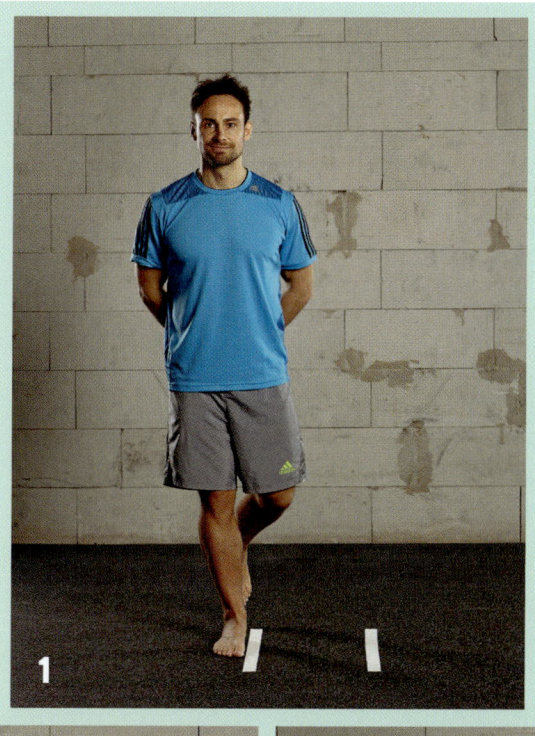

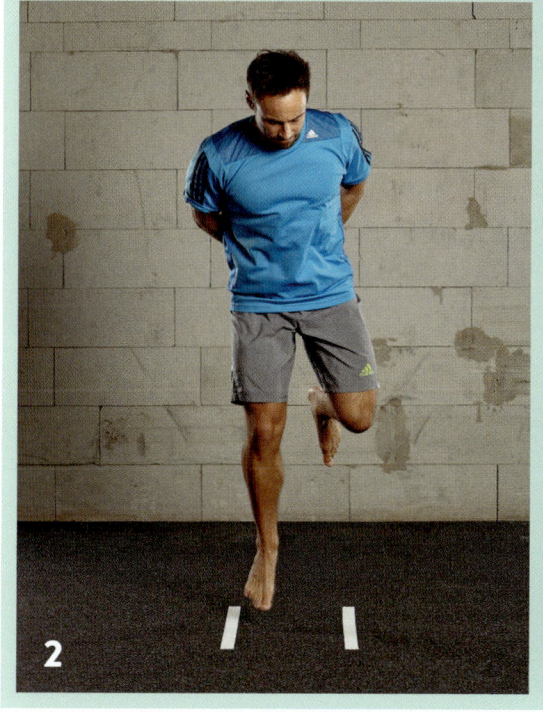

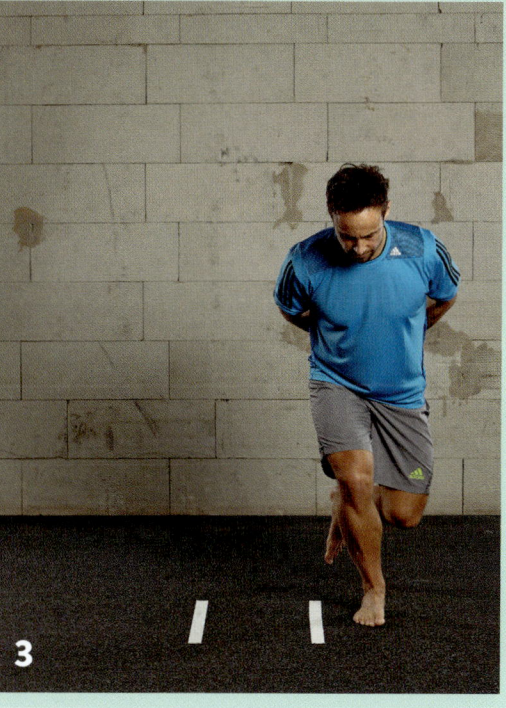

Funktionell
trainieren

Evolution und
Bewegung

Prinzipien des
funktionellen Trainings

Screening
und Testing

Sessiondesign –
die P.A.P.R.-Methode

P.A.P.R.
in der Praxis

▸ **Kategorie 5: Stabilität und motorische Kontrolle**

Getestet werden:
- Ganzkörperstabilität
- Fähigkeit, den Körper gegen die Schwerkraft zu kontrollieren
- Rumpfkraft

Benötigtes Equipment:
- Uhr mit Sekundenanzeige
- Schwerer Gegenstand (Kurzhantel, Kettlebell oder einen Kasten Wasser)

WECHSEL VOM UNTERARMSTÜTZ IN DEN LIEGESTÜTZ

Getestet werden:
- Isometrische und zugleich dynamische Haltekontrolle
- Fähigkeit, Rumpfkraft in der Sagittal- und Transversalebene aufzubauen
- Dynamische Kraftentwicklung in den Armen

1. Komme in die Bauchlage und positioniere die Ellenbogen schulterbreit unter den Schultern. Die Unterarme bilden ein spitz zulaufendes V. Die Zehenspitzen sind hüftbreit auseinander aufgestellt. Spanne den ganzen Körper an und hebe gleichzeitig mit dem Oberkörper, der Hüfte und den Beinen vom Boden ab, bis sich der gesamte Körper wie ein Brett parallel zum Boden befindet.
2. Hebe den rechten Arm vom Boden ab und platziere die rechte Hand direkt unter der rechten Schulter. Drücke dich mit dem rechten Arm in die Stützposition.
3. Platziere die linke Hand unter der linken Schulter und drücke dich in dieselbe Position. Kehre wieder in den Unterarmstütz zurück und wiederhole die Bewegung mit dem linken Arm beginnend. Versuche, in 30 Sekunden so viele Wiederholungen wie möglich zu absolvieren. Notiere dir die Anzahl deiner Wiederholungen.

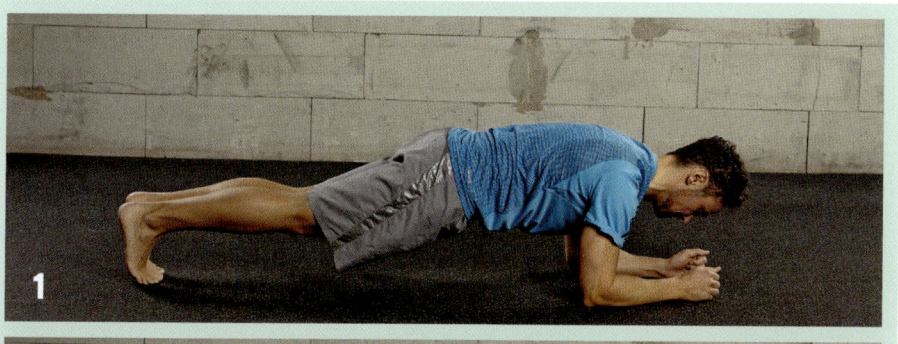

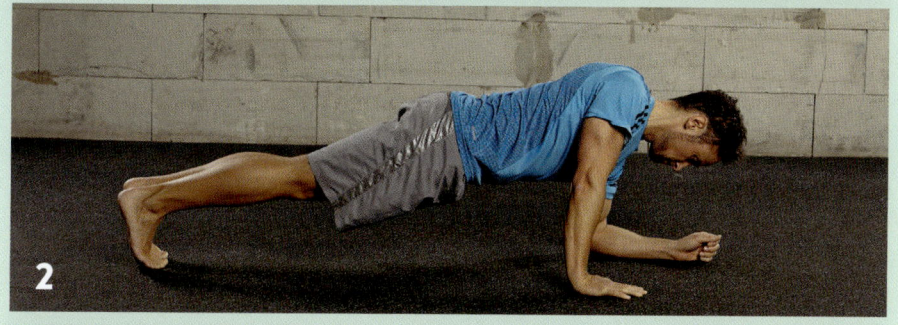

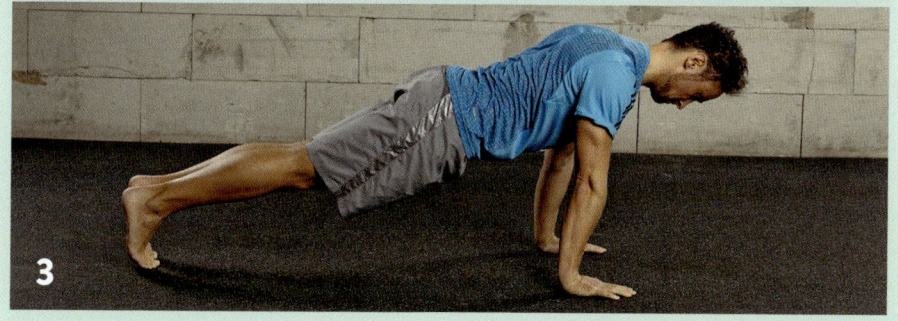

Beurteilung

🙂 = Du kannst, ohne die Kontrolle über dein Becken zu verlieren, diese Aufgabe mindestens 30 Sekunden lang durchführen.

🙁 = Du verlierst innerhalb der ersten 30 Sekunden die Kontrolle und verdrehst das Becken gegen den Oberkörper.

☹ = Du verlierst innerhalb der ersten 30 Sekunden die Kontrolle und hebst oder senkst das Becken ab.

⚡ = Schmerz

Funktionell trainieren

Evolution und Bewegung

Prinzipien des funktionellen Trainings

Screening und Testing

Sessiondesign – die P.A.P.R.-Methode

P.A.P.R. in der Praxis

Funktionell
trainieren

Evolution und
Bewegung

Prinzipien des
funktionellen Trainings

Screening
und Testing

Sessiondesign –
die P.A.P.R.-Methode

P.A.P.R.
in der Praxis

UNTERARMSTÜTZ

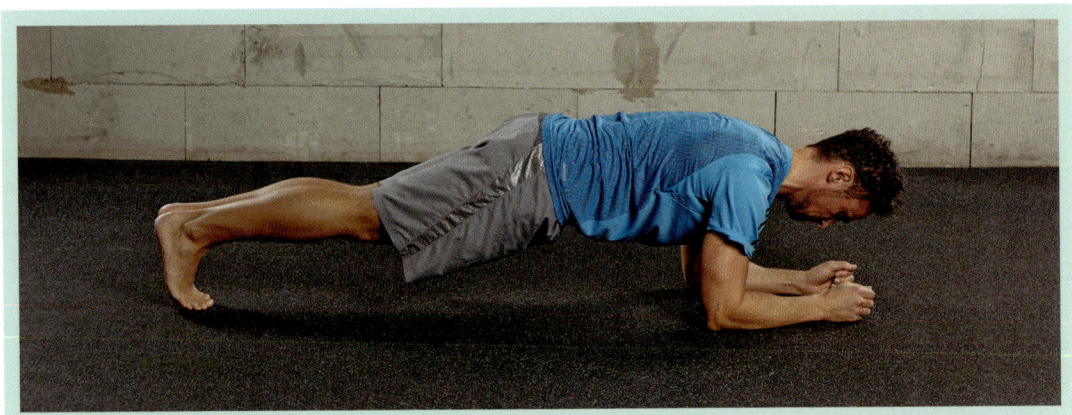

Getestet werden:

- Isometrische Haltekontrolle
- Fähigkeit, statische Rumpfkraft in der Horizontalen aufzubauen

Komme in die Bauchlage und positioniere die Ellenbogen schulterbreit unter den Schultern. Die Unterarme bilden ein spitz zulaufendes V. Die Zehenspitzen sind hüftbreit auseinander aufgestellt. Spanne den ganzen Körper an und hebe gleichzeitig mit dem Oberkörper, der Hüfte und den Beinen vom Boden ab, bis sich der gesamte Körper wie ein Brett parallel zum Boden befindet. Halte diese Position mindestens 30, maximal 60 Sekunden, ohne mit dem Becken die Position zu verändern.

Beurteilung

☺ = Du kannst, ohne die Kontrolle zu verlieren, den Unterarmstütz für mindestens 30 Sekunden halten.

☹ = Du verlierst innerhalb der ersten 30 Sekunden die Kontrolle und senkst das Becken ab.

☹ = Du verlierst innerhalb der ersten 30 Sekunden die Kontrolle und hebst das Becken zur Decke an.

⚡ = Schmerz

Funktionell trainieren

Evolution und Bewegung

Prinzipien des funktionellen Trainings

Screening und Testing

Sessiondesign – die P.A.P.R.-Methode

P.A.P.R. in der Praxis

EINBEINIGE HÜFTBRÜCKE

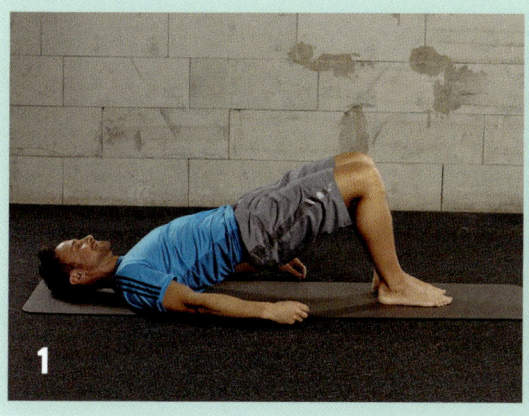 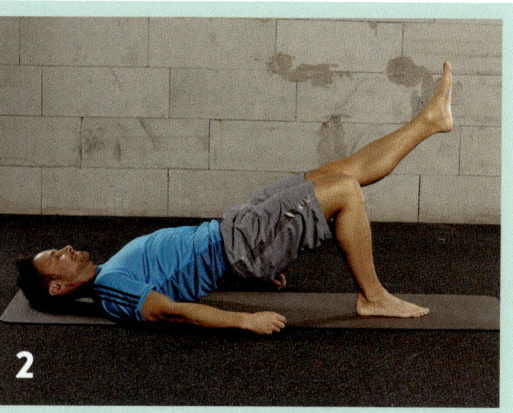

Getestet wird:

Isometrische und zugleich reaktive Haltekontrolle der rückwärtigen Bein-, Hüft- und Rückenmuskulatur

1. Komme in die Rückenlage und stelle beide Füße hüftbreit zum Gesäß, sodass sich die Knie in einem 90-Grad-Winkel befinden. Die Arme liegen parallel neben dem Körper. Stemme die Fußsohlen in den Boden, sodass sich das Becken hebt. Oberkörper, Becken und Oberschenkel befinden sich in einer Linie.
2. Löse den linken Fuß vom Boden und strecke das Bein, ohne in der Hüfte einzuknicken. Halte die Position für 3 Sekunden.

Beurteilung

☺ = Du kannst die Aufgabe, ohne die Kontrolle zu verlieren, für 3 Sekunden halten.

☹ = Du verlierst die Kontrolle und eine Seite des Beckens sinkt ab.

☹ = Du verlierst die Kontrolle und hebst das Becken weiter an.

☹ = Du kannst die Bewegung nicht ausführen.

⚡ = Schmerz

EINBEINSTAND MIT RUMPFROTATION

Getestet werden:

- Statische und zugleich reaktive Haltekontrolle im Einbeinstand
- Aktivierung in der Rumpfmuskulatur

1. Komme in einen aufrechten Einbeinstand auf dem rechten Bein. Hebe den linken Ober-schenkel auf 90 Grad an. Hebe die Arme nach vorn bis auf Schulterhöhe an und lege die Handflächen aneinander. Die Daumen zeigen nach oben.
2. Rotiere langsam mit geschlossenen Händen mit dem Oberkörper nach rechts.
3. Rotiere langsam mit geschlossenen Händen mit dem Oberkörper nach links.

Beurteilung

☺ = Du kannst, ohne die Kontrolle und die Balance zu verlieren, diese Aufgabe ausführen, ohne dass das Knie seine Position verlässt.

☹ = Du verlierst im Einbeinstand die Kontrolle.

☹ = Du kannst die Position des angehobenen Beins nicht halten.

☹ = Die Hände öffnen sich.

☹ = Du kannst einen deutlichen Unterschied zwischen dem linken und rechten Standbein feststellen.

⚡ = Schmerz

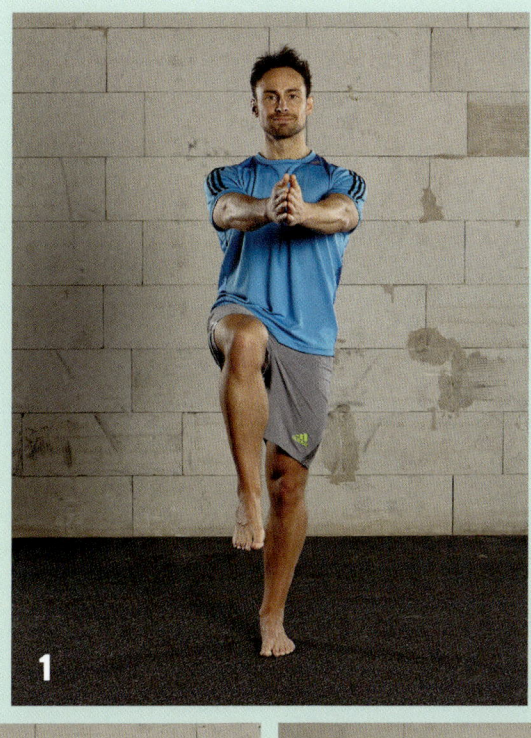

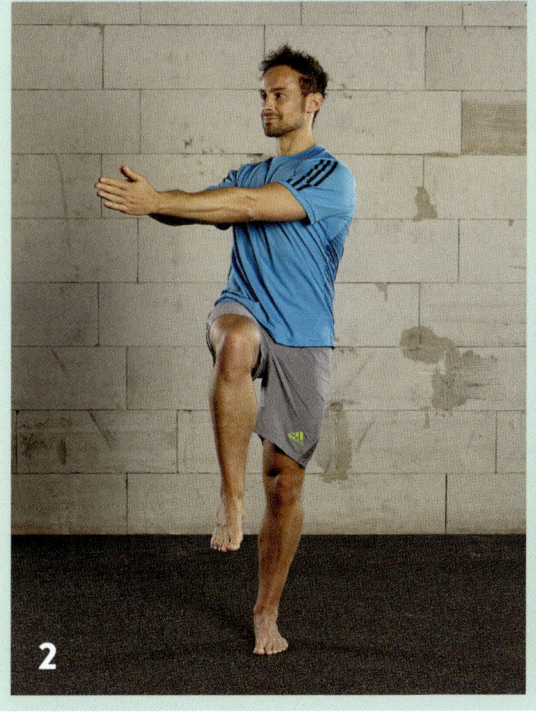

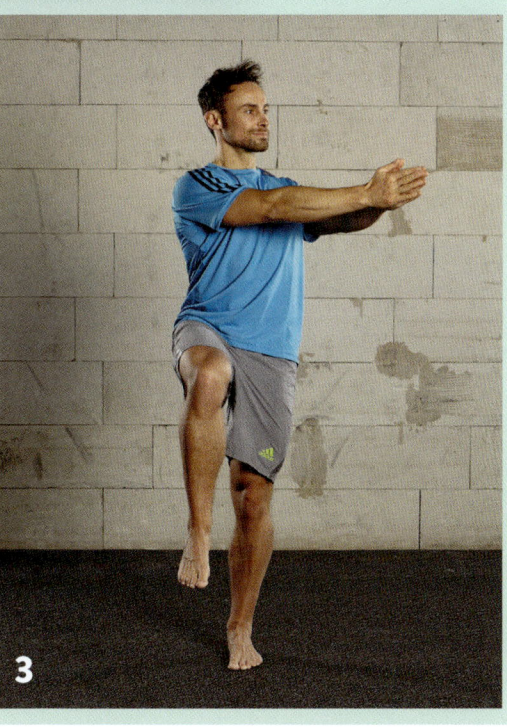

Funktionell trainieren

Evolution und Bewegung

Prinzipien des funktionellen Trainings

Screening und Testing

Sessiondesign – die P.A.P.R.-Methode

P.A.P.R. in der Praxis

Funktionell trainieren

Evolution und Bewegung

Prinzipien des funktionellen Trainings

Screening und Testing

Sessiondesign – die P.A.P.R.-Methode

P.A.P.R. in der Praxis

94 | Screening und Testing

EINSEITIGES TRAGEN

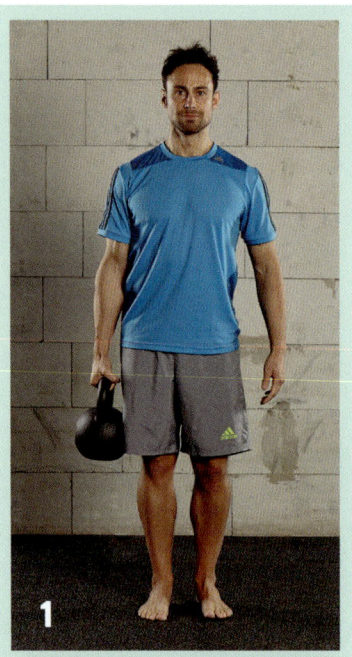

1

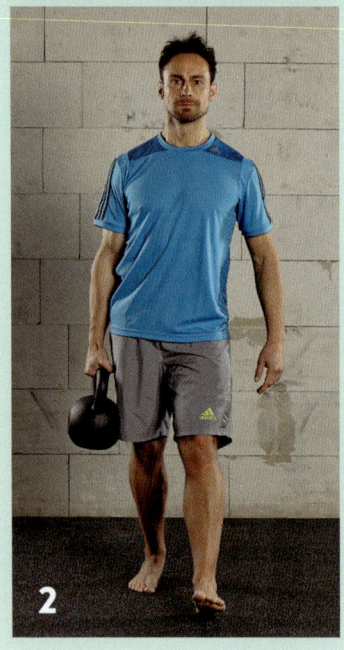

2

Getestet werden:

- Normale und asymmetrische Haltekontrolle im Becken, Rumpf und Schultergürtel im Gehen in der Frontalebene
- Griffkraft

1. Nimm einen schweren Gegenstand wie eine Kurzhantel oder Kettlebell (Frauen: 12 bis 16 Kilogramm; Männer: 20 bis 24 Kilogramm) fest in die rechte Hand. Komme in einen aufrechten Stand und halte das Gewicht direkt an der Außenseite des Oberschenkels. Becken- und Schultergürtel bleiben parallel zum Boden ausgerichtet.
2. Gehe mit dieser aufrechten Haltung eine Wegstrecke von A nach B (5 bis 10 Meter) mindestens 1 Minute lang hin und her.

Beurteilung

☺ = Du kannst, ohne die Kontrolle oder Achsenausrichtung zu verlieren, diese Aufgabe ausführen.

☹ = Becken- und Schultergürtel bleiben nicht parallel.

☹ = Du verlierst das Gleichgewicht.

☹ = Du ziehst die Schultern während des Gehens hoch.

☹ = Du überkreuzt die Beine beim Gehen oder gehst wie auf einer Linie.

☹ = Der Oberkörper knickt seitlich ein.

⚡ = Schmerz

Funktionell
trainieren

Evolution und
Bewegung

Prinzipien des
funktionellen Trainings

Screening
und Testing

Sessiondesign –
die P.A.P.R.-Methode

P.A.P.R.
in der Praxis

▶ **Kategorie 6: Funktionelle Kraft und anaerobe Leistungsfähigkeit**

Getestet werden:

• Istzustand deiner funktionellen Kraft im Oberkörper und Unterkörper
• Anaerobe Leistung

Benötigtes Equipment:

• Uhr mit Sekundenanzeige
• Klimmzugstange
• Maßband und Klebeband

Hinweis: Absolviere die folgenden Übungen nur dann, wenn du gesund bist, keine Schmerzen hast und auch in keinem der vorangegangenen Tests aus den Kategorien 1 bis 5 Schmerzen verspürt hast.

Wir empfehlen Pausen von jeweils 3 bis 5 Minuten, damit du dich vollständig erholen kannst.

KLIMMZUG

Getestet werden:

- Oberkörperkraft im vertikalen Zugmuster
- Statisch-motorische Kontrolle des Rumpfs
- Maximale Anzahl an Wiederholungen im Zugmuster Klimmzug

1. Hänge dich mit beiden Händen an eine Klimmzugstange. Die Füße haben keinen Bodenkontakt. Die Arme sind gestreckt.
2. Ziehe dich sich aus dieser Position nach oben, bis das Kinn über die Stange kommt, und senke dich wieder in die Ausgangsposition ab.

Hinweis: Zähle nur die Wiederholungen mit Kinn über der Stange. Pendelbewegungen des Körpers sind nicht erlaubt.

Hinweis: Erwarte keine Höchstleistungen. Die meisten Sportler schaffen erst nach einem Jahr 10 bis 15 (Männer) beziehungsweise 3 bis 5 (Frauen) Klimmzüge. Wer dennoch Klimmzüge machen möchte, muss sie trainieren, denn nur so wird man besser. Es kann zu Beginn hilfreich sein, mit exzentrischen (also sich von der oberen Position nach unten kontrolliert absenken) oder unterstützten Klimmzügen zu beginnen.

Beurteilung

☺ = Du schaffst als Mann mindestens 7 sichere und saubere Wiederholungen.

☺ = Du schaffst als Frau mindestens 2 sichere und saubere Wiederholungen.

☹ = Die angegebene Wiederholungszahl wird nicht erreicht.

⚡ = Schmerz

Funktionell trainieren

Evolution und Bewegung

Prinzipien des funktionellen Trainings

Screening und Testing

Sessiondesign – die P.A.P.R.-Methode

P.A.P.R. in der Praxis

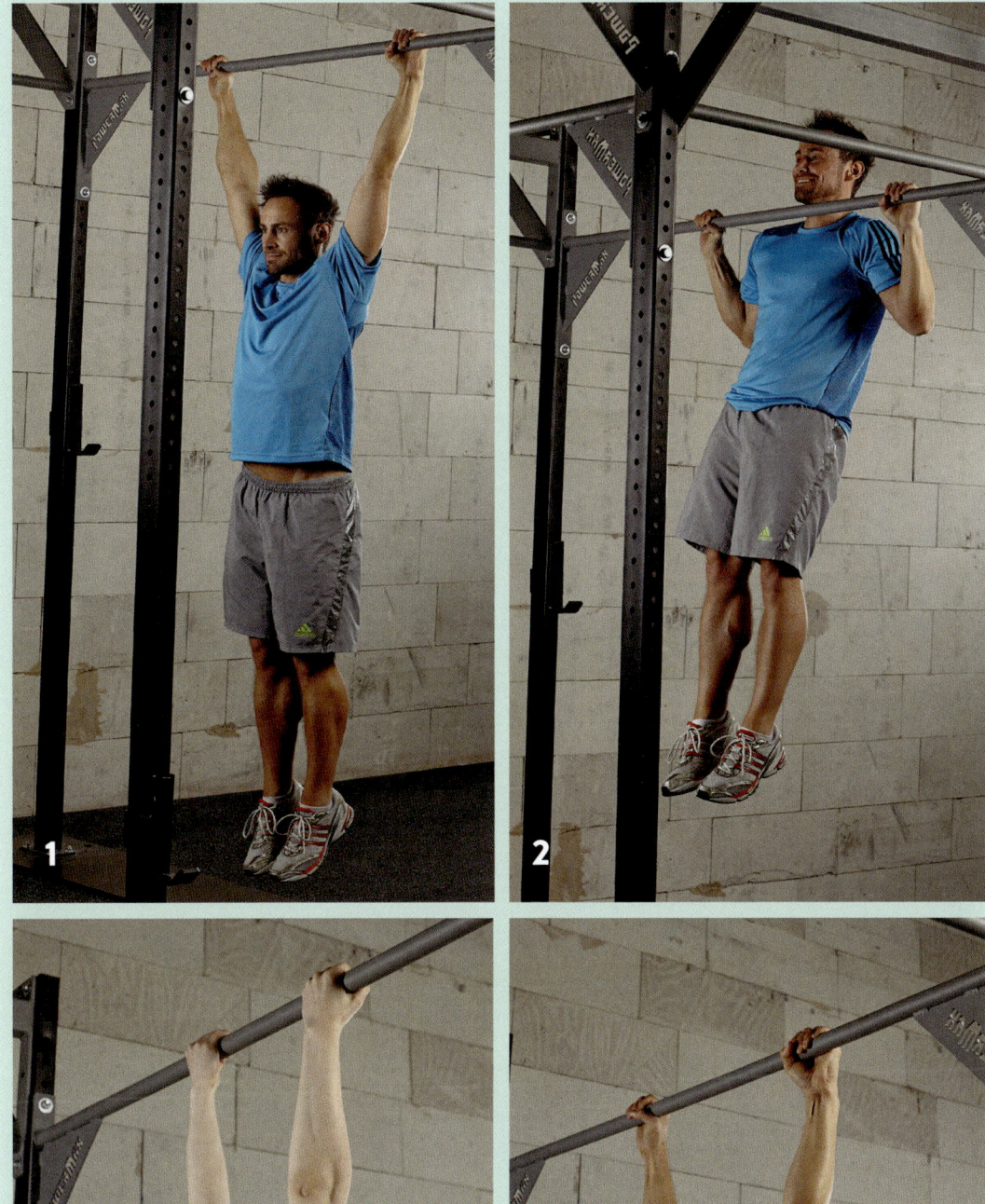

Frauen greifen im Kammgriff.

Männer greifen im Ristgriff.

Funktionell
trainieren

Evolution und
Bewegung

Prinzipien des
funktionellen Trainings

Screening
und Testing

Sessiondesign –
die P.A.P.R.-Methode

P.A.P.R.
in der Praxis

Funktionell
trainieren

Evolution und
Bewegung

Prinzipien des
funktionellen Trainings

**Screening
und Testing**

Sessiondesign –
die P.A.P.R.-Methode

P.A.P.R.
in der Praxis

LIEGESTÜTZ

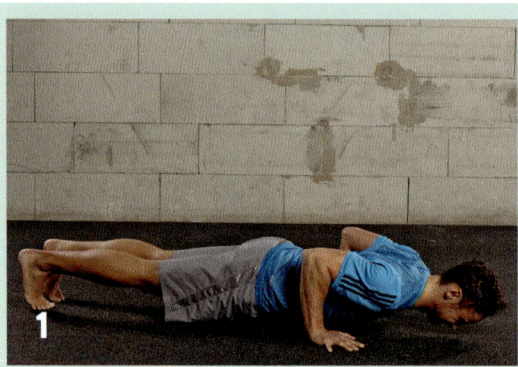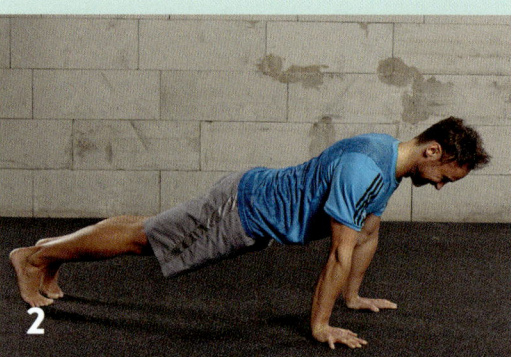

Getestet werden:

- Oberkörperkraft im horizontalen Druckmuster
- Statisch-motorische Kontrolle des Rumpfs
- Maximale Anzahl an Wiederholungen im Druckmuster Liegestütz

1. Komme in die Bauchlage und platziere die Hände unterhalb der Schulter. Stelle die Zehenspitzen hüftbreit auf. Kopf, Schultern, Rücken, Hüfte und Knie bleiben den gesamten Test über in einer Linie.
2. Starte aus dieser Position, indem du die Arme komplett streckst und den gesamten Körper damit vom Boden anhebst. Senke dich anschließend wieder ab, bis die Oberarme parallel zum Boden sind. Strecke die Arme erneut. Das ist eine Wiederholung.

Beurteilung

☺ = Du schaffst als Mann mindestens zehn sichere und saubere
Wiederholungen.

☺ = Du schaffst als Frau mindestens vier sichere und saubere
Wiederholungen.

☹ = Dein Körper bleibt nicht stabil.

☹ = Die angegebene Wiederholungszahl wird nicht erreicht.

⚡ = Schmerz

Funktionell
trainieren

Evolution und
Bewegung

Prinzipien des
funktionellen Trainings

Screening
und Testing

Sessiondesign –
die P.A.P.R.-Methode

P.A.P.R.
in der Praxis

EINBEINIGER WANDSITZ

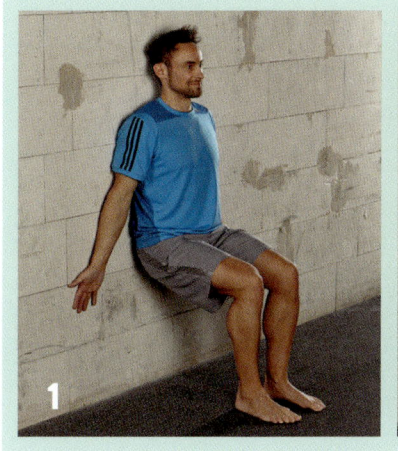
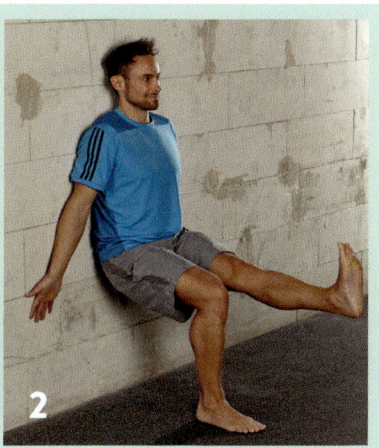

Getestet wird:

Isometrische Kraftausdauer im Unterkörper, speziell der vorderen Oberschenkelmuskulatur

1. Lehne dich mit dem Rücken gegen eine Wand und senke das Gesäß nach unten ab, bis Knie und Hüfte um 90 Grad gebeugt sind. Die Füße stehen hüftbreit.
2. Hebe ein Bein an und strecke es nach vorn aus. Ab diesem Zeitpunkt beginnt der Test. Beendet ist der Test dann, wenn die Position nicht mehr stabil gehalten werden kann und das Bein wieder auf den Boden abgesetzt wird. Nach 3 Minuten Pause den Test auf der anderen Seite wiederholen.

Beurteilung

☺ = Du schaffst es als Mann, den einbeinigen Wandsitz mindestens 30 Sekunden pro Bein zu halten.

☺ = Du schaffst als Frau mindestens 20 Sekunden pro Bein.

☹ = Die angegebene Zeit wird nicht erreicht.

☹ = Der Unterschied zwischen linkem und rechtem Bein ist größer als 15 Sekunden.

⚡ = Schmerz

Funktionell trcinieren

Evolution und Bewegung

Prinzipien des funktionellen Trainings

Screening und Testing

Sessiondesign – die P.A.P.R.-Methode

P.A.P.R. in der Praxis

AUSFALLSCHRITT

Getestet wird:

Dynamische Kraftausdauer im Unterkörper im Ausfallschrittmuster, speziell der Oberschenkel- und Hüftmuskulatur

1. Klebe einen Streifen auf den Boden als Startlinie. Stelle dich zur Bestimmung deiner Schrittlänge mit den Zehenspitzen an die Startlinie und mache mit deinem dominanten Bein einen möglichst großen Schritt nach vorn. Messe den Abstand von der Startlinie bis zur Ferse und klebe hier einen zweiten Streifen als Markierung auf. Klebe einen dritten Streifen in die Mitte von beiden. Das ist dein Ausgangspunkt.
2. Beginne mit dem Test, indem du von der Mitte mit dem rechten Fuß einen großen Schritt bis hinter die hintere Linie machst und das rechte Knie bis knapp über den Boden absenkst. Lege die Hände dabei seitlich an die Hüften. Komme zurück zum Ausgangspunkt.
3. Wiederhole den Ausfallschritt mit dem gleichen Bein nach vorne über die vordere Markierung und steige von dort wieder zurück.

Hinweis: Ein Schritt vor und zurück entspricht einer Einheit. Zähle, wie viele Einheiten du schaffst. Eine Wiederholung ist nur dann gültig, wenn du es über die Linien schaffst, ohne die Balance zu verlieren und ohne die Arme lösen zu müssen.

Beurteilung

☺ = Du schaffst als Mann mehr als 12 sichere Wiederholungen pro Seite.

☺ = Du schaffst als Frau mehr als 7 sichere Wiederholungen pro Seite.

☹ = Die Aufgabe ist zu schwer und du schaffst weniger als 12 beziehungsweise 7 Wiederholungen.

☹ = Du hast zwischen linkem und rechtem Bein einen Unterschied von mehr als 3 Wiederholungen.

⚡ = Schmerz

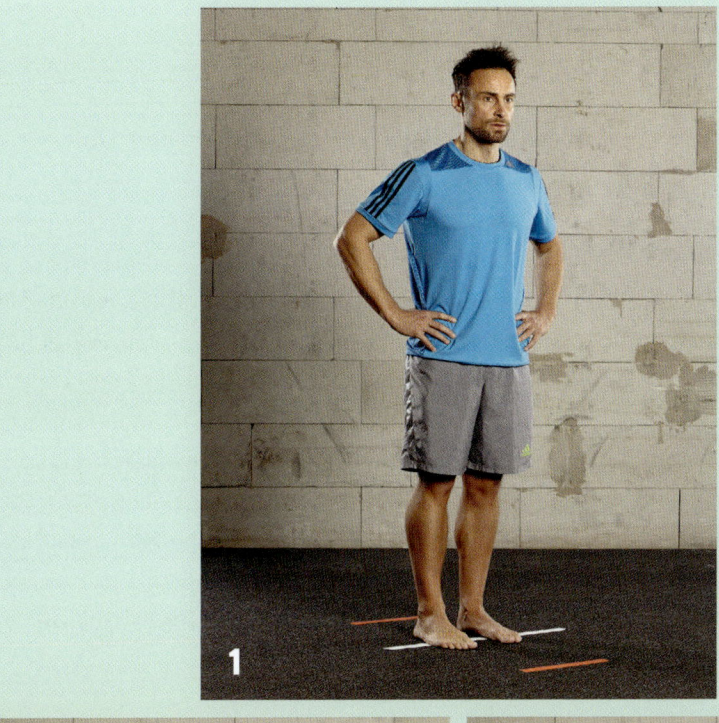

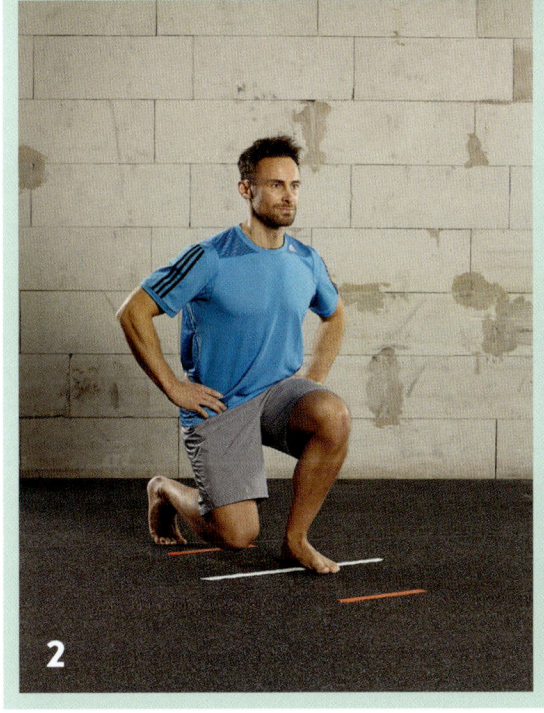

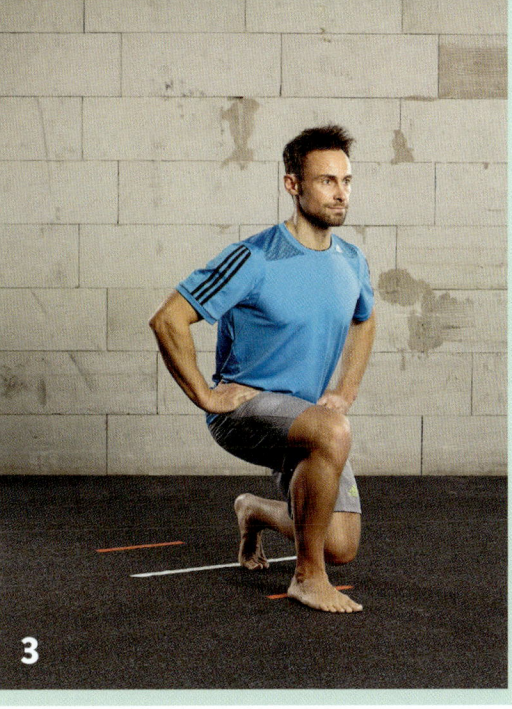

Funktionell trainieren

Evolution und Bewegung

Prinzipien des funktionellen Trainings

Screening und Testing

Sessiondesign – die P.A.P.R.-Methode

P.A.P.R. in der Praxis

EINBEINIGER WEITSPRUNG

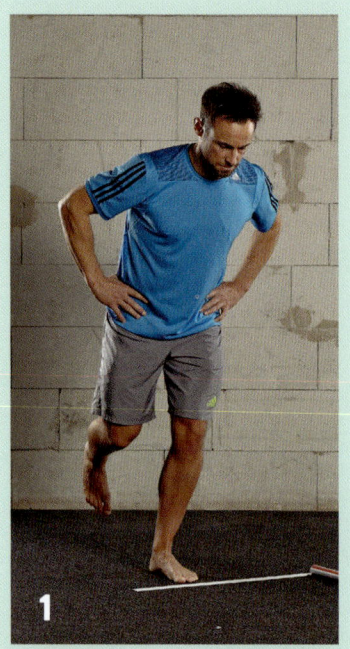

Getestet werden:

- Einbeinige Kraftentwicklung
- Seitenvergleich für linkes und rechtes Bein
- Beinachsenstabilität und Propriozeption

1. Klebe dir ein Klebeband als Startlinie auf einen rutschfesten Boden und stelle dich aufrecht mit den Händen in der Hüfte auf ein Bein.
2. Springe so weit wie möglich mit dem Standbein nach vorne ab und lande wieder sicher auf dem gleichen Bein. Halte die einbeinige Landeposition für 2 Sekunden und markiere die rechte Ferse als Landemarke. Messe von hier aus den Abstand zur Startlinie.

Hinweis: Erlaube dir 3 Versuche. Ein Versuch gilt als bestanden, wenn du sicher auf einem Bein landest, die Position 2 Sekunden halten kannst und die Hände sich nicht von der Hüfte lösen.

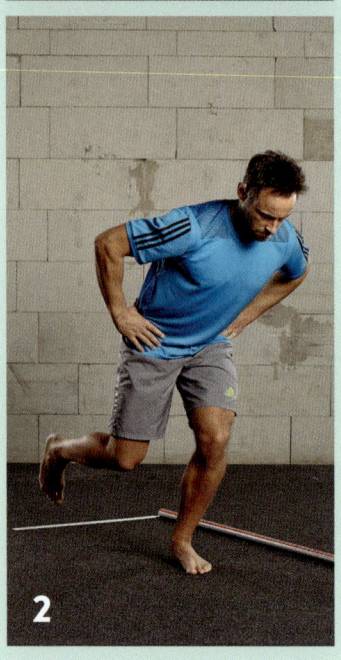

Beurteilung

- ☺ = Du schaffst als Mann pro Bein mehr als 75 Zentimeter.
- ☺ = Du schaffst als Frau pro Bein mehr als 65 Zentimeter.
- ☹ = Die Aufgabe ist zu schwer und du schaffst es nicht, sicher zu landen.
- ☹ = Du hast zwischen linkem und rechtem Bein einen Unterschied von mehr als 9 Zentimetern.
- ⚡ = Schmerz

Funktionell trainieren

Evolution und Bewegung

Prinzipien des funktionellen Trainings

Screening und Testing

Sessiondesign – die P.A.P.R.-Methode

P.A.P.R. in der Praxis

AUSWERTUNG DER ERGEBNISSE

Für die Auswertung der Testergebnisse kannst du das Auswertungsprotokoll auf den folgenden Seiten nutzen. Die maximale Punktzahl in jeder Kategorie sind 5 Punkte. Die Gesamtpunktzahl beläuft sich auf maximal 30 Punkte.

Übersicht über Bewertung und vergebene Punkte

Bewertung	Inhalt	Punktwert
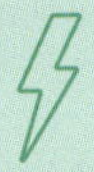 ⚡	Schmerz in der Ausführung	0
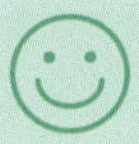 ☺	Muster kann ohne Probleme ausgeführt werden	1
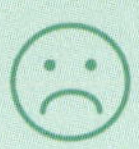 ☹	Defizite in der Ausführung oder kann nicht ausgeführt werden	0

Funktionell trainieren

Evolution und Bewegung

Prinzipien des funktionellen Trainings

Screening und Testing

Sessiondesign – die P.A.P.R.-Methode

P.A.P.R. in der Praxis

Funktionell trainieren

Evolution und Bewegung

Prinzipien des funktionellen Trainings

Screening und Testing

Sessiondesign – die P.A.P.R.-Methode

P.A.P.R. in der Praxis

Auswertungsbogen

Kategorie 1: Komplextest		
Übung	**Bewertung**	**Punkte**
Aktives gestrecktes Beinheben		
Rotation im Schneidersitz		
Hürdenschritt		
Ausfallschritt		
Tiefe Kniebeuge		

Kategorie 2: Reichweite		
Übung	**Bewertung**	**Punkte**
Finger-Zehen-Abstand im Stehen		
Finger-Zehen-Abstand im Langsitz		
Rückbeuge im Stehen		
Reichweite im Schultergürtel		
Einbeiniger Reichweitentest nach vorn		

Kategorie 3: Beweglichkeit		
Übung	**Bewertung**	**Punkte**
Sprunggelenkest		
Schulteraußen- und Schulterinnenrotation		
Latissimustest an der Wand		
Hüftaußen- und Hüftinnenrotation im Sitzen		
Oberschenkeltest		

Kategorie 4: Gleichgewicht, Balance, Beinachse		
Übung	**Bewertung**	**Punkte**
Einbeinstand		
Storch		
Gehen auf einer Linie		
Einbeinige Kniebeuge		
Seitliches Hüpfen		
Kategorie 5: Stabilität und motorische Kontrolle		
Übung	**Bewertung**	**Punkte**
Wechsel vom Unterarmstütz in den Liegestütz		
Unterarmstütz		
Einbeinige Hüftbrücke		
Einbeinstand mit Rumpfrotation		
Einseitiges Tragen		
Kategorie 6: Funktionelle Kraft und anaerobe Leistungsfähigkeit		
Übung	**Bewertung**	**Punkte**
Klimmzug		
Liegestütz		
Einbeiniger Wandsitz		
Ausfallschritt		
Einbeiniger Weitsprung		
Gesamtpunktzahl:		

Funktionell trainieren

Evolution und Bewegung

Prinzipien des funktionellen Trainings

Screening und Testing

Sessiondesign – die P.A.P.R.-Methode

P.A.P.R. in der Praxis

Beispiel für eine Auswertung

Kategorie 1: Komplextest		
Übung	**Bewertung**	**Punkte**
Aktives gestrecktes Beinheben	☺	1
Rotation im Schneidersitz	☺	1
Hürdenschritt	☹	0
Ausfallschritt	☺	1
Tiefe Kniebeuge	☹	0
Kategorie 2: Reichweite		
Übung	**Bewertung**	**Punkte**
Finger-Zehen-Abstand im Stehen	☺	1
Finger-Zehen-Abstand im Langsitz	☺	1
Rückbeuge im Stehen	☺	1
Reichweite im Schultergürtel	☹	0
Einbeiniger Reichweitentest nach vorn	☺	1
Kategorie 3: Beweglichkeit		
Übung	**Bewertung**	**Punkte**
Sprunggelenkest	☺	0
Schulteraußen- und Schulterinnenrotation	☹	0
Latissimustest an der Wand	☹	1
Hüftaußen- und Hüftinnenrotation im Sitzen	☹	0
Oberschenkeltest	☹	0

Funktionell trainieren

Evolution und Bewegung

Prinzipien des funktionellen Trainings

Screening und Testing

Sessiondesign – die P.A.P.R.-Methode

P.A.P.R. in der Praxis

Kategorie 4: Gleichgewicht, Balance, Beinachse		
Übung	**Bewertung**	**Punkte**
Einbeinstand	🙂	1
Storch	🙁	0
Gehen auf einer Linie	🙁	0
Einbeinige Kniebeuge	🙁	0
Seitliches Hüpfen	🙂	1
Kategorie 5: Stabilität und motorische Kontrolle		
Übung	**Bewertung**	**Punkte**
Wechsel vom Unterarmstütz in den Liegestütz	🙂	1
Unterarmstütz	🙂	1
Einbeinige Hüftbrücke	🙂	1
Einbeinstand mit Rumpfrotation	🙂	1
Einseitiges Tragen	🙂	1
Kategorie 6: Funktionelle Kraft und anaerobe Leistungsfähigkeit		
Übung	**Bewertung**	**Punkte**
Klimmzug	🙂	1
Liegestütz	🙁	0
Einbeiniger Wandsitz	🙂	1
Ausfallschritt	🙂	1
Einbeiniger Weitsprung	🙁	0
Gesamtpunktzahl:		**18**

Funktionell trainieren

Evolution und Bewegung

Prinzipien des funktionellen Trainings

Screening und Testing

Sessiondesign – die P.A.P.R.-Methode

P.A.P.R. in der Praxis

Allgemeine Beurteilung

In diesem Beispiel weist die Person bei keiner der 30 Übungen Schmerzen auf, sodass im Training zahlreiche Möglichkeiten umgesetzt werden können. Die großen Stärken liegen im Bereich der Reichweitenmuster und Stabilität. Weitere Stärken sind die funktionelle Kraft und grundlegende Bewegungsmuster aus Kategorie 1, den komplexen Bewegungen. Als größte Defizite stellen sich in diesem Beispiel die Beweglichkeit und das Gleichgewicht beziehungsweise die Balancefähigkeit heraus. Daraus ergibt sich, dass mit dieser Person zunächst an der Beweglichkeit, Mobilität und Balance zu arbeiten ist. Zusätzlich kann im Training an der allgemeinen Bewegungskompetenz gearbeitet werden.

In den anderen Kategorien kann und soll trainiert werden, jedoch in der ersten Trainingsphase nicht zu umfangreich oder zu intensiv. Die Intensität und die Progressionsstufen sollten also eher niedrig gehalten werden. Erst wenn sich die Werte in der Mobilität und in der Balance in den nächsten drei bis sechs Wochen deutlich verbessert haben, können die Intensitäten und Umfänge in den anderen Kategorien angepasst werden.

Differenzierte Beurteilung

In der ersten Kategorie weist der Sportler Limitierungen im Ausfallschritt und in der tiefen Kniebeuge auf. In Kategorie 3 weist er Schwächen im Sprunggelenktest, in der Innen- und Außenrotation der Hüfte und zugleich im Oberschenkeltest auf. Die einbeinige Kniebeuge in Kategorie 4 erweist sich ebenso eingeschränkt wie der einbeinige Weitsprung in Kategorie 6. Vieles weist auf das Sprunggelenk und den Beckengürtel als möglicherweise schwache Glieder hin. Einschränkungen im Sprung- und Hüftgelenk wirken sich nahezu immer negativ auf die Entwicklung funktioneller Kraft aus. Somit können sie auch für die vielen Minuswerte verantwortlich sein, denn in all diesen Tests ist das Sprunggelenk als wichtiger Gelenkpartner gefordert. Für den Probanden sind Lauftraining, schwere Kniebeugen oder Ausfallschritte sowie dynamisches Training in Form von Sprüngen wenig sinnvoll. Zunächst muss ein Mindestmaß an Mobilität erlangt und gehalten werden, sodass die Bewegungsausführung dieser Übungen nicht eingeschränkt bleibt.

Des Weiteren zeigt die Person im Reichweitentest der Schulter (die Hände berühren sich nicht hinter dem Rücken) einen Minuswert, ebenso wie im Test der Innen- und Außenrotation des Schultergelenks. Die Mobilität im Schultergürtel ist somit das zweite große Entwicklungsfeld.

Die große Kunst liegt nun darin, sich die Stärken des Probanden zunutze zu machen und gleichzeitig die Mobilität in den Entwicklungsfeldern zu verbessern. Übungen wie Kniebeugen und Ausfallschritte unter schwerem Lasteinfluss oder Schulterübungen wie Bankdrücken oder Latzug gegen hohen Widerstand sollten in der ersten Trainingsphase vermieden werden, da hier die Wahrscheinlichkeit von Kompensationsbewegungen sehr hoch ist.

Genau dieses Beispiel zeigt, wie individuell das Programmdesign auf den einzelnen Sportler abgestimmt sein muss. Von der einzelnen Trainingssession bis hin zum Programm für die nächsten Wochen werden die festgestellten Schwachstellen als Ausgangssituation ernst genommen.

Erreicht die Person nicht den minimalen Bewegungsradius, wissen wir aus den vorherigen Kapiteln, dass Limitierungen und Asymmetrien zwangsläufig Kompensationen in anderen Gelenken und Funktionsbereichen auslösen und somit zu weitreichenden Problemen führen können.

Funktionell trainieren

Evolution und Bewegung

Prinzipien des funktionellen Trainings

Screening und Testing

Sessiondesign – die P.A.P.R.-Methode

P.A.P.R. in der Praxis

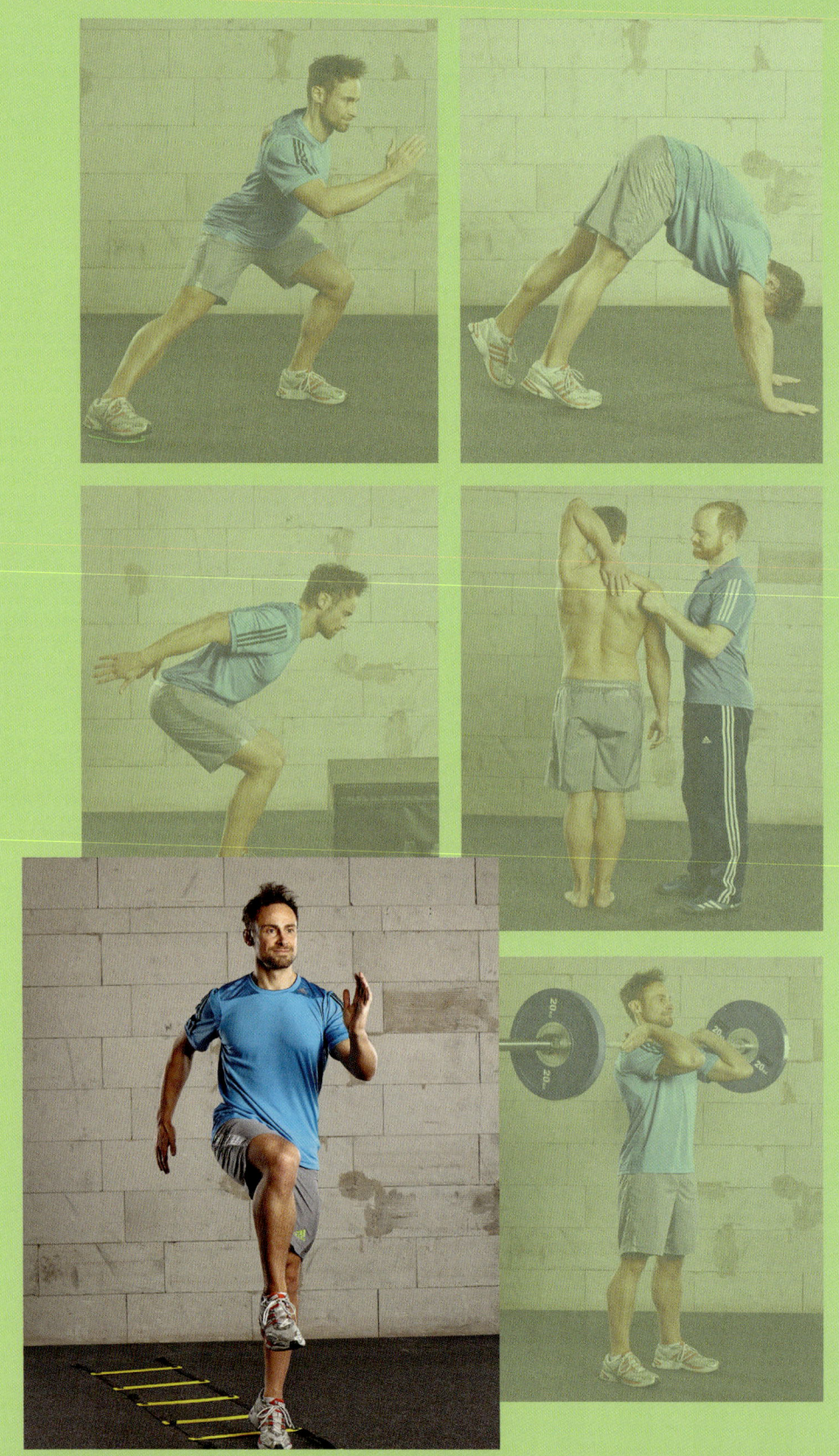

5

SESSIONDESIGN – DIE P.A.P.R.-METHODE

Das individuelle und zielführende Zusammenstellen der Übungen und Trainingsinhalte ist die Grundlage für eine erfolgreiche Trainingsplanung und -gestaltung. Neben der Frage, ob und welche Grundübungen es gibt, die quasi jedem Klienten oder Sportler zuträglich sind, soll im Folgenden auch geklärt werden, wie eine sinnvolle Auswahl getroffen werden kann. Dabei spielt der strukturierte Aufbau einer Trainingseinheit (Sessiondesign) und die langfristige Trainingsplanung (Programmdesign) eine entscheidende Rolle.

Funktionell trainieren

Evolution und Bewegung

Prinzipien des funktionellen Trainings

Screening und Testing

Sessiondesign – die P.A.P.R.-Methode

P.A.P.R. in der Praxis

NEUE WEICHENSTELLUNGEN IM SESSION- UND PROGRAMMDESIGN

In den letzten Jahren hat sich nicht nur die Sichtweise auf das Training, die Anatomie, Physiologie und die Ernährung geändert, auch die Ziele im Personal Training sind nicht mehr dieselben. Früher standen noch das Sixpack und die schlanke Figur im Vordergrund. Heute sind es Ausgleich, Beweglichkeit, Rückenschmerz- und Stressprävention, das Lösen von Verspannungen, innere Ruhe, allgemeine Fitness und Leistungsbereitschaft. Wenn es nun um das Zusammenstellen eines Trainingsprogramms geht, müssen wir einmal das Programm mit einzelnen Trainingseinheiten (Sessiondesign) von der langfristigen Planung (Programmdesign) unterscheiden.

Fünf Gründe für ein Umdenken im Bewegungsverhalten

1. Vermehrte Bildschirmarbeit und moderne Unterhaltungstechnik
2. Fortschreitende Bewegungsarmut durch veränderte Arbeitsbedingungen
3. Schnellere motorische Verarmung bei Kindern und Jugendlichen im Vergleich zu früher
4. Neue Erkenntnisse hinsichtlich der komplexen Funktionsweise unseres Körpers
5. Prägende frühkindliche Entwicklung

Im Session- und Programmdesign gibt es einen Spruch aus dem Englischen, der lautet: »You can't fire a canon out of a canoe!«, was übersetzt heißt: »Aus einem Kanu lässt sich keine Kanone abfeuern.« Die Folgen wären fatal. Das kleine Kanu wäre dem Untergang geweiht und aufgrund des Rückstoßgesetzes würde die Kugel auch nicht sonderlich weit fliegen. Weder die Kanone noch das Boot müssen dafür mit einem Fehler behaftet sein. Es stimmt schlicht die Basis nicht, von der die Kanone gezündet wird – mit dem wackeligen Boot als Fundament ist kein effektvoller Schuss möglich.

Wir wollen das Gleichnis dabei nicht wie üblich auf den Core und die Kraftübertragung der Extremitäten reduzieren. Das Kanu stellt in diesem Bild vielmehr den individuellen Trainingszustand oder den Funktionsstatus des Trainierenden dar. Die Kanone steht für das Trainingsprogramm und der Kapitän ist eventuell der Trainer, der das Kommando zum Feuern gibt und das Kanu und die Kanone zusammengebracht hat.

Ein gutes Programmdesign und Sessiondesign machen aus dem Kanu Schritt für Schritt ein solides, wendiges und starkes Schiff. Die Programme müssen somit erst schlichter und fundamentaler sein, bevor wir zu Trainingsmaßnahmen mit größerem Kaliber greifen. Solange die Basis instabil, steif und schwach ist, konzentriert sich ein gut abgestimmtes Session- und Programmdesign auf das Grundlegende. Training mit dem eigenen Körpergewicht wäre zum Beispiel eine solche Maßnahme.

Für ein zielgerichtetes Programmdesign benötigt man Regeln und Steuermodelle: von der Zusammenstellung einer einzelnen Einheit bis zu einem mehrwöchigen Trainingsplan. In der Praxis gibt es verschiedene Modelle, um die Qualität und den Fortschritt aufrechtzuerhalten. So kann beispielsweise eine Blockperiodisierung bedeuten, dass Trainingsinhalte über mehrere Wochen beibehalten werden, während bei der »undulating method« Inhalte wechselweise ausgetauscht werden. Zunächst einmal soll es jedoch um die einzelne Trainingseinheit gehen, denn die steht an der ersten Stelle des Plans.

Die zwölf grundlegenden Fragen

Zur Gestaltung eines ersten Trainingsprogramms sollten wir uns als Trainer und Trainierende immer folgende Fragen vor Augen halten:

1. Welches Anforderungsprofil habe ich?
2. Welche Voraussetzungen bringe ich mit?
3. Was sind meine Ziele beziehungsweise was will ich erreichen?
4. Warum und bis wann will ich dieses Ziel erreichen?
5. Wenn ich das Ziel erreicht habe, wie geht es dann weiter?
6. Wie viel Zeit habe ich pro Tag, Woche oder Monat zur Verfügung?
7. Wo liegen meine Ausgangswerte?
8. Wo setze ich meine Schwerpunkte?
9. Was brauche ich?
10. Was brauche ich nicht?
11. Was kann ich und was kann ich nicht?
12. Welche Trainingsmethode(n) wähle ich?

Funktionell trainieren

Evolution und Bewegung

Prinzipien des funktionellen Trainings

Screening und Testing

Sessiondesign – die P.A.P.R.-Methode

P.A.P.R. in der Praxis

Funktionell
trainieren

Evolution und
Bewegung

Prinzipien des
funktionellen Trainings

Screening
und Testing

Sessiondesign –
die P.A.P.R.-Methode

P.A.P.R.
in der Praxis

ZYKLISIERUNG VERSUS PERIODISIERUNG

Athleten und Trainer suchen seit jeher Antworten auf die Frage, wie das Training am besten zu strukturieren ist, wenn ein sportliches Ziel erreicht werden soll. All die Methoden und Prinzipien, auf deren Basis Training geplant und Belastungen gesteuert werden, beruhen auf den praktischen Erfahrungen erfolgreicher Sportler und Trainer. Nur zu einem kleinen Teil fließen wissenschaftlich fundierte Erkenntnisse in praktische Trainingsmodelle ein.

Während die Zyklisierung eine tiefergehende Betrachtung des Trainingsaufbaus meint, bei dem auch kleinere Planungsabschnitte berücksichtigt werden, beschreibt die Periodisierung die generelle Ausrichtung des Trainings auf einen oder mehrere Saisonhöhepunkte.

Trainierst du auf einen Saisonhöhepunkt hin, ist die Periodisierung eingipflig, bei zwei Wettkampfhighlights benötigst du entsprechend eine zweigipflige Periodisierung. Bei beiden unterscheidet man verschiedene Trainingsphasen: die Vorbereitungsperiode, die Wettkampfperiode und die Übergangsperiode, wobei Letztere die Saisonpause beschreibt. In der Regel wird die Vorbereitungsperiode in zwei bis drei Phasen unterteilt. Deren Inhalte lassen sich anhand sogenannter Mikro-, Meso- und Makrozyklen weiter strukturieren.

Bei genauerer Betrachtung der berücksichtigten Studien findet man Anhaltspunkte, dass Periodisierungsmodelle nur schwer auf verschiedene Sportarten übertragen werden können, sondern im Kern sehr individuell ausfallen müssen. Gerade das Functional Training kann unter verschiedenen Gesichtspunkten in ein Trainingskonzept integriert werden. Wenn es um das Begleiten und Optimieren einer Hauptsportart geht, spielt die Periodisierung des Gesamttrainings eine sehr wichtige Rolle. Funktionelles Athletiktraining ist dann immer eine begleitende Maßnahme, die sich als Baustein im Gefüge verstehen muss. Sportartspezifische Skills, Taktik und Bewegungstechnik sind in Einklang mit den athletischen Trainingsinhalten zu bringen. Einschränkungen in der Beweglichkeit, Stabilitätsprobleme und Aktivierungsprobleme können eben dafür sorgen, dass sportartspezifische Trainingsinhalte nicht mehr optimal umgesetzt werden können. Das Programming im Functional Training unterliegt also vielen verschiedenen Ansprüchen gleichzeitig, die es gilt, in einem Trainingskonzept zu berücksichtigen.

Es funktioniert nicht, Trainingsinhalte an Perioden zu orientieren, denn zu unterschiedlich sind gerade im Freizeitsport die zeitlichen Trainingsmöglichkeiten. Auch die individuellen Voraussetzungen unterscheiden sich.

Zyklen im Training

Makrozyklen: Wenn du deinen Jahresplan erarbeitest, strukturierst du die Saison zunächst grob in sogenannte Makrozyklen. An diesem Punkt der Planung musst du wissen, wie viele sportliche Höhepunkte das Jahr haben soll: Möchtest du für einen oder mehrere Wettkämpfe fit sein? Oder geht es dir um die allgemeine Verbesserung der Fitness?

Mesozyklen: Innerhalb der Mesozyklen werden die inhaltlichen Wirkrichtungen bestimmt. Die Hauptwirkrichtung bestimmen jedoch die Mikrozyklen, aus denen jeder Mesozyklus aufgebaut ist – mit ihrer Hilfe kannst du Akzente setzen.

Mikrozyklen: In sogenannten Mikrozyklen, den kleinsten Bausteinen, stimmst du dein Vorgehen langfristig ab. Mikrozyklen bestehen aus mehreren Trainingseinheiten, die deinem Training eine theoretische Hauptwirkrichtung verleihen können. Ein Schwerpunkt könnte zum Beispiel aus Trainingseinheiten mit Intervallcharakter bestehen. Mikrozkylen können sogar parallel laufen: Wenn du beispielsweise im Winter einen Schwerpunkt auf das Grundlagenausdauertraining legst, absolvierst du vielleicht auch ein regelmäßiges Krafttraining. Dieses sollte einer eigenen, speziellen Periodisierung folgen, die auch eigene Mikro- und Mesozyklen notwendig macht.

Diese modellhafte Trainingsstruktur stößt oftmals an ihre Grenzen, denn man weiß jetzt, wie Belastungen auf den Körper wirken und wie verschiedene Trainingsreize sich wechselseitig beeinflussen. War vor Jahren noch das aerobe Grundlagenausdauertraining der unangefochtene Schwerpunkt für Langdistanztriathleten oder Radsportler, weiß man heute, dass dieses, über große Teile des Jahres absolviert, kaum zu einer Leistungssteigerung führt – erst recht nicht bei hochausdauertrainierten Athleten. Stattdessen zeigten Studien, dass sich auch hochintensives Intervalltraining auf den aeroben Stoffwechsel auswirken kann. Intensives Training mit Intervallen ist jedoch kein Heilsbringer.

Der japanische Sportwissenschaftler Izumi Tabata zum Beispiel konnte zwar im Versuch zeigen, dass es stärker auf die maximale Sauerstoffaufnahme wirkt als umfangbetontes Ausdauertraining. Daraus jedoch den Umkehrschluss zu ziehen, dass mit den kurzerhand nach dem Autor benannten »Tabata-Intervallen« Ausdauertraining zu ersetzen sei, scheint

Funktionell trainieren

Evolution und Bewegung

Prinzipien des funktionellen Trainings

Screening und Testing

Sessiondesign – die P.A.P.R.-Methode

P.A.P.R. in der Praxis

eher problematisch zu sein. Studien aus der ehemaligen DDR zeigten, dass Anteile von Intervalltraining über 20 bis 30 Prozent des Gesamttrainingsumfangs mit an Sicherheit grenzender Wahrscheinlichkeit früher oder später zu Überlastungen und Ermüdungssyndromen führen. Das Hauptproblem bei der Trainingsplanung bleibt immer die Interaktion der verschiedenen Körpersysteme auf mikrobiologischer und biochemischer Ebene. Was für einen Athleten mit hohem Trainingsalter und großen aeroben Kapazitäten richtig sein kann, muss für einen Anfänger, der berufstätig ist und Familie hat, noch lange nicht funktionieren.

PROGRAMME GESTALTEN MIT DER P.A.P.R-METHODE

Eine Functional-Training-Session setzt sich aus mehreren Modulen und Komponenten zusammen. Diese Module stellen das Grundgerüst einer Einheit dar und verleihen dem Training systematisch einen roten Faden. Grundlegend sollen die folgenden Zielstellungen, je nach Ausgangssituation des Trainierenden, als Basis gelten:

- Ziel Nummer eins: Verletzungen und Überbelastungen vermeiden
- Ziel Nummer zwei: Wiederherstellung der vollen körperlichen Funktions- und Leistungsfähigkeit
- Ziel Nummer drei: Leistungssteigerung

Zur Gestaltung strukturierter Trainingseinheiten hat sich die sogenannten P.A.P.R.-Methode etabliert. Jede Einheit besteht dabei aus vier aufeinander aufbauenden Modulen:

Die vier Phasen der P.A.P.R.-Methode

Phase	Ziel
Movement Preparation	Vorbereitung
Activation	Aktivierung, Aufwärmen, Warm-up
Power	Kraft- und Konditionstraining
Regeneration	Tonusregulierung, Ausgleichsübungen, Cool-down

Mit diesen vier Phasen lässt sich relativ einfach sowohl eine einzelne Trainingseinheit als auch ein mehrwöchiger Plan erstellen und der Fortschritt im Training sehr gut steuern und grafisch darstellen. Jedes Modul hat eigene Schwerpunkte und kann auf die individuellen Bedürfnisse und Voraussetzungen abgestimmt werden. Folgende Inhalte können, sollen und dürfen dabei zum Einsatz kommen:

Inhalte der vier Module

Preparation	Activation	Power	Regeneration
Ausrollen auf dem Foam Roller	Lokale Aktivierung von kleinen Muskelgruppen	Krafttraining mit dem eigenen Körpergewicht oder mit Widerstand in den funktionellen Bewegungsmustern	Ausrollen mit dem Foam Roller
Gewebearbeit mit dem Massageroller	Globale Aktivierungsübungen in größeren Bewegungsmustern	Druck- und Zugbewegungen in vertikaler und horizontaler Richtung	• Passiv-statisches Dehnen • Dynamisches Dehnen
Triggerpunkt-Behandlung	Dynamische Aktivierungsübungen wie Sprünge, Sprints, Würfe, Koordinationstraining	Kniebeugen- und Ausfallschrittmuster	Gewebearbeit mit dem Massageroller
(Dynamische) Dehnübungen	Movement Preparation linear und/ oder lateral	Kreuzhebemuster	Aktive Regeneration
Korrekturübungen bei Asymmetrien und Dysfunktionen		• Rumpfkraftübungen • Anti-Rotation • Anti-Lateralflexion • Anti-Extension	• Auslaufen • Movement Preparation • Low-Intensity-Interval-Training • Schwimmen
Allgemeine Mobilisation von Gelenken und Gewebe		Metabolisches Training	
Atemübungen		Entwicklung von Energiesystemen	

Funktionell trainieren

Evolution und Bewegung

Prinzipien des funktionellen Trainings

Screening und Testing

Sessiondesign – die P.A.P.R.-Methode

P.A.P.R. in der Praxis

Funktionell
trainieren

Evolution und
Bewegung

Prinzipien des
funktionellen Trainings

Screening
und Testing

Sessiondesign –
die P.A.P.R.-Methode

P.A.P.R.
in der Praxis

Fallbeispiele einer 75-minütigen Trainingseinheit

Die beiden folgenden Beispiele sollen deutlich machen, wie unterschiedlich die zeitliche und inhaltliche Gewichtung der einzelnen Module für zwei Personen innerhalb einer 75-minütigen Trainingseinheit sein können. Person A und Person B sind beide 47 Jahre alt, männlich, arbeiten beide sitzend und haben die letzten zehn Jahre keinen Sport gemacht. Beide haben leichtes Übergewicht und wollen abnehmen.

Ergebnisse aus dem Anamnesegespräch

Person A	Person B
Keine auffallenden Defizite oder Ungleichgewichte	Defizite im Bereich Mobilität, Stabilität und Gleichgewicht
Kein erhöhter Blutdruck	Erhöhter Blutdruck
Weit zurückliegende Verletzungen im Sprunggelenk (Fußball – ehemaliger Kreisligaspieler)	Leidet regelmäßig unter leichten Rückenschmerzen

Trainingsplanung Person A

Für Person A ergeben sich aufgrund der guten Ausgangssituation zahlreiche Möglichkeiten zur Trainingsgestaltung.

Trainingsplan Person A

Phase	Zeit in Minuten	Inhalt
Preparation	10	Selbstmassage mit dem Foam Roller; siehe Seite 128 Allgemeine Mobilisationsübungen; siehe Seite 130–159 Mobilitätsübungen für die Sprunggelenke; siehe Seite 131, 132, 134
Activation	20	Lokale, globale und dynamische Übungen; siehe Seite 162–169
Power	30	Zirkeltraining von funktionellen Übungen, um die Kraft und Cardio-Komponente gleichermaßen abzudecken; siehe Seite 207–232
Regeneration	15	Selbstmassage mit dem Foam Roller; siehe Seite 128 Dynamisches Stretching

Trainingsplanung Person B

Bei Person B hingegen müssen wir die Gewichtung anders setzen und den Fokus auf die Defizite und Schwachstellen richten. Bevor wir mit einem eigentlichen Training beginnen, muss die leichte Hypertonie (erhöhter Blutdruck über 140/90 mmHg) von einem Kardiologen abgeklärt werden. Ebenso der wiederkehrende Rückenschmerz von einem Orthopäden. Von beiden benötigt es die Freigabe für Training und Sport, so will es die »Safty-First-Rule«.

Trainingsplan Person B

Phase	Zeit in Minuten	Inhalt
Preparation	30	Selbstmassage mit dem Foam Roller; siehe Seite 128 Stretching Individuelle Korrekturübungen Allgemeine Mobilitätsübungen; siehe Seite 130–159
Activation	20	Lokale und globale Übungen mit dem eigenen Körpergewicht; siehe ab Seite 162 Einsatz von Hilfsmitteln wie Minibänder, Valslides und Schlingentrainer
Power	0	Entfällt, da die Aktivierungsübungen mit dem eigenen Körpergewicht bereits hohe Anforderungen an die Kraft und Kondition dieses Kunden stellen. Im weiteren Verlauf werden zusätzliche Ausdauereinheiten im Grundlagenbereich eingeplant.
Regeneration	20–25	Verbesserung der allgemeinen Mobilität und Beweglichkeit

Funktionell trainieren

Evolution und Bewegung

Prinzipien des funktionellen Trainings

Screening und Testing

Sessiondesign – die P.A.P.R.-Methode

P.A.P.R. in der Praxis

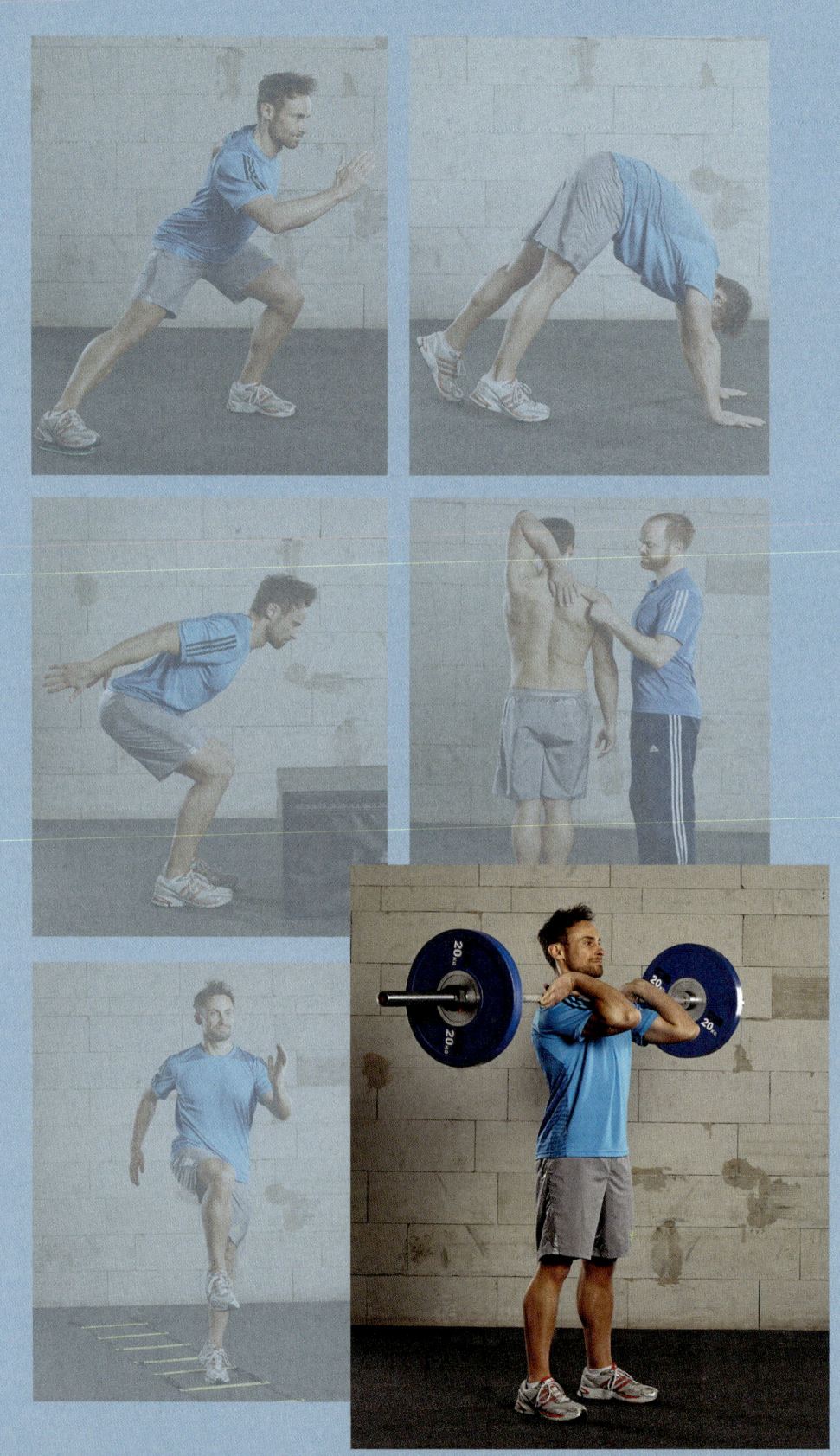

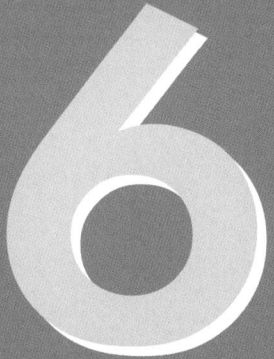

P.A.P.R. IN DER PRAXIS

Im folgenden Kapitel lernst du praktische Übungen zu den vier Bereichen Preparation, Activation, Power und Regeneration.

PREPARATION

Der Schwerpunkt im Modul Preparation liegt auf der Verbesserung der Mobilität und dem Ausgleich von bestehenden Disbalancen, Limitierungen und Dysfunktionen. Egal, ob du völlig frei bist von Einschränkungen oder vereinzelt Dysfunktionen vorhanden sind, gilt es in Modul 1, Gelenke, Muskulatur und Gewebe zu mobilisieren, gängig zu machen und von alltagsbedingten Spannungen zu befreien. Dabei nutzen wir sowohl Übungen zur Selbstmassage, um den Muskeltonus zu reduzieren, als auch globale Mobilisationsübungen für mehr Bewegungsspielraum in den Gelenken.

BEWEGUNGSVORBEREITENDE ÜBUNGEN FÜR MEHR BEWEGUNGSSPIELRAUM

Im Fall von signifikanten Asymmetrien und Dysfunktionen empfehlen wir zunächst Korrektur-übungen, die diese korrigieren und regulieren. Korrekturübungen dienen der Preparation und verbessern zusätzlich die Körperhaltung, den Input, das Feedback und die Funktion, bevor es mit der Aktivierung in Modul 2 weitergeht. Die folgende Tabelle gibt einen Über-blick über die am häufigsten auftretenden Bewegungseinschränkungen, unterteilt in die wichtigsten Gelenkpartien. Du findest zu jedem Gelenk den Hinweis, was und vor allem wie verstärkt trainiert werden sollte. Wir arbeiten im ersten Modul Preparation auf zwei Ebenen:

1. **Selbstmassage:** In diesem Übungsteil wird mithilfe eines Foam Roller, einer Massage-kugel oder eines Massagerollers das verspannte Gewebe ausmassiert und somit der Tonus gesenkt, das Gewebe durchmassiert und die Sensorik aktiviert.
2. **Mobilitätsübungen:** In diesem Übungsteil werden die Gelenke aktiv und im größt-möglichen Bewegungsradius durchbewegt.

Die Übungsauswahl

Nun kommt dein Auswertungsergebnis des 6×5-Tests zum Einsatz. Markiere dir die man-gelhaften Ergebnisse aus den Kategorien 1 (Komplextest), 2 (Reichweite) und 3 (Beweg-lichkeit).

Schritt 1: Selbstmassage
Rolle für mindestens 5 Minuten die Stellen, bei denen du Einschränkungen in der Beweg-lichkeit feststellen konntest.

Schritt 2: Mobilität wiederherstellen
Wähle hier drei bis vier Übungen zur Verbesserung deiner persönlichen Schwachstellen. Der Übungskatalog ist so gegliedert, dass du entsprechend deiner Einschränkungen diffe-renzieren kannst:

- Bei Mobilitätsdefiziten in den Füßen und Sprunggelenken: Seite 131–133
- Bei Mobilitätsdefiziten in den Hüften und der Oberschenkelrückseite: Seite 136–149
- Bei Mobilitätsdefiziten im Oberkörper und in den Schultern: Seite 150–159

Funktionell trainieren

Evolution und Bewegung

Prinzipien des funktionellen Trainings

Screening und Testing

Sessiondesign – die P.A.P.R.-Methode

P.A.P.R. in der Praxis

Funktionell trainieren

Evolution und Bewegung

Prinzipien des funktionellen Trainings

Screening und Testing

Sessiondesign – die P.A.P.R.-Methode

P.A.P.R. in der Praxis

Überblick über häufige Limitierungen

Körperpartie	Häufige Probleme	Lösung	Maßnahmen
Fußsohle	• Spannungen in der Plantarfaszie • Spannungen in den Zwischenmuskeln des Mittelfußes	Entspannung	Punktuelle Selbstmassage mit dem Tennisball
Oberes Sprunggelenk	Einschränkungen der Beweglichkeit in der Sagittalebene	• Mobilität • Flexibilität der umgebenden Strukturen	• Mobilisation des oberen Sprunggelenks • Dehnung der Wadenmuskulatur • Ausrollen der Wade • Punktuelle Selbstmasssage der Wade
Hüftgelenk	Einschränkungen der Beweglichkeit in Sagittalebene und/ oder Transversalebene	• Mobilität • Flexibilität der umgebenden Strukturen • Entspannung der Hüftbeugemuskulatur	• Aktivierung der Gesäß- und Bauchmuskulatur • Schwungübungen • Ausrollen und Dehnung der Hüftmuskulatur und Adduktoren

Körperpartie	Häufige Probleme	Lösung	Maßnahmen
Brustwirbelsäule	Einschränkungen in der Aufrichtung	<ul><li>Aufrichtung</li><li>Mobilität</li><li>Entspannung der Schulter-Nacken-Muskulatur</li></ul>	<ul><li>Massage der Brustwirbelsäule und Schultermuskulatur</li><li>Entwicklung der Extensionsfähigkeit aus der Bauchlage</li><li>Rotationsbewegungen in der Brustwirbelsäule</li><li>Dehnung der Brustmuskulatur</li></ul>
Schultergelenk	<ul><li>Bewegungseinschränkungen</li><li>verstärkte Innenrotation</li></ul>	<ul><li>Mobilität (Schultergelenk und Brustwirbelsäule)</li><li>Stabilität im Schulterblatt</li><li>Entspannung der Innenrotatoren</li></ul>	<ul><li>Aktivierung der Rotatorenmanschette</li><li>Dehnung des Brustmuskels und der Innenrotatoren</li><li>Selbstmassage der Schulter- und Brustmuskulatur</li></ul>

Funktionell trainieren

Evolution und Bewegung

Prinzipien des funktionellen Trainings

Screening und Testing

Sessiondesign – die P.A.P.R.-Methode

P.A.P.R. in der Praxis

SELBSTMASSAGE

Die Selbstmassage ist der Einstieg ins Training. Triggerpunkte, steife oder verspannte Muskelgruppen, Verhärtungen und Muskeln mit erhöhtem Tonus werden punktuell oder großflächig mit unterschiedlichen Methoden und Hilfsmitteln ausmassiert und bearbeitet.

Ziele
- Spannungsreduktion in der Muskulatur
- Verbesserung der Wahrnehmung und Sensorik
- Verbesserter Bewegungsspielraum
- Oberflächliche Durchblutung

Tipps zur Durchführung
- Rolle jede Körperpartie für mindestens 30 Sekunden ab.
- Arbeite dich stets mit einem moderaten Druck durch das Gewebe.
- Schenke den schmerzhafteren Regionen etwas mehr Aufmerksamkeit. Bewege dich an diesen Stellen kontinuierlich auf und ab.
- Atme bei der Übungsausführung konstant und ruhig weiter in den Bauch und über die Nase ein und aus.
- Spare knöcherne Strukturen wie Knie, Knöchel oder Schienbein aus.

Equipment
- Massageroller
- Foam Roller
- Massagekugel oder Tennisball

Funktionell trainieren

Evolution und Bewegung

Prinzipien des funktionellen Trainings

Screening und Testing

Sessiondesign – die P.A.P.R.-Methode

P.A.P.R. in der Praxis

Massage mit dem Massageroller

Bewege den Massageroller in Streichbewegungen zügig und mit einem angenehmen Druck über die gesamte Muskulatur des Unter- und Oberschenkels, über den Rücken, den seitlichen Brustkasten und den Nacken.

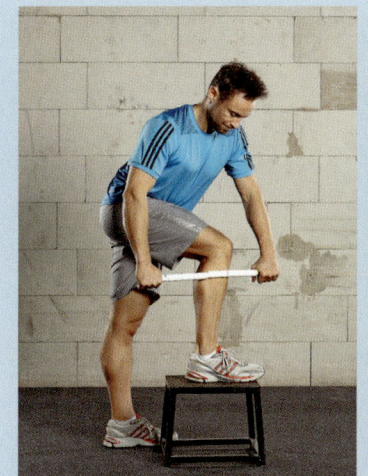
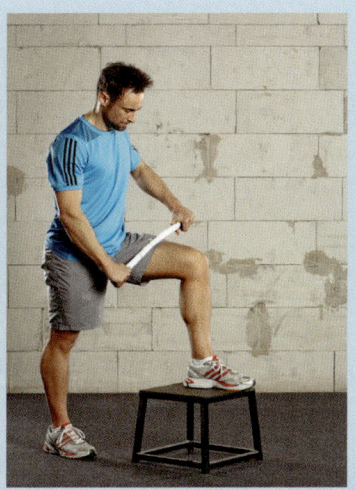

*Behandlung
der Wadenmuskulatur*

*Behandlung
der Oberschenkelmuskulatur*

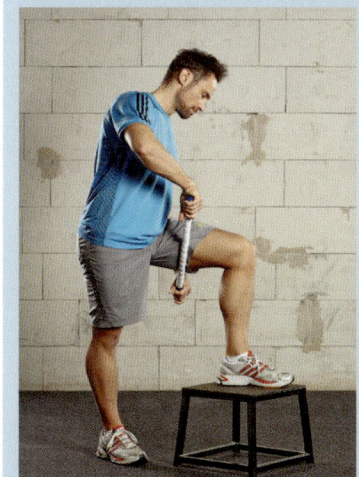
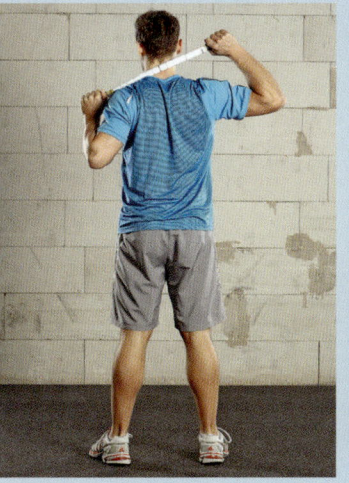
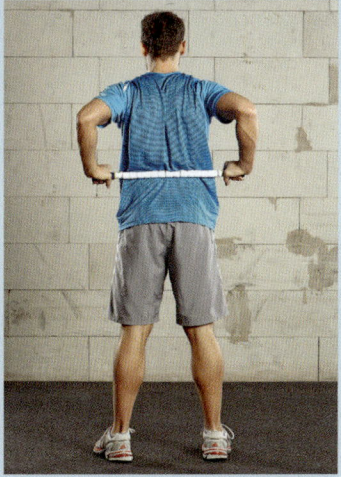

*Behandlung der
Oberschenkelinnenseite*

*Behandlung
der Nackenmuskulatur*

*Behandlung
der Rückenmuskulatur*

Funktionell
trainieren

Evolution und
Bewegung

Prinzipien des
funktionellen Trainings

Screening
und Testing

Sessiondesign –
die P.A.P.R.-Methode

**P.A.P.R.
in der Praxis**

Funktionell
trainieren

Evolution und
Bewegung

Prinzipien des
funktionellen Trainings

Screening
und Testing

Sessiondesign –
die P.A.P.R.-Methode

P.A.P.R.
in der Praxis

Massage mit dem Foam Roller

Lege oder stütze dich über den Foam Roller und rolle zügig und gleichmäßig mit angemessenem Druck über die gesamte Muskulatur der beschriebenen Muskelpartie.

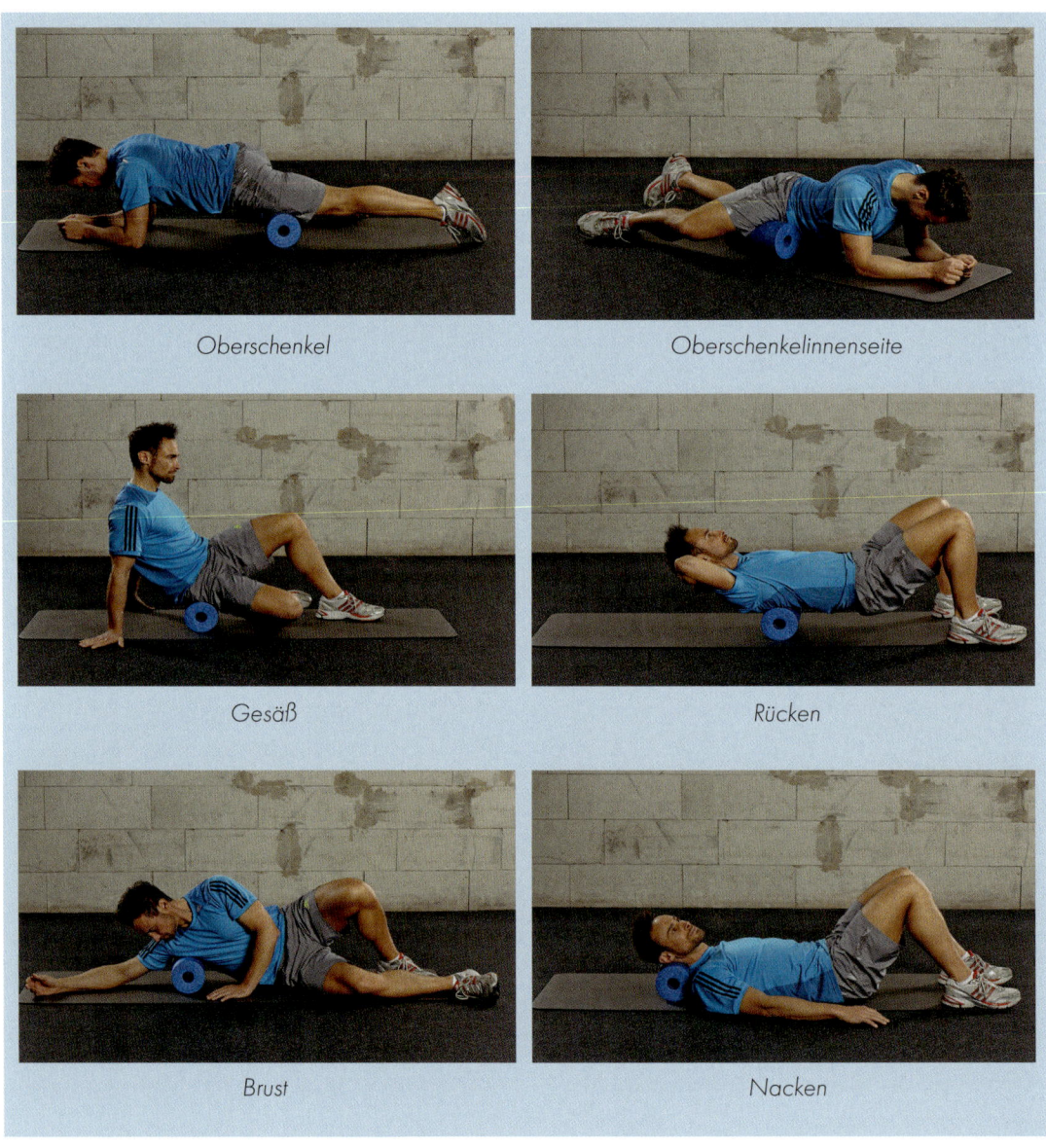

Oberschenkel

Oberschenkelinnenseite

Gesäß

Rücken

Brust

Nacken

Ballmassage der lokalen Schmerzpunkte

Stelle, lege oder drücke dich gegen den Ball und rolle in kleinen Bewegungen gleichmäßig mit angemessenem Druck über die sensitiven Stellen der Muskulatur.

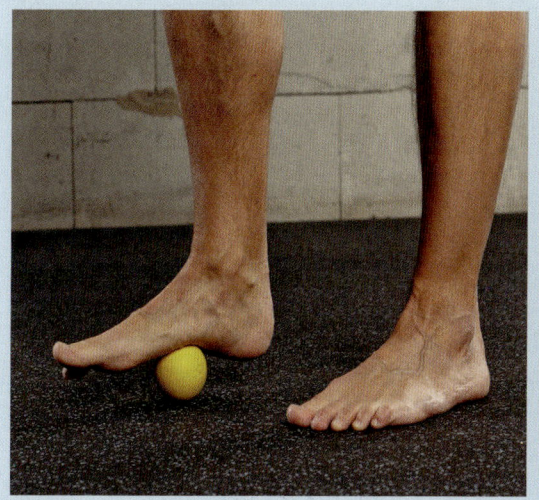

Fuß

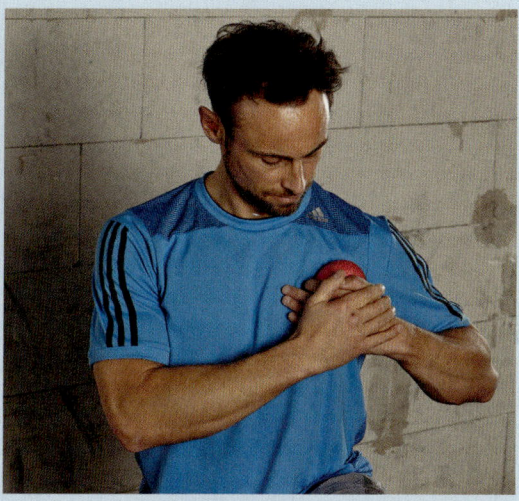

Brust

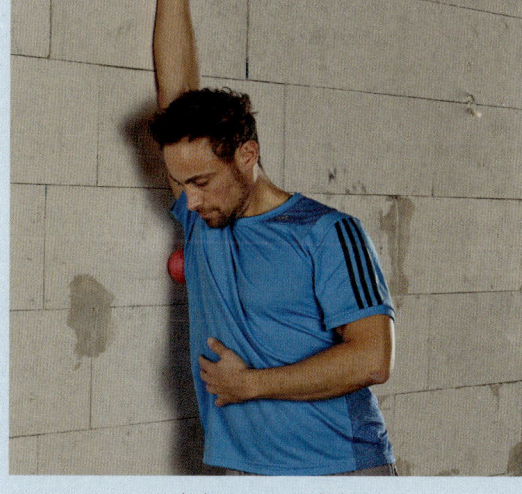

seitliche Brustmuskulatur

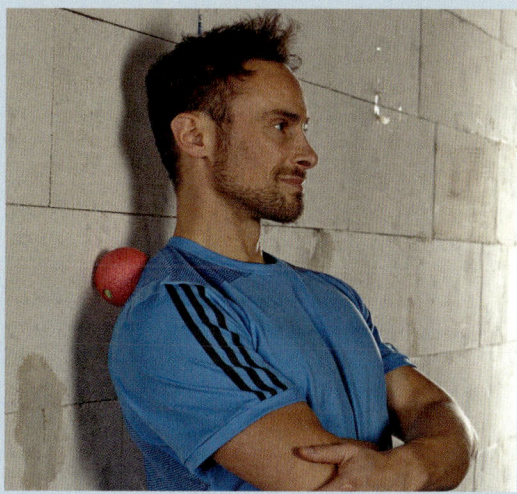

Nacken

Funktionell trainieren

Evolution und Bewegung

Prinzipien des funktionellen Trainings

Screening und Testing

Sessiondesign – die P.A.P.R.-Methode

P.A.P.R. in der Praxis

Funktionell trainieren

Evolution und Bewegung

Prinzipien des funktionellen Trainings

Screening und Testing

Sessiondesign – die P.A.P.R.-Methode

P.A.P.R. in der Praxis

MOBILITÄTSÜBUNGEN

Folgende Übungen sind eine Auswahl, die zur Verbesserung der Mobilität in einem oder mehreren Funktionsbereichen eingesetzt werden können.

Nimm zur Auswahl der Übungen deine Testergebnisse und Erfahrungen aus den Übungen zur Hand und suche nach den Bereichen, in denen du dich hinsichtlich Mobilität verbessern willst.

Ziele
- Bewegungsradius erweitern
- Globales Aufwärmen
- Muskeltonus senken

Tipps zur Durchführung
- Bereite die Gelenk- und Gewebsstrukturen mit drei bis vier Übungen aus der Kategorie Selbstmassage vor.
- Achte bei der Übungsausführung auf eine gleichmäßige und entspannte Atmung.
- Atme kontinuierlich und gleichmäßig durch die Nase ein und aus.
- Beende bei Schmerzen die Übung.

Equipment
- Stab oder Besenstiel
- Zeitung
- Band, Seil oder Handtuch

Übungen zur Verbesserung der Mobilität im Fuß und Sprunggelenk

Der Fuß und das Sprunggelenk bilden die Basis in nahezu allen Bewegungen – egal, ob es der Gang zum Supermarkt ist, die wöchentliche Laufrunde, das Fußballspiel am Wochenende oder der Sprung und die Landung über einen kleinen Bach. Einschränkungen in der Mobilität erhöhen das Verletzungsrisiko und wirken sich negativ auf die Biomechanik und Achsenausrichtung in allen Abrollbewegungen, Sprung- und Landemanövern aus. Daher empfehlen wir, die folgende kurze Routine in jedes Trainingsprogramm zu integrieren, um die Balance, Propriozeption und Trittsicherheit zu erhöhen.

DEHNEN DER WADE UND BEINRÜCKSEITE IM STEHEN

Nutzen
- Längendehnung von Wade, Beinrückseite und Ausläufern des Ischiasnervs
- Reduktion der nervalen, muskulären und faszialen Spannung
- Verbesserung der Beweglichkeit im Sprunggelenk

Stelle dich mit dem Gesicht gegen eine Wand, eine Säule oder einen Türrahmen und platziere einen Fuß mit den Fußzehen steil gegen die Wand. Die Ferse ist auf dem Boden fixiert, das Gesäß angespannt. Schiebe mit gestrecktem Bein das Becken weg von der Wand, bis du eine Dehnung in der Wade oder Fußsohle spürst. Sollte die Dehnung nach 20 Sekunden nachlassen, schiebe mit dem Becken noch etwas weiter in Richtung Wand. Halte die Position für 30 bis 60 Sekunden und wechsle anschließend auf die andere Seite.

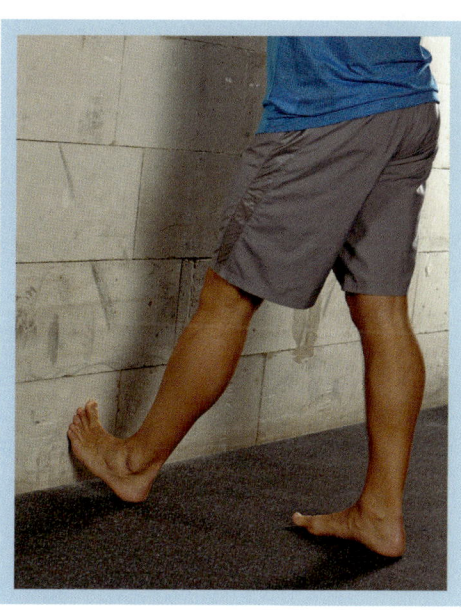

Funktionell trainieren

Evolution und Bewegung

Prinzipien des funktionellen Trainings

Screening und Testing

Sessiondesign – die P.A.P.R.-Methode

P.A.P.R. in der Praxis

132 | P.A.P.R. in der Praxis

FUSSDEHNUNG

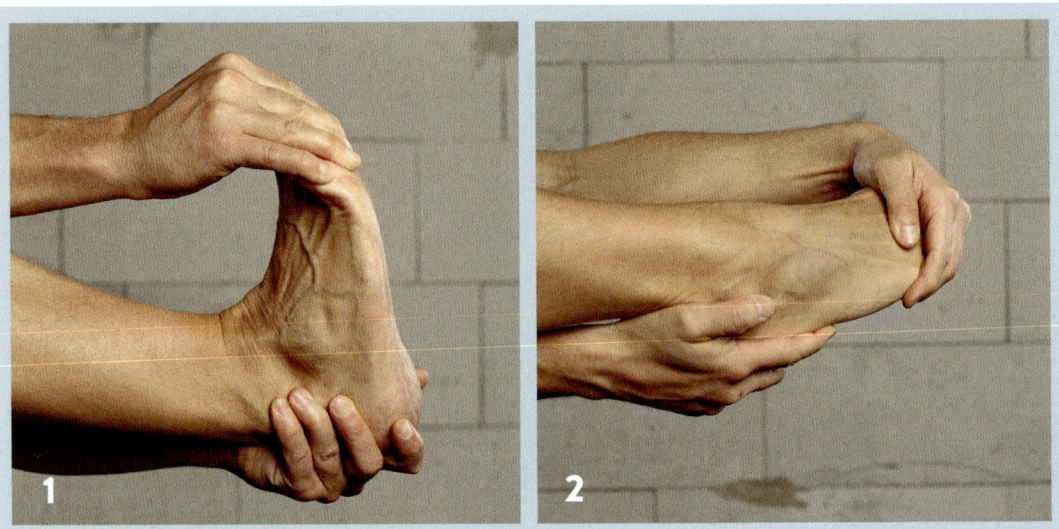

Dehnung Richtung Schienbein *Dehnung Richtung Ferse*

Nutzen

- Mobilisation von Vorfuß und Fersenbein
- Lösen von Druck- und Engegefühl im oberen und unteren Sprunggelenk
- Dehnung der Außenbandstrukturen

1. Setze dich auf den Boden oder einen Stuhl und greife mit einer Hand die Ferse und mit der anderen die Zehen eines Fußes. Dehne alle 5 Zehen in Richtung Schienbein und schiebe die Ferse von dir weg.
2. Anschließend ziehst du die Ferse in Richtung der Wade und dehnst den Fußrücken mit der Hand.

Hinweis: Alternativ kannst du die Überstreckung auch im Stehen ausführen und zusätzlich Kreisbewegungen mit einbauen. Nach 60 Sekunden den Fuß wechseln.

Funktionell trainieren

Evolution und Bewegung

Prinzipien des funktionellen Trainings

Screening und Testing

Sessiondesign – die P.A.P.R.-Methode

P.A.P.R. in der Praxis

EINBEINIGER REICHWEITENKOMPASS

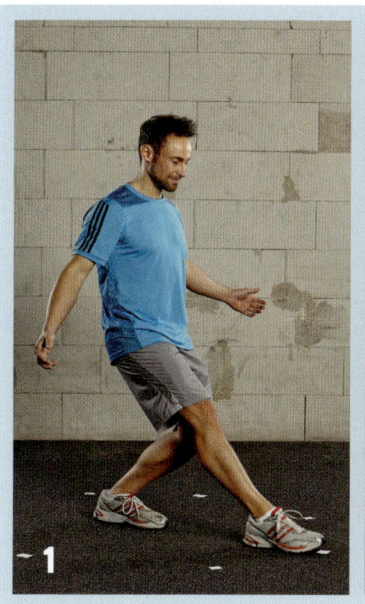 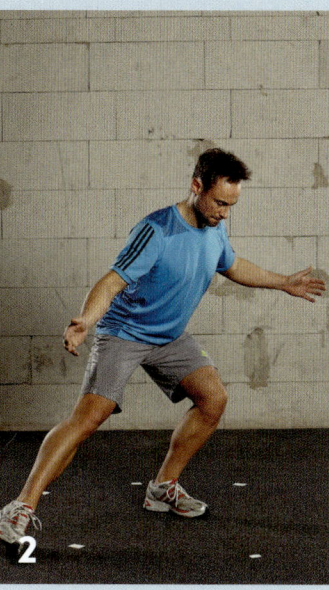 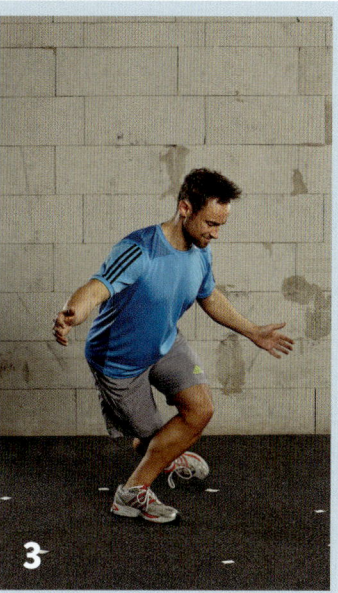

Nutzen

- Verbesserung der Mobilität und Stabilität im Standbein
- Verbesserung der Balance, Achsenausrichtung und Körperschwerpunktsverlagerung
- Förderung und Forderung der reflexiven Stabilisierung und motorischen Kontrolle

1. Stelle dich einbeinig in die Mitte eines imaginären Kompasses. Die Zehen des Standbeins zeigen Richtung Norden und die Ferse bleibt am Boden. Gehe leicht in die Knie. Bewege die Zehen des Spielbeins so weit du kannst in Richtung Norden. Komme dann sicher wieder zurück in die Ausgangsposition.
2. Wiederhole die Übung dann Richtung Westen.
3. Dann nach Süden und Osten bewegen. Dein Standbein bleibt stabil.

Hinweis: Zusätzlich können Nordost, Nordwest, Südost und Südwest mit einbezogen werden. Wiederhole 2 Durchgänge pro Bein in alle Himmelsrichtungen.

Tipp: Wenn du die Himmelsrichtungen mit den Füßen gemeistert hast, probiere, mit den Fingerspitzen im Einbeinstand so weit es geht zum Boden zu reichen.

Funktionell
trainieren

Evolution und
Bewegung

Prinzipien des
funktionellen Trainings

Screening
und Testing

Sessiondesign –
die P.A.P.R.-Methode

P.A.P.R.
in der Praxis

MOBILISATION VON SPRUNG- UND HÜFTGELENK SOWIE BRUSTWIRBELSÄULE

Nutzen

- Mobilisation in Transversalebene des oberen Sprunggelenks, der Hüfte und Brustwirbelsäule
- Geschlossenkettige Mobilisation über drei Funktionsbereiche
- Aktivierung der Gesäßmuskulatur im Standbein

1. Stelle dich mit dem Gesicht zu einer Wand. Strecke die Arme auf Brusthöhe aus und stemme dich gegen die Wand wie bei einer Liegestützposition. Mache einen weiten Schritt zurück, bis du eine Dehnung in beiden Waden spürst. Die Zehen zeigen Richtung Wand. Bringe deine Gesäß- und Bauchmuskulatur auf Spannung und halte den Körper von den Füßen bis zum Kopf in einer aufrechten Linie.
2. Ziehe ein Knie aktiv zu dir heran. Behalte die aufrechte Körperposition bei.
3. Pendle nun aktiv mit dem angezogenen Knie nach links und nach rechts. Bleibe in der Hüfte des Standbeins stabil und kontrolliert und schiebe die Ferse des Standbeins aktiv in den Boden und die Arme fest in die Wand.

Hinweis: Bleibe 15 bis 30 Sekunden auf einem Bein und wechsle anschließend auf die andere Seite. Wiederhole die Übung auf jeder Seite 2-mal.

Tipp: Kreise mit der Hüfte zusätzlich aktiv im und gegen den Uhrzeiger, sodass beide Richtungen mobilisiert werden. Langsam, kontrolliert und mit Kraft ausführen.

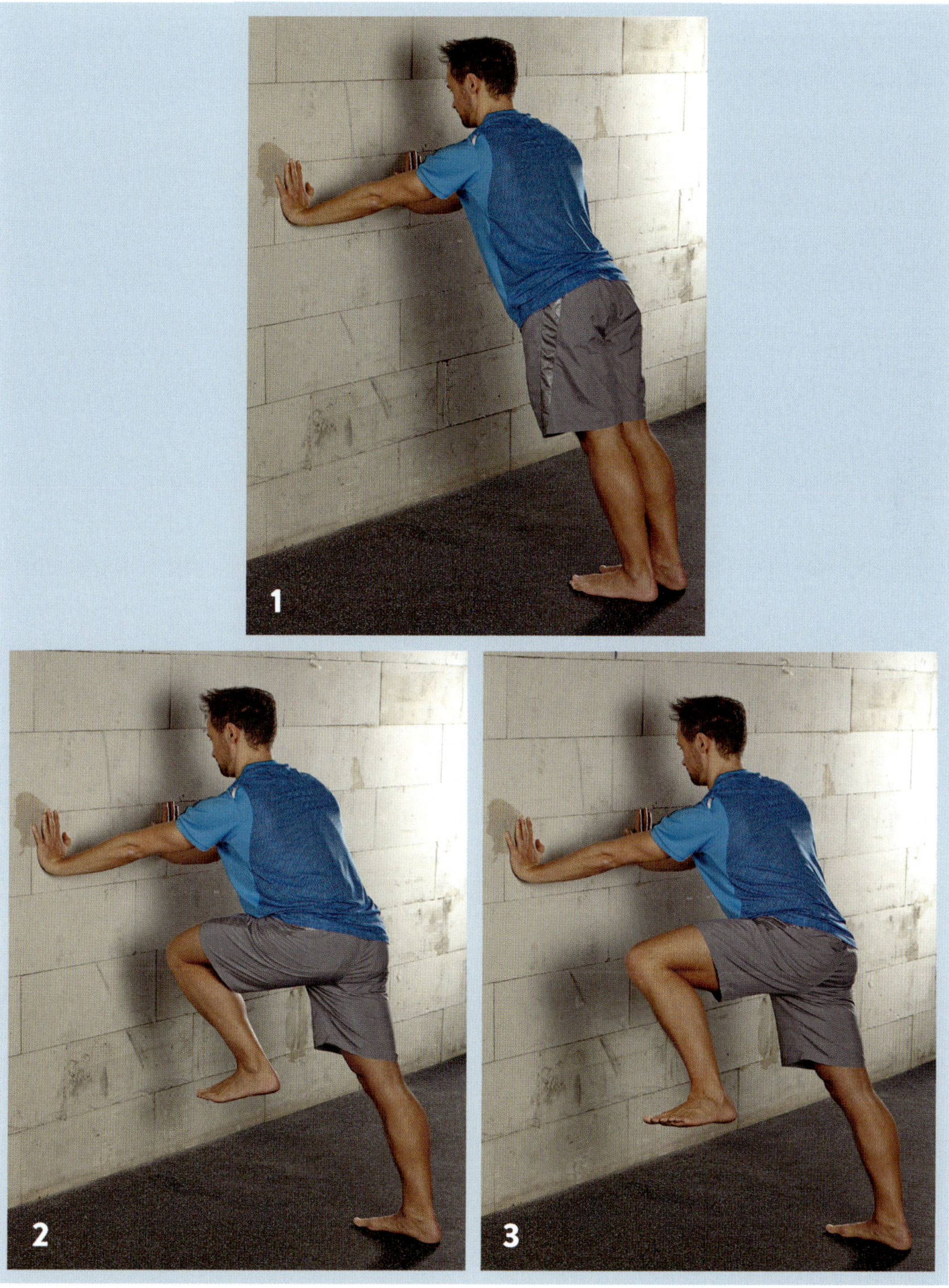

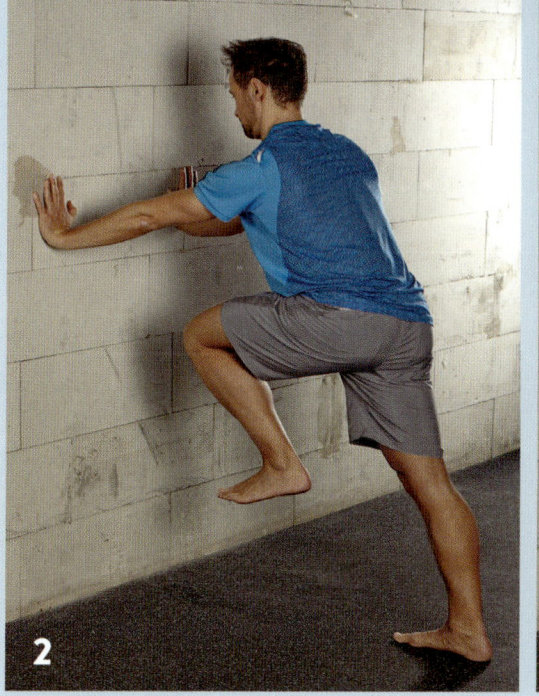

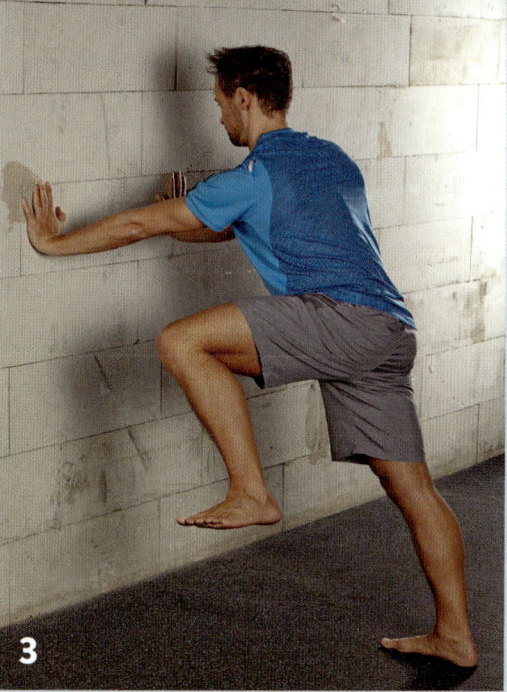

Funktionell trainieren

Evolution und Bewegung

Prinzipien des funktionellen Trainings

Screening und Testing

Sessiondesign – die P.A.P.R.-Methode

P.A.P.R. in der Praxis

Funktionell
trainieren

Evolution und
Bewegung

Prinzipien des
funktionellen Trainings

Screening
und Testing

Sessiondesign –
die P.A.P.R.-Methode

P.A.P.R.
in der Praxis

Übungen zur Verbesserung der Mobilität im Hüftgelenk und Beckengürtel

Für viele Experten gilt die Hüfte als das Universum im Functional Training. Ob beim Gehen, Springen oder Laufen, der Impuls, die Stabilität und Kraft kommen aus der Hüfte. Bevor wir mit der lokalen, globalen und dynamischen Aktivierung beginnen, schaffen wir die Voraussetzungen, indem wir den Bewegungsspielraum und die Propriozeption verbessern. Die folgende Übungsauswahl gibt einen Einblick in die verschiedenen Techniken und Methoden, die Hüfte zu mobilisieren. Nutze auch hier vorher den Foam Roller, Massageroller oder den Triggerball, um Spannungen im Gewebe zu reduzieren und die Wahrnehmung zu verbessern.

BEINSENKEN MIT UNTERSTÜTZUNG

Nutzen

- Dehnung der Beinrückseite
- Unterstützung der Zusammenarbeit von linker und rechter Beckenhälfte
- Aktivierung der Hüftflexoren und tiefen Rumpfmuskeln

1. Nimm dir ein Band, Seil oder Handtuch und komme in die Rückenlage. Lege das Band um die Fußsohle des rechten Fußes und strecke das rechte Bein senkrecht und gestreckt zur Decke. Die Lendenwirbelsäule bleibt neutral. Stelle dir vor, dass eine Ameisenstraße unter deiner Lendenwirbelsäule von links nach rechts durchläuft, die du nicht zerdrücken möchtest.
2. Senke das rechte Bein gestreckt in Richtung Boden ab, während das linke Bein am Boden bleibt. Bewege das rechte Bein nur so weit nach unten, wie du die Ameisenstraße kontrollieren kannst. Führe das rechte Bein wieder zurück nach oben. Wiederhole die Übung auf beiden Seiten 10- bis 15-mal.

Tipp: Wenn du dieses Level gut meisterst, kannst du das Bein auch frei und ohne Fixierung in der Luft stabilisieren und aktiv halten.

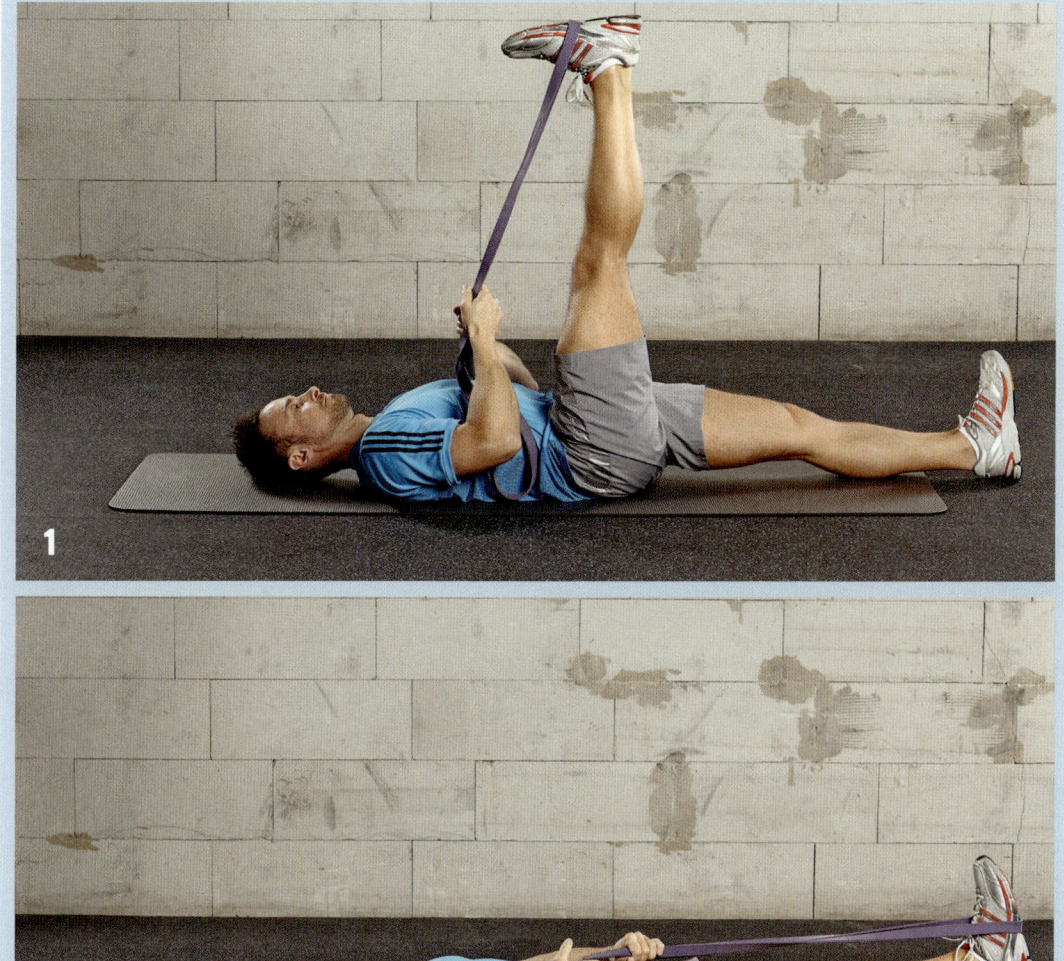

Funktionell
trainieren

Evolution und
Bewegung

Prinzipien des
funktionellen Trainings

Screening
und Testing

Sessiondesign –
die P.A.P.R.-Methode

P.A.P.R.
in der Praxis

Funktionell trainieren

Evolution und Bewegung

Prinzipien des funktionellen Trainings

Screening und Testing

Sessiondesign – die P.A.P.R.-Methode

P.A.P.R. in der Praxis

ADDUKTORENDEHNUNG IM VIERFÜSSLERSTAND

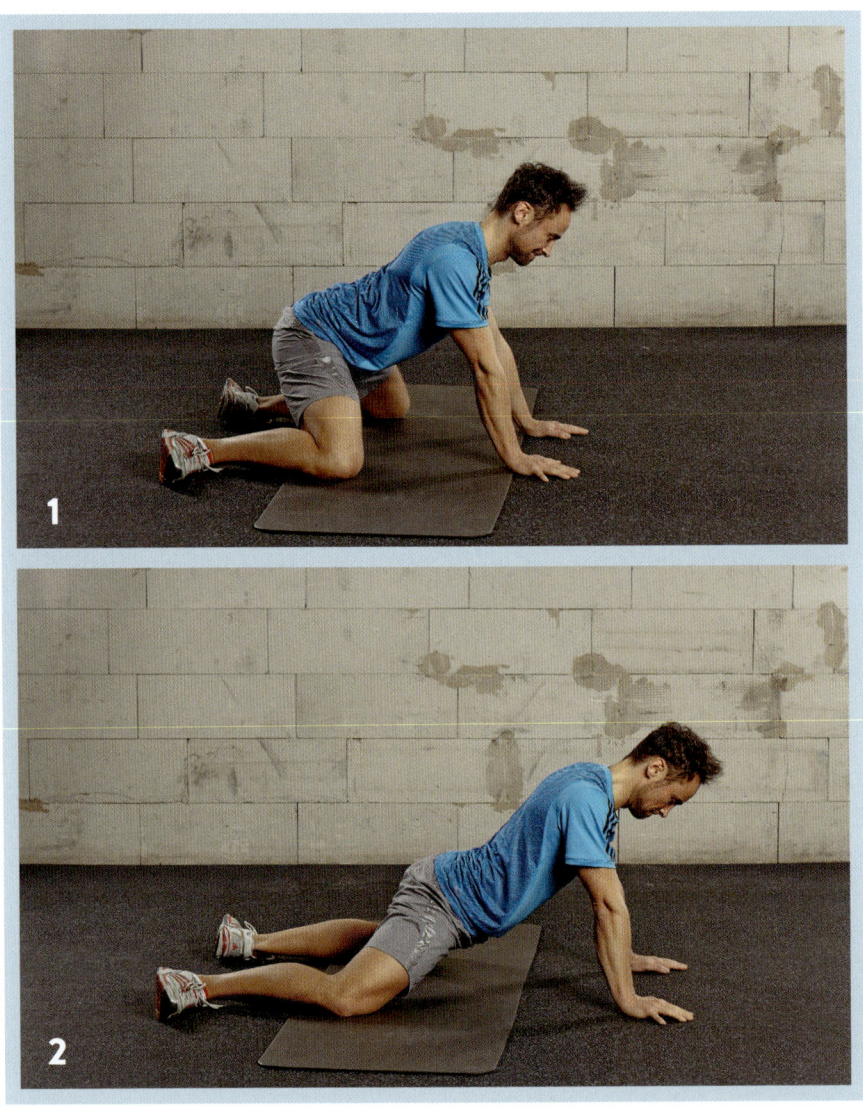

Nutzen

- Dehnung der Oberschenkelinnenseiten
- Aktivierung der tiefen Bauchmuskulatur
- Für Fortgeschrittene: Verbesserung die Innen- und Außenrotation im Hüftgelenk

1. Komme in den Vierfüßlerstand und platziere die Knie weit geöffnet. Die Arme sind gestreckt und drücken aktiv in den Boden direkt unterhalb der Schultern. Der Rücken ist neutral, der Kopf bleibt in Verlängerung der Wirbelsäule. Die Unterschenkel sind nach außen rotiert. Schiebe aktiv mit den Armen den Boden nach vorne weg, damit sich das Becken aktiv nach hinten bewegt, ohne zu kippen. Behalte die gerade und neutrale Wirbelsäule (natürliche Lordose) bei, bis du eine Dehnung in den Adduktoren und in der Leiste spürst.
2. Ziehe dich anschließend mit aktiven und gestreckten Armen wieder nach vorn, bis du mit dem Becken fast bis zum Boden kommst.

Hinweis: Von hier das Becken mit geradem Rücken wieder aktiv zurückschieben.

Tipp: Du kannst die Übung intensivieren, indem du die Knie weiter auseinandernimmst. Kontrolliere das Becken so gut es geht.

Variante für Fortgeschrittene: Ziehe das Becken nach vorn in Richtung Boden, indem du es kippst. So erreichst du die Innen- und Außenrotation in der Hüfte deutlicher. Löse die Füße vom Boden und winke mit den Füßen nach links und rechts.

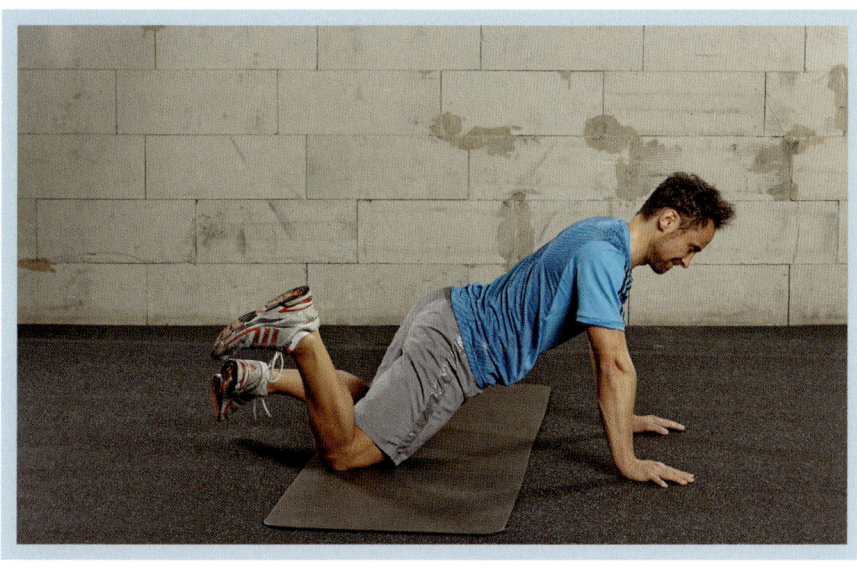

Funktionell trainieren

Evolution und Bewegung

Prinzipien des funktionellen Trainings

Screening und Testing

Sessiondesign – die P.A.P.R.-Methode

P.A.P.R. in der Praxis

HÜFTBEUGERDEHNUNG IM HALBKNIESTAND

Nutzen
- Dehnung der Oberschenkelvorderseite und der Hüftflexoren in drei Ebenen
- Gleichzeitige Aktivierung der Gesäßmuskulatur und tiefen Bauchmuskulatur

1. Beginne im Kniestand und stelle ein Bein im 90-Grad-Winkel vor dir auf. Nimm einen Stab hinter den Rücken und greife ihn mit der dem vorn aufgestellten Bein gegenüberliegenden Hand in Höhe der Halswirbelsäule und mit der anderen Hand in Höhe der Lendenwirbelsäule. Der Stab hat mit Kopf, Brustwirbelsäule und Kreuzbein Kontakt. Du kniest mit 90 Prozent des Körpergewichts auf dem unteren Knie und mit 10 Prozent Unterstützung der Fußsohle des vorn aufgestellten Beins. Halte das Becken neutral. Aktiviere die Bauchmuskulatur und die Gesäßhälfte.

2. Schiebe das Becken gemeinsam mit dem aufrechten Rumpf nach vorn, bis eine Dehnung in der Hüftbeuge des knienden Beins zu spüren ist. Halte diese Position für 3 Atemzüge und kehre anschließend in die Ausgangsposition zurück. Mit der nächsten Wiederholung schiebst du erneut das Becken nach vorn, bis die Dehnung in der Hüfte zu spüren ist, und beugst dich mit dem Oberkörper zur Seite Richtung aufgestelltes Bein.

Hinweis: Halte die Position für 3 Atemzüge und kehre dann in die Ausgangsposition zurück. Mit der nächsten Wiederholung schiebst du erneut das Becken nach vorn in die Dehnposition und drehst den Oberkörper zur gleichen Seite. Halte die Position für 3 Atemzüge und kehre wieder zurück. Die Übung auf der anderen Seite wiederholen.

Tipp: Wenn du dieses Level gut meisterst, kannst du die Übung auch dynamisch und ohne Stab durchführen und die Position des vorderen Beins variieren, zum Beispiel weiter nach außen oder leicht erhöht stellen und die Arme schwungvoll einsetzen.

Funktionell trainieren

Evolution und Bewegung

Prinzipien des funktionellen Trainings

Screening und Testing

Sessiondesign – die P.A.P.R.-Methode

P.A.P.R. in der Praxis

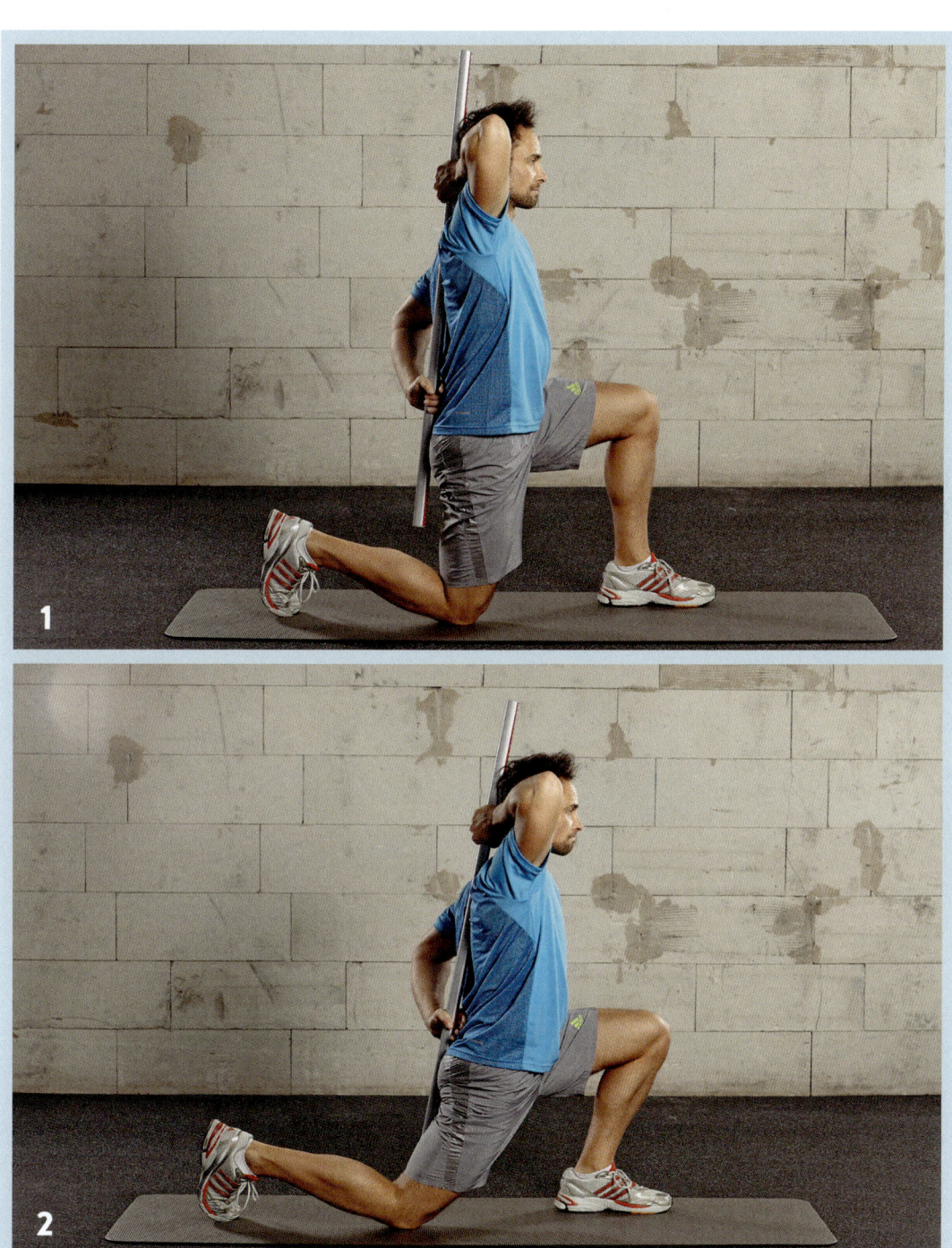

Funktionell
trainieren

Evolution und
Bewegung

Prinzipien des
funktionellen Trainings

Screening
und Testing

Sessiondesign –
die P.A.P.R.-Methode

P.A.P.R.
in der Praxis

Funktionell trainieren

Evolution und Bewegung

Prinzipien des funktionellen Trainings

Screening und Testing

Sessiondesign – die P.A.P.R.-Methode

P.A.P.R. in der Praxis

HÜFTHEBEN NACH GRAY COOK

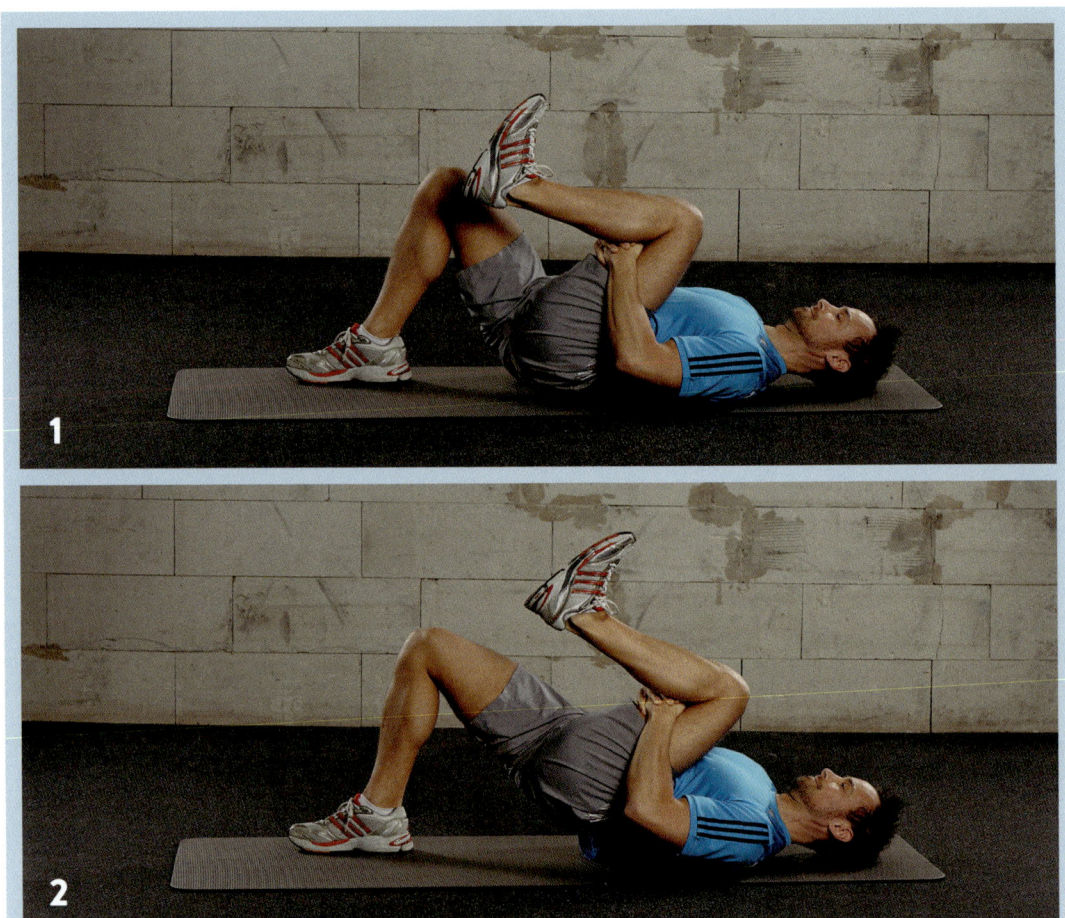

Nutzen

- Spannungsreduktion der Hüftbeuger
- Aktivierung der Gesäßmuskulatur und Oberschenkelrückseite bei gleichzeitigem Aktivieren der Hüftflexoren auf der gegenüberliegenden Beckenseite
- Aktivierung der tiefen Bauchmuskulatur und Oberschenkelrückseite
- Differenzierung zwischen aktiver Hüftstreckung aus der Hüfte und gleichzeitiger Kontrolle der Lendenwirbelsäule
- Training der aktiven Hüftstreckung, Hüftbeugung und Rumpfkontrolle

1. Beginne in der Rückenlage und stelle beide Füße hüftbreit an. Beuge einen Oberschenkel aktiv zur Brust. Fixiere die Position und behalte den Winkel zwischen Oberkörper und Oberschenkel bei.
2. Gib Druck in die Fußsohle, die am Boden steht und strecke die Hüfte. Der Winkel zwischen Oberkörper und Hüfte bleibt bestehen.

Hinweis: Wiederhole die Bewegung 5- bis 8-mal je Seite. Wiederhole jede Übungsserie 2- bis 3-mal je Seite.

Tipp: Achte auf eine gleichmäßige Atmung und vermeide Pressatmung oder die Luft anzuhalten.

Variante für Fortgeschrittene
1. Mache mehrere dynamische Bewegungen. Beuge das Bein, ohne den Oberschenkel zu greifen.
2. Schiebe die Hüfte so weit du kannst nach oben und wieder zurück. Fixiere wahlweise zusätzlich aktiv einen Ball zwischen Oberschenkel und unterster Rippe.

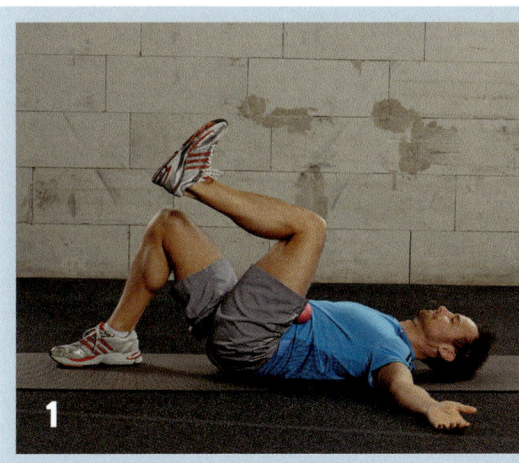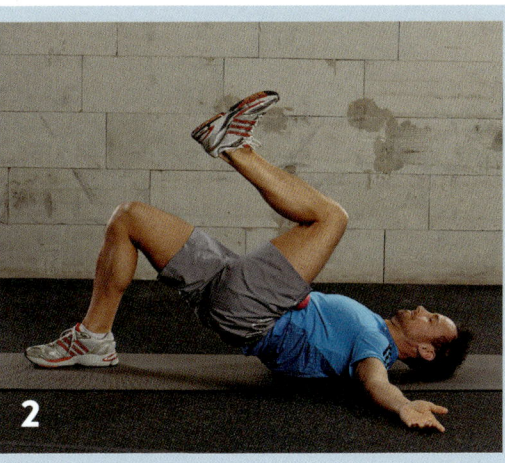

Funktionell trainieren

Evolution und Bewegung

Prinzipien des funktionellen Trainings

Screening und Testing

Sessiondesign – die P.A.P.R.-Methode

P.A.P.R. in der Praxis

Funktionell trainieren

Evolution und Bewegung

Prinzipien des funktionellen Trainings

Screening und Testing

Sessiondesign – die P.A.P.R.-Methode

P.A.P.R. in der Praxis

HALB KNIENDE HÜFTMOBILISATION MIT REICHWEITENMUSTER

Nutzen

- Mobilität für Sprung- und Hüftgelenk
- Dehnung der Adduktoren
- Aktivierung der tiefen Bauchmuskulatur
- Mobilität in der Brustwirbelsäule
- Haltungskorrektur im Oberkörper

1. Beginne im Kniestand mit aufrechtem Oberkörper. Die Oberschenkel sind leicht ge-grätscht. Der Fußrücken liegt flach auf. Dein Körper ist vom Ohr über die Schulter, Hüfte bis zu den Knien in einem senkrechten Lot. Stelle das linke Bein im 45-Grad-Winkel nach rechts vorn außen. Lege beide Handflächen aneinander und strecke die Arme vor dir nach unten.

2. Schiebe die Hüfte mit aufrechtem Oberkörper gleichzeitig nach vorn und in Richtung linkes Knie. Die linke Kniescheibe zeigt immer Richtung zweiten Zeh. Dabei einatmen. Kehre in die Ausgangsposition zurück und atme wieder aus. Hebe die gestreckten Arme dabei über den Kopf, die Hände zu einer Pistole geformt. Wiederhole diese Bewegung mehrere Male.

3. Lasse anschließend die Arme über dem Kopf und strecke dich mit geschlossenen Hän-den so weit du kannst nach vorn oben, nach vorn rechts oben, nach vorn links oben, nach hinten links oben, nach hinten rechts oben, nach vorn rechts unten und so weiter in alle Richtungen. Bleibe im Oberkörper und in den Hüften immer maximal kontrolliert.

Hinweis: Wechsle die Beinstellung und wiederhole die Bewegung auf der anderen Seite.

Tipp: Wenn du den vorderen Fuß weiter unter das Knie stellst, wird die Mobilisation für das Sprunggelenk größer.

Variante für Fortgeschrittene: Du kannst die Hände öffnen und verschiedene Diago-nalen und Armpositionen einnehmen. Zusätzlich kann mit elastischen Widerstandsbändern oder mit Kettlebells gearbeitet werden.

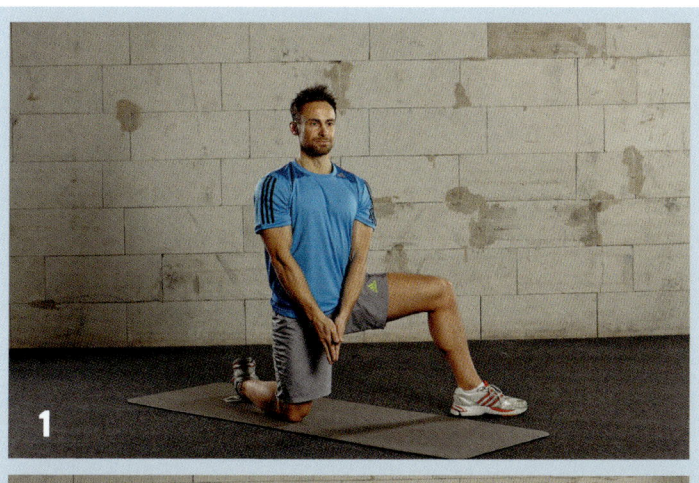

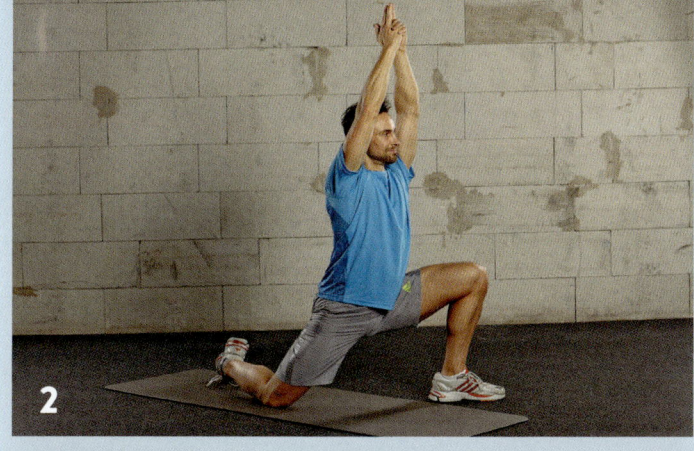

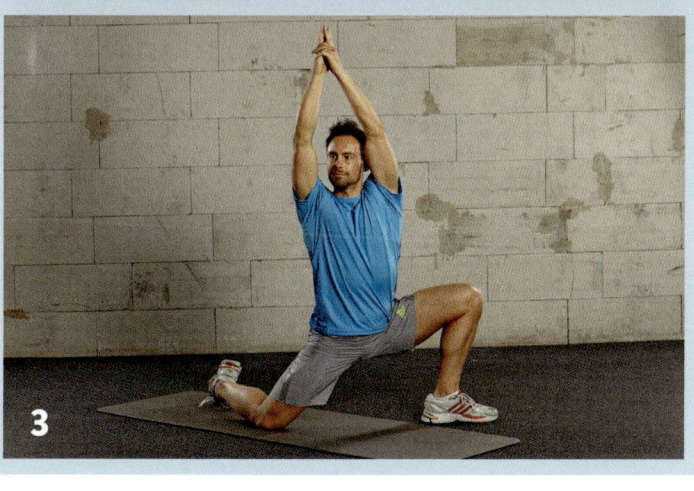

Funktionell
trainieren

Evolution und
Bewegung

Prinzipien des
funktionellen Trainings

Screening
und Testing

Sessiondesign –
die P.A.P.R.-Methode

P.A.P.R.
in der Praxis

Funktionell trainieren

Evolution und Bewegung

Prinzipien des funktionellen Trainings

Screening und Testing

Sessiondesign – die P.A.P.R.-Methode

P.A.P.R. in der Praxis

EINBEINIGES KREUZHEBEN OHNE LAST

Nutzen

- Mobilität und Stabilität für den Beckengürtel im Einbeinstand
- Aktivierung und Längenspannung der Oberschenkelrückseite und Gesäßmuskulatur
- Aktivierung der tiefen Bauchmuskulatur und Schulterblattmuskulatur

1. Komme in einen aufrechten, hüftbreiten Stand. Lege dir einen Stab an den Rücken. Hinterkopf, Brustwirbelsäule und Kreuzbein berühren den Stab. Die rechte Hand greift den Stab von oben. Die linke Hand greift den Stab von unten. Du bildest eine Linie vom Fuß bis zum Ohr.

2. Löse den rechten Fuß und hebe das rechte Bein lang und gestreckt nach hinten an. Beuge das Standbein bis zu 20 Grad, während du den Oberkörper aus der Hüfte nach vorne neigst, sodass er eine Linie mit dem Bein bildet (der Stab hilft dir, diese Linie zu spüren). Schultergürtel und Beckengürtel bleiben parallel. Der Stab behält den Kontakt zum Rücken.

Hinweis: Kehre in die Ausgangsposition zurück. Wechsle dann die Seite und wiederhole die Übung 10- bis 15-mal pro Bein.

Tipp für Anfänger: Übe erst an der Wand und senke nur den Oberkörper, beide Füße bleiben am Boden. Die Unterschenkel bleiben senkrecht, das Gesäß weicht etwas nach hinten aus, wenn der Oberkörper sich mit langem Rücken senkt.

Variante für Fortgeschrittene: Lasse die Stange weg und nutze stattdessen Zusatzgewichte wie Gummibänder, Medizinbälle, Kettlebells und Kurzhanteln (einarmig/beidarmig), um den Schwierigkeitsgrad zu erhöhen.

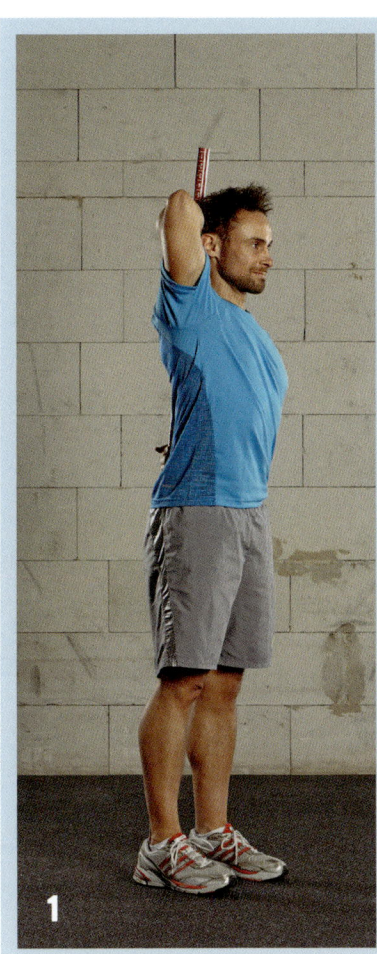
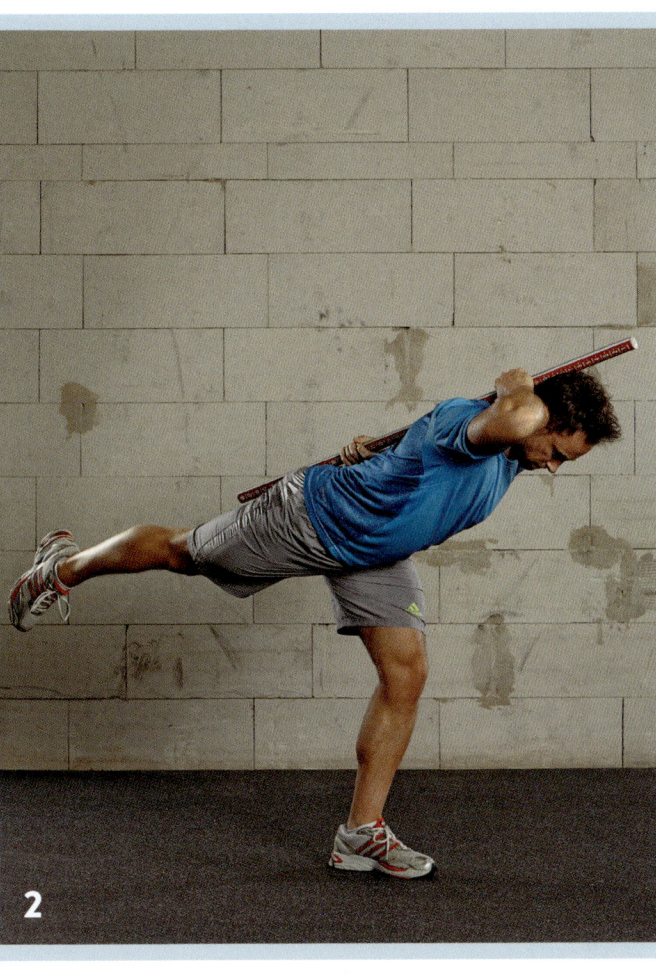

Funktionell
trainieren

Evolution und
Bewegung

Prinzipien des
funktionellen Trainings

Screening
und Testing

Sessiondesign –
die P.A.P.R.-Methode

P.A.P.R.
in der Praxis

Funktionell trainieren

Evolution und Bewegung

Prinzipien des funktionellen Trainings

Screening und Testing

Sessiondesign – die P.A.P.R.-Methode

P.A.P.R. in der Praxis

YOGA FLOW – AUSFALLSCHRITT UND KRIEGERVARIANTEN

Nutzen

- Verbesserung von Mobilität und Öffnung im Beckengürtel in drei Ebenen
- Längenspannung der Hüftbeugen
- Anheben der gesamten Frontallinie
- Absenkung der hinteren myofaszialen Leitbahnen

1. Beginne in der Stützposition.
2. Steige mit einem Fuß zwischen beide Hände nach vorn und halte das hintere Bein gestreckt und aktiv in der Hüfte.
3. Hebe beide Arme gestreckt zur Decke über den Kopf. Richte dich im Oberkörper auf. Das vordere Knie bleibt gebeugt und zeigt weiter in Richtung zweiter Zeh. Der Unterschenkel bleibt senkrecht über dem Sprunggelenk ausgerichtet. Halte die Position (Krieger 1) für 3 Atemzüge.
4. Rotiere das hintere Bein so weit nach außen, dass du den hinteren Fuß mit der kompletten Fußsohle auf den Boden absetzen kannst, und drehe den Fuß um 60 bis 90 Grad nach innen. Senke die Arme auf Schulterhöhe parallel zum Boden ab. Der vordere Arm über dem gebeugten Knie rotiert nach innen, die Handfläche zeigt nach unten. Den hinteren Arm ausdrehen, sodass die Handfläche nach oben zeigt. Halte die Position (Krieger 2) für 3 Atemzüge. Drehe das hintere Bein wieder ein, sodass das Knie nach unten schaut und die Ferse sich anhebt, und komme mit den Händen rechts und links des vorderen Fußes auf den Boden. Steige mit dem rechten Bein zurück in die gerade Liegestützposition.

Hinweis: Wiederhole die Abfolge auf der anderen Seite. Absolviere insgesamt 3 bis 4 Wiederholungen auf jeder Seite.

Tipp für Fortgeschrittene: Ziehe im »Krieger 2« die Füße imaginär zueinander, um eine zusätzliche Aktivierung im Beckenboden zu erzeugen.

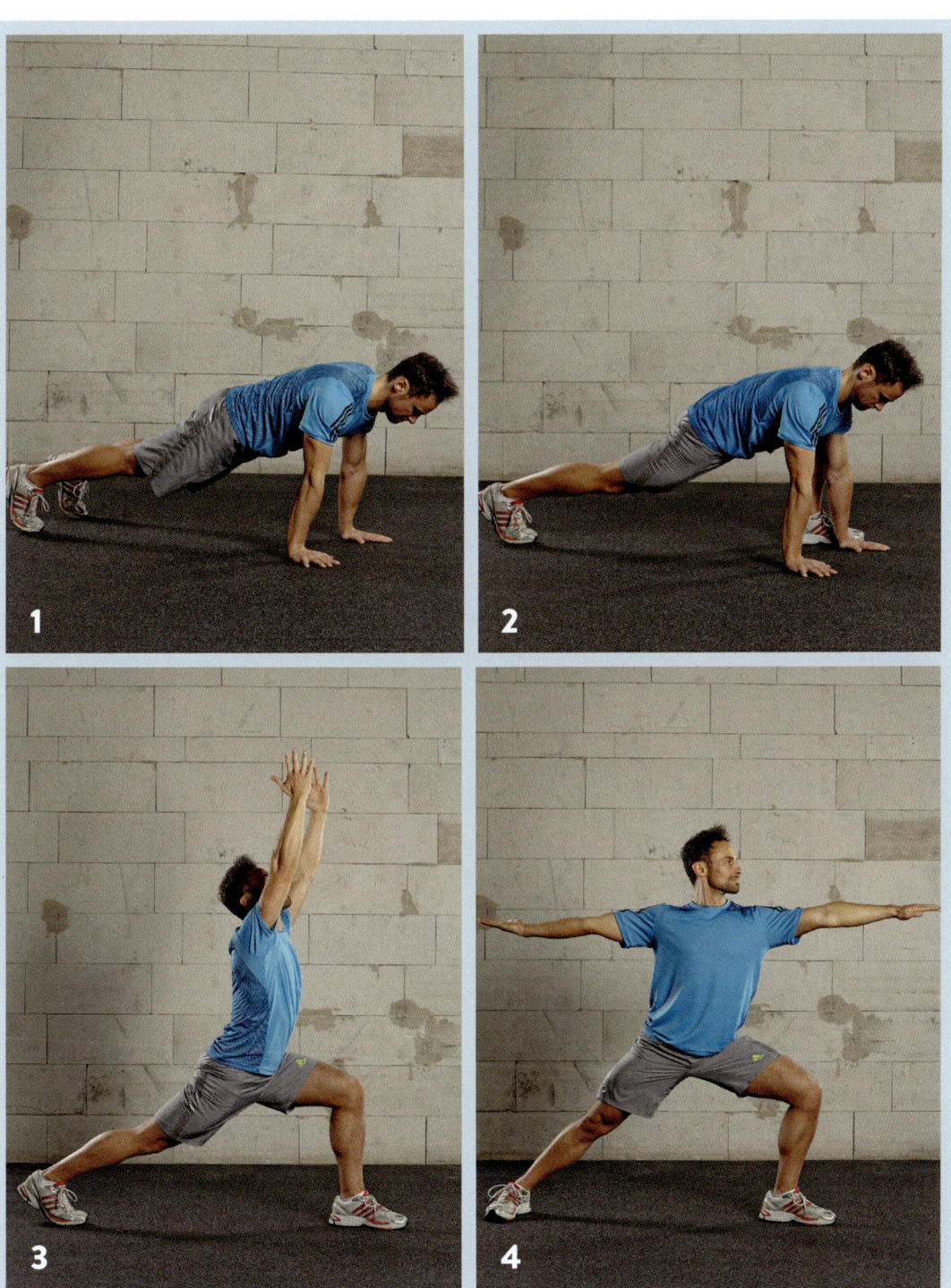

Funktionell trainieren

Evolution und Bewegung

Prinzipien des funktionellen Trainings

Screening und Testing

Sessiondesign – die P.A.P.R.-Methode

P.A.P.R. in der Praxis

Funktionell trainieren

Evolution und Bewegung

Prinzipien des funktionellen Trainings

Screening und Testing

Sessiondesign – die P.A.P.R.-Methode

P.A.P.R. in der Praxis

Übungen zur Verbesserung der Mobilität in der Brustwirbelsäule und im Schultergürtel

Die Brustwirbelsäule nimmt eine Sonderrolle in der Anatomie des menschlichen Körpers ein. Sie hat vier Verbindungsstellen: zur Halswirbelsäule über ihr und zur Lendenwirbelsäule unter ihr, zu den Rippen, die an den Brustwirbeln andocken, und zum Schulterblatt, das als Gleitgelenk wirkt. Diese vier Bereiche bedingen sich gegenseitig und somit führt eine Einschränkung oder unphysiologische Achsenausrichtung unmittelbar zu Kompensationen in einem der anderen Bereiche. Verspannungen im Nacken, ein Rundrücken, ein nach vorn verlagerter Kopf, allgemeine Steifigkeit im Schultergürtel, Bewegungseinschränkungen beim Drehen oder bei Überkopfbewegungen sind einige der negativen Folgen einer eingeschränkten Brustwirbelsäule.

Ermittle anhand deiner Testergebnisse, ob du in einem dieser Bereiche Einschränkungen hast oder ob du dich eingeschränkt fühlst. Nutze auch hier, bevor du mit den Mobilitätsübungen startest, den Foam Roller, Massageroller oder Triggerball, um verspannte und steife Muskelpartien weicher und geschmeidiger zu machen.

ZUNGEN- UND AUGENKREISEN AN DER WAND

Nutzen

- Achsenausrichtung des Kopfs im Verhältnis zur Halswirbel- und Brustwirbelsäule
- Dehnung der Kehlkopf-, Zungengrund- und Augenmuskulatur
- Entspannung der Nackenmuskulatur

1. Lehne oder setze dich aufrecht mit dem Rücken gegen eine Wand. Kopf, Brustwirbelsäule und Kreuzbein haben Kontakt zur Wand. Ziehe das Brustbein in Richtung Boden und den Hinterkopf an der Wand zur Decke, sodass ein leichtes Doppelkinn entsteht. Die Schultern bleiben locker hängen.
2. Halte die Lippen geschlossen und beginne im Uhrzeigersinn mit der Zunge, vor den Schneidezähnen, große und aktive Kreise in den Backen zu beschreiben.

Hinweis: Wiederhole 7 bis 10 Drehungen pro Richtung.

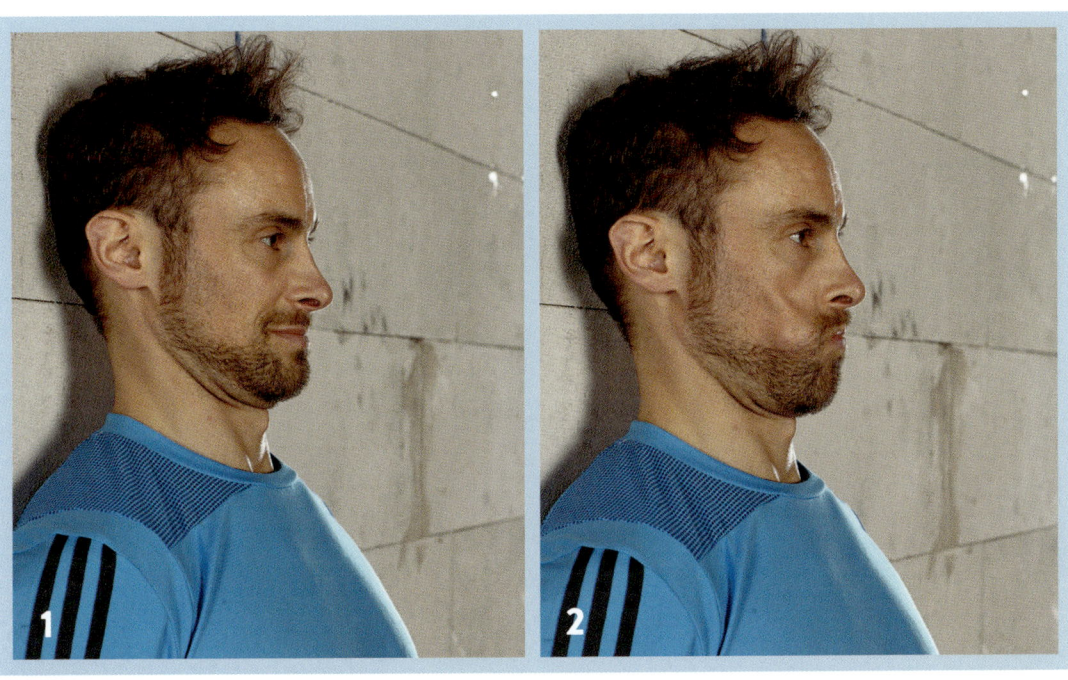

Tipp: Wenn du die Position an der Wand nicht einnehmen kannst, lege dich auf den Rücken oder übe im aufrechten, freien Stand. Wenn dir die 5 Kreise mit der Zunge bereits schwerfallen, arbeite dich langsam an die 10 Kreise heran.

Variante: Wiederhole die Kreisbewegungen anstelle der Zunge mit den geöffneten Augen.

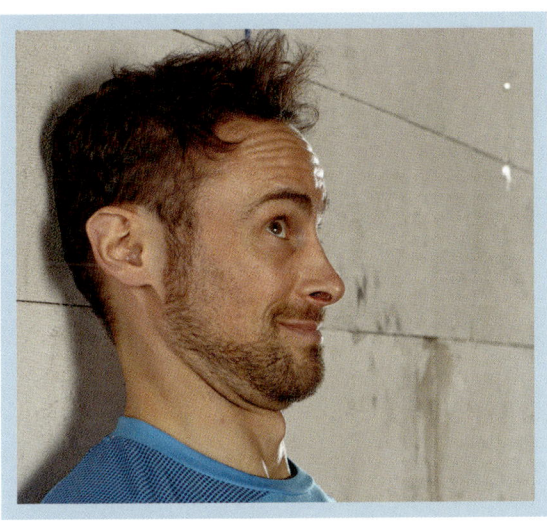

Funktionell trainieren

Evolution und Bewegung

Prinzipien des funktionellen Trainings

Screening und Testing

Sessiondesign – die P.A.P.R.-Methode

P.A.P.R. in der Praxis

BRUSTWIRBELSÄULENSTRECKUNG NACH DER FELDENKRAIS-METHODE

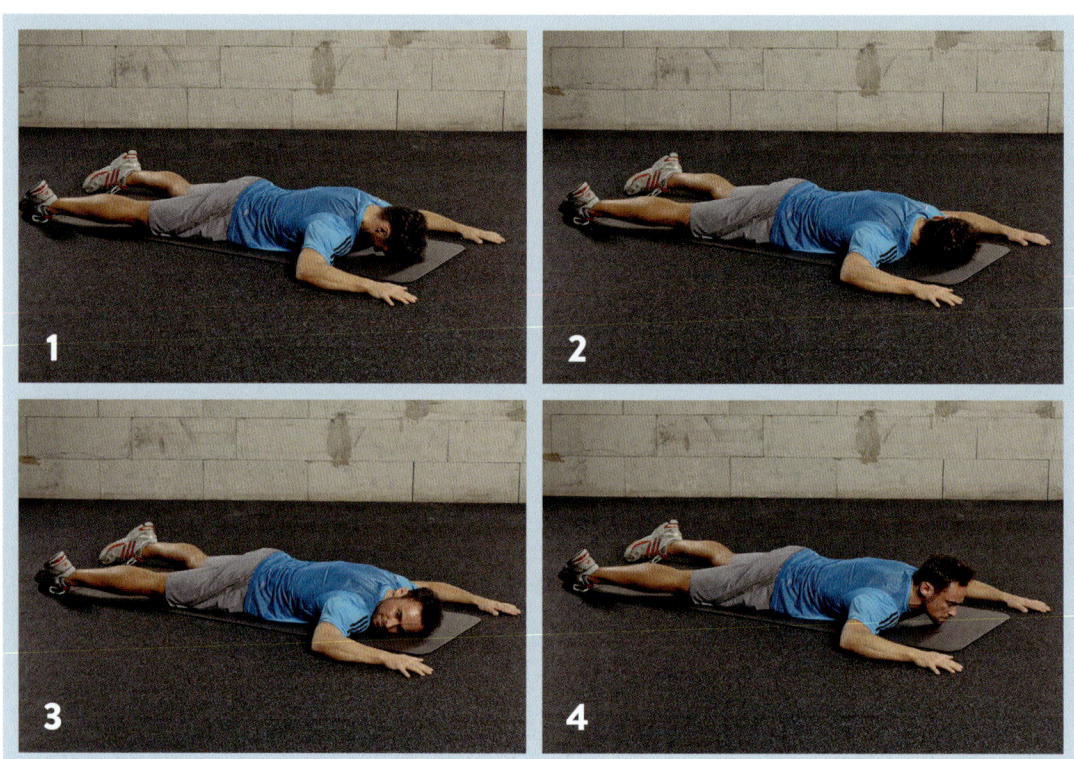

Nutzen

- Verbesserung der Beweglichkeit und Ansteuerung der Halswirbelsäule und Brustwirbelsäule
- Synchronisierung von Halswirbelsäule und Brustwirbelsäule
- Aktivierung der Rückenstrecker
- Zentrierung der Halswirbelsäule

Funktionell trainieren

Evolution und Bewegung

Prinzipien des funktionellen Trainings

Screening und Testing

Sessiondesign – die P.A.P.R.-Methode

P.A.P.R. in der Praxis

Phase 1

1. Komme in die Bauchlage. Die Arme liegen im 90-Grad-Winkel neben dir, die Hände etwas oberhalb des Kopfs.
2. Drehe den Kopf nach links und lege die rechte Wangenseite am Boden ab.
3. Wende den Kopf über die Mitte nach rechts und lege die linke Wangenseite auf dem Boden ab.
4. Wende den Kopf erneut sachte in Richtung der anderen Wange, indem du diesmal mit dem Kinn über den Boden drehst.

Hinweis: Wiederhole die Bewegungen mindestens 5- bis 10-mal.

Phase 2

1. Drehe in der Bauchlage den Kopf nach rechts und lege die linke Wange ab, richte den Blick zur rechten Hand. Ziehe dein rechtes Knie zur Seite bis auf 90 Grad heran und schiebe den rechten Handrücken unter die linke Wange.
2. Hebe den rechten Unterarm samt Ellenbogen vom Boden ab, lasse dabei die Hand an der Wange und folge mit dem Blick dem Ellenbogen beziehungsweise richte ihn nach oben zur Decke.

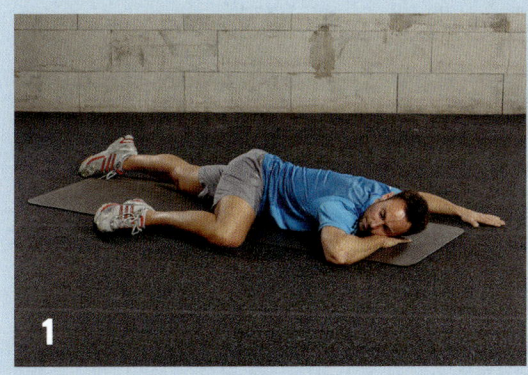 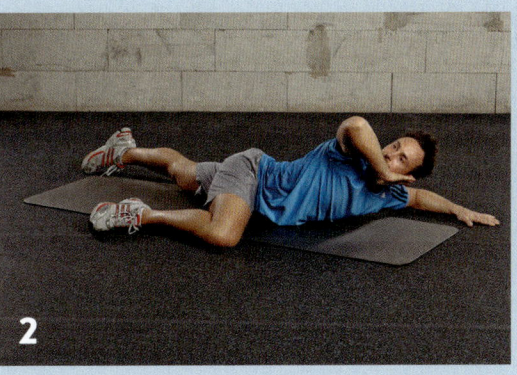

Hinweis: Achte auf eine langsame und bewusste Bewegungsausführung. Wiederhole die Bewegungen mindestens 5- bis 10-mal.

Tipp: Vermeide ruckartige Bewegungen und atme ruhig und entspannt weiter.

Funktionell trainieren

Evolution und Bewegung

Prinzipien des funktionellen Trainings

Screening und Testing

Sessiondesign – die P.A.P.R.-Methode

P.A.P.R. in der Praxis

Funktionell trainieren

Evolution und Bewegung

Prinzipien des funktionellen Trainings

Screening und Testing

Sessiondesign – die P.A.P.R.-Methode

P.A.P.R. in der Praxis

OBERKÖRPERROTATION AUS DEM OFFENEN KNIESTAND

Nutzen

- Mobilisation der Brustwirbelsäule
- Synchronisierung von linkem und rechtem oberen Quadranten
- Anbahnung von Druck- und Zugmustern
- Aktivierung der tiefen Rumpfmuskulatur
- Mobilisation im Becken und der Oberschenkelinnenseite

1. Beginne im Vierfüßlerstand und halte den Kopf in neutraler Position. Die Hände befinden sich unter den Schultern und die Knie unter den Hüften. Strecke dein rechtes Bein zur Seite und platziere den rechten Fuß auf dem Boden. Atme in dieser Position aus und löse in der Einatmung den rechten Arm vom Boden und tauche damit so weit wie möglich unter der linken Achsel durch. Mit dem nächsten Einatmen wieder in die Mitte zurückkehren. In der Mitte wieder ausatmen.

2. Mit der nächsten Einatmung den Oberkörper zur Decke aufdrehen, der rechte Arm streckt sich jetzt nach oben, dabei mit der linken Hand aktiv in den Boden hineindrücken. Schaffe maximalen Abstand zwischen der linken und der rechten Hand. Mit dem Ausatmen zurück zur Mitte kommen.

Hinweis: Wiederhole den Bewegungsablauf für 5 bis 10 Wiederholungen auf jeder Seite.

Tipp: Halte das Becken stabil und die Wirbelsäule lang. Diese Übung ist eine Vorübung zum Turkish Get-up, einer wichtigen Grundübung aus dem Functional Training, bei der ein Aufstehen aus dem Liegen am Boden mit einer Kettlebell durchgeführt wird.

Funktionell
trainieren

Evolution und
Bewegung

Prinzipien des
funktionellen Trainings

Screening
und Testing

Sessiondesign –
die P.A.P.R.-Methode

P.A.P.R.
in der Praxis

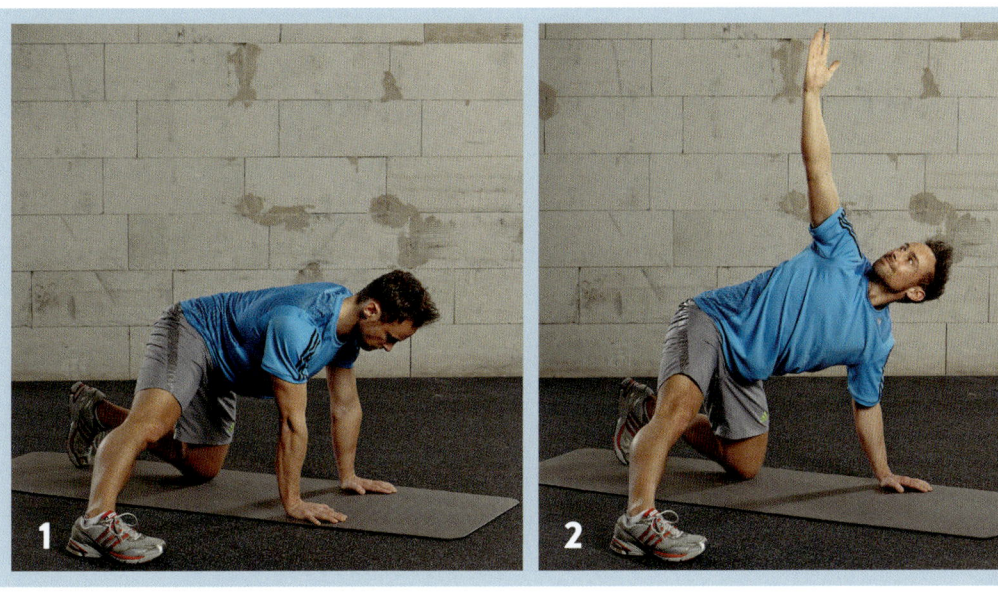

Variante für Fortgeschrittene: Steige mit dem knienden Bein nach vorn in die High Bridge durch und wieder zurück.

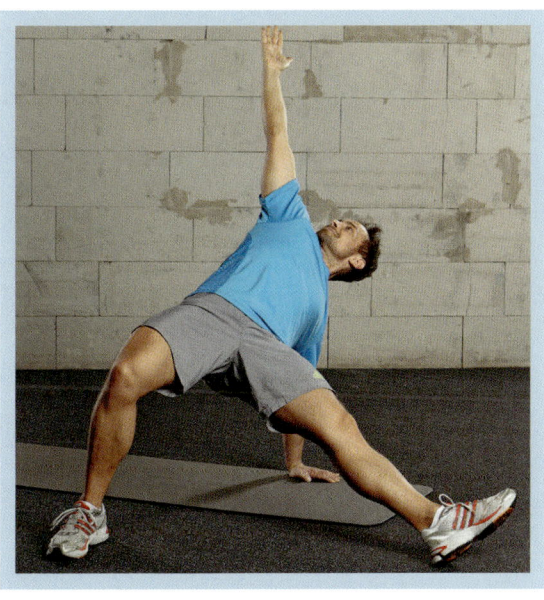

Funktionell
trainieren

Evolution und
Bewegung

Prinzipien des
funktionellen Trainings

Screening
und Testing

Sessiondesign –
die P.A.P.R.-Methode

P.A.P.R.
in der Praxis

156 | P.A.P.R. in der Praxis

»BRETTZEL« NACH BRETT JONES

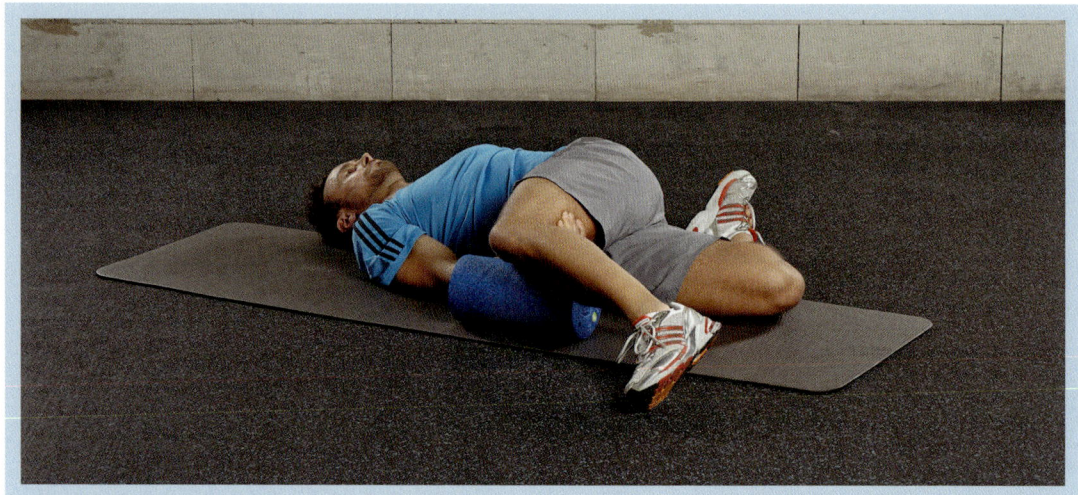

Nutzen

- Ganzkörperdehnung und Mobilisation
- Primär: vorderer Oberschenkel und Hüftbeuger, Piriformis, Gesäß, unterer Rücken, Brustwirbelsäule und Brustmuskulatur

Komme auf der rechten Seite in die Seitenlage mit angewinkelten Beinen. Lege dir ein Kissen unter den Kopf, sodass die Position angenehm zu halten ist. Winkel das obere Bein um 90 Grad an und lege dir einen Foam Roller unter. Schlüpfe mit der rechten Hand in Außenrotation unter dem linken Oberschenkel hindurch und fixiere den Oberschenkel. Greife mit der linken Hand in Außenrotation hinter dem Rücken den rechten Fuß am Außenrand. Wenn das zu schwierig ist, kannst du ein Stretchband oder Handtuch zu Hilfe nehmen, das du um den Fuß schlingst. Aktiviere die rechte Gesäßhälfte und behalte die natürliche S-Form der Wirbelsäule bei. Atme ein und senke mit der Ausatmung deine linke Schulter in Richtung Boden. Mit der nächsten Einatmung kommst du wieder zurück. Verbinde die Atmung mit der Bewegung. Mobilisiere dich entspannt Atemzug für Atemzug in Richtung Boden, bis das linke Schulterblatt am Boden aufliegt. Wenn das zu schwer ist, wähle einen anderen Gegenstand unter dem linken Knie oder stelle den Foam Roller auf, sodass es weiter oben lagert.

Hinweis: Wiederhole die Übung auf jeder Seite für circa 5 bis 10 Atemzüge.

Funktionell
trainieren

Evolution und
Bewegung

Prinzipien des
funktionellen Trainings

Screening
und Testing

Sessiondesign –
die P.A.P.R.-Methode

P.A.P.R.
in der Praxis

WANDWISCHEN VON W NACH Y

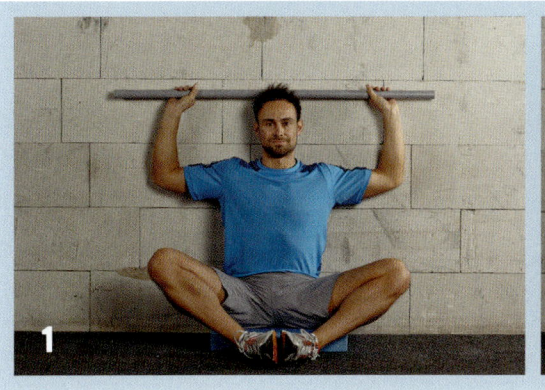 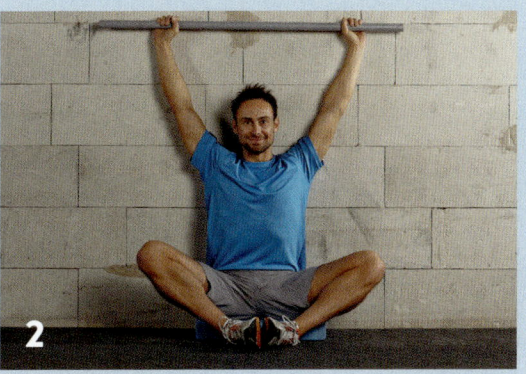

Nutzen

- Achsenausrichtung von Kopf, Hals-, Brust- und Lendenwirbelsäule
- Aktivierung der Schulterblattstabilisatoren und tiefen Bauchmuskulatur
- Verbesserung der Mobilität im Schultergürtel, in der Brustwirbelsäule und in den Hüften

1. Beginne in einem aufrechten Sitz mit dem Rücken zu einer Wand. Das Kreuzbein, die Brustwirbelsäule, die Schulterblätter und der Hinterkopf haben Kontakt zur Wand. Winkle die Beine an und lege die Fußsohlen aneinander, sodass die Knie zu den Seiten nach außen sinken. Wenn diese Position unangenehm ist, kannst du dich zusätzlich auf eine Erhöhung, etwa ein festes Kissen oder eine zusammengerollte Matte, setzen. Greife eine Stange und nimm die Arme über Kopf in Form eines W. Die Stange hat Kontakt zur Wand hinter dir. Mache ein leichtes Doppelkinn und schiebe das Brustbein in Richtung Boden.

2. Halte den Kontakt mit der Wand immer aufrecht und ziehe die Arme mit dem Handrücken an der Wand entlang nach oben über Kopf zu einem Y.

Hinweis: Wiederhole die Bewegung langsam, fließend und kontrolliert für 5- bis 10-mal. Atme dabei ruhig und entspannt.

Tipp: Zur Unterstützung im Sitzen lege dir eine gefaltete Decke oder eine ähnliche Unterlage unter die Oberschenkel, um die Spannung in den Hüften und Knien zu reduzieren. Sollte dir die sitzende Variante schwerfallen, starte in Rückenlage auf dem Boden und führe die gleiche Bewegung liegend durch.

Funktionell
trainieren

Evolution und
Bewegung

Prinzipien des
funktionellen Trainings

Screening
und Testing

Sessiondesign –
die P.A.P.R.-Methode

P.A.P.R.
in der Praxis

RÜCKENDEHNUNG AN DER WAND

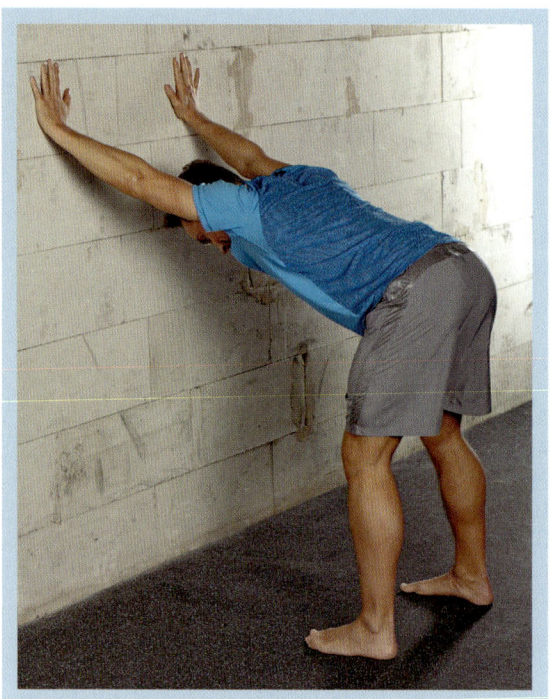

Nutzen

- Dehnung des großen Rückenmuskels und der Oberschenkelrückseite
- Mobilität der Schulterflexoren

Stelle dich mit einem großen Schritt Abstand vor eine Wand. Platziere beide Hände auf Schulterhöhe an der Wand. Die Fingerspitzen zeigen nach oben. Schiebe aktiv mit den Händen in die Wand und ziehe die Hüfte nach hinten. Die Unterschenkel bleiben senkrecht, die Knie sind leicht gebeugt und der Oberkörper senkt sich so weit nach vorn, dass der Kopf zwischen den Armen ist.

Tipp: Eine intensivere Dehnung ist zu spüren, wenn du die Brust in Richtung Boden schiebst und die Oberarmvorderseite in Richtung Decke drehst. Ziehe die Kniescheibe aktiv nach oben und drücke die Fersen aktiv in den Boden, um Länge in der Oberschenkelrückseite zu schaffen.

BRUSTDEHNUNG MIT DEM SUPERBAND

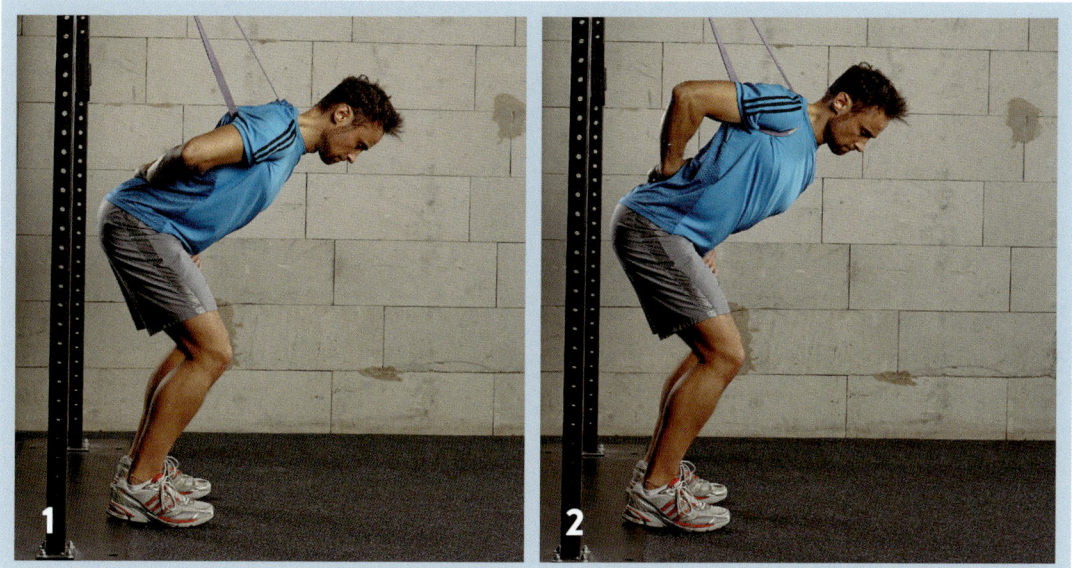

Nutzen

- Verbesserung der Innenrotation in der Schulter und Rotation in der Brustwirbelsäule
- Dehnung der Brustmuskulatur

1. Befestige das Superband sicher an einem festen Ankerpunkt oberhalb des Kopfs (zum Beispiel an einer Klimmzugstange). Lege dir das Superband um die linke Schulter und drehe dich mit dem Rücken zum Ankerpunkt. Lege den rechten Handrücken in die Lendenwirbelsäule und gehe ein paar Schritte vom Ankerpunkt weg, sodass du das Band auf Spannung bringst. Beuge dich nach vorn und spiele ein wenig mit der Position und der Richtung des Zugbands. Atme ruhig und gleichmäßig weiter und spüre in die Dehnung hinein.
2. Nach 15 bis 20 Sekunden kannst du die rechte Hand vielleicht schon weiter in Richtung Schulterblätter schieben und von dieser Position wieder für 15 bis 20 Sekunden hineinspüren.

Hinweis: Gehe anschließend vorsichtig und langsam aus der Traktion heraus und wechsle die Seite. Wiederhole die Dehnung 2-mal auf jeder Seite.

Funktionell trainieren

Evolution und Bewegung

Prinzipien des funktionellen Trainings

Screening und Testing

Sessiondesign – die P.A.P.R.-Methode

P.A.P.R. in der Praxis

Funktionell
trainieren

Evolution und
Bewegung

Prinzipien des
funktionellen Trainings

Screening
und Testing

Sessiondesign –
die P.A.P.R.-Methode

P.A.P.R.
in der Praxis

ACTIVATION

Nachdem wir in Modul 1, der Preparation, unterschiedliche Strukturen und Gewebe gelockert, Asymmetrien ausgeglichen und Entspannung in der einen oder anderen Region bewirkt haben, können wir in den Bereich der Aktivierung vorstoßen. Auf der Basis einer verbesserten Rekrutierung von Muskelfasern, eines effizienteren Zusammenspiels von Muskelgruppen, einer besseren Achsenausrichtung und des Feedbacks aus den Gelenken und den Mechanorezeptoren, die Bewegungsreize verarbeiten, kann nun mit leichtem Widerstandstraining und der allgemeinen Erwärmung begonnen werden.

Nach der Erwärmung und Vorbereitung kann in größeren Bewegungsumfängen und -mustern wie Ausfallschritten, Kniebeugen und Sprüngen freier und effektiver trainiert werden.

VON DER ISOLATION ZUR INTEGRATION

Wir verfolgen in den Modulen Preparation und Aktivierung unter anderem den Ansatz »Isolation vor Integration«. Das bedeutet, dass zunächst die zur Immobilität neigenden Strukturen gelockert und die zur Hemmung neigende Muskulatur mit isolierten und lokalen Übungen aktiviert wird. Anschließend werden mittels globalerer Bewegungsmuster (Kniebeuge, Ausfallschritt, Druck- und Zugbewegungen und so weiter) und leichtem Widerstandstraining ganze Muskelketten integriert. Darauf folgen plyometrisches und reaktives Training, um das zentrale Nervensystem dynamisch anzuregen.

Aktivieren bedeutet, die Muskulatur isometrischen, konzentrischen und/oder exzentrischen Reizen auszusetzen, eine völlige Erschöpfung jedoch zu vermeiden. Anheizen und fordern, aber nicht ausbrennen und überfordern, ist hier die Devise.

Das Modul 2 gliedert sich in drei Phasen:

1. Phase – die lokale Aktivierung
2. Phase – die globale Aktivierung
3. Phase – die dynamische Aktivierung

Funktionell trainieren

Evolution und Bewegung

Prinzipien des funktionellen Trainings

Screening und Testing

Sessiondesign – die P.A.P.R.-Methode

P.A.P.R. in der Praxis

Funktionell trainieren

Evolution und Bewegung

Prinzipien des funktionellen Trainings

Screening und Testing

Sessiondesign – die P.A.P.R.-Methode

P.A.P.R. in der Praxis

PHASE 1 – DIE LOKALE AKTIVIERUNG

Übungen zur lokalen Aktivierung von Hüfte, Rumpf und Beckenboden

90/90-ATMUNG

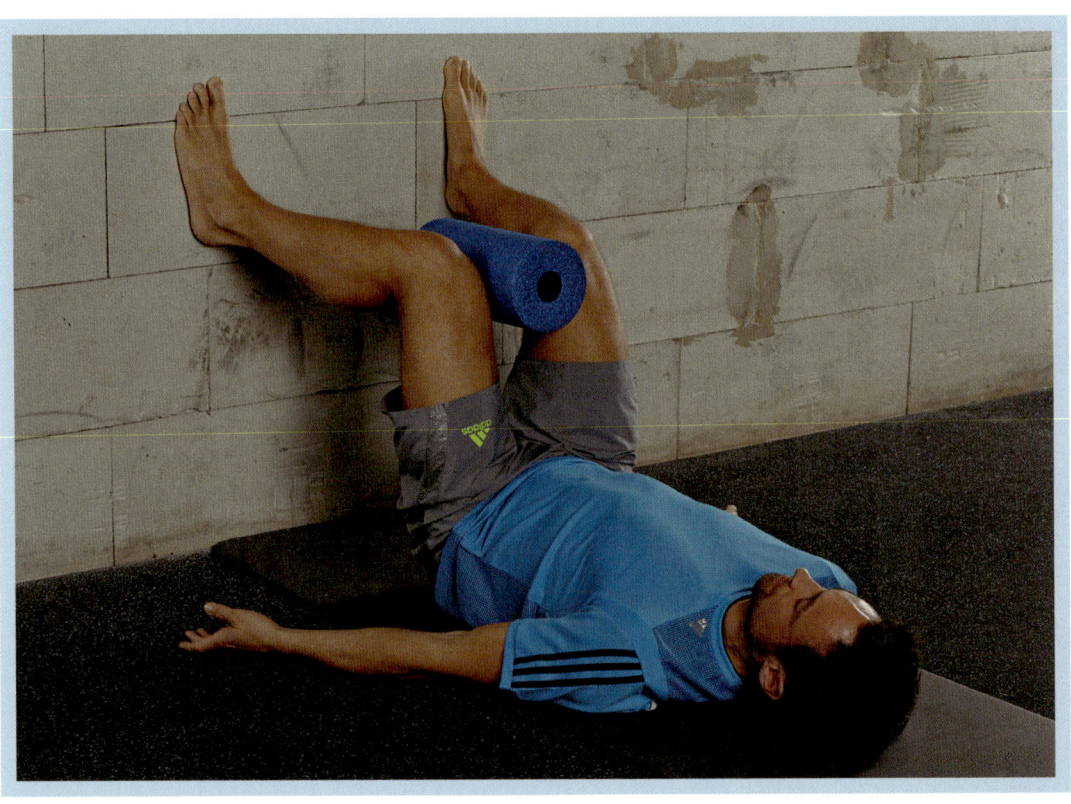

Equipment: freie Wand, Handtuch oder Foam Roller

Nutzen

- Aktivierung von Zwerchfell und Beckenboden
- Verbesserung des Zusammenspiels von Beckenboden und Zwerchfell
- Spannungsreduktion im unteren Rücken, im Hüftbeuger und in der tiefen Nackenmuskulatur
- Kann auch im Modul Preparation genutzt werden

Komme in die Rückenlage mit angewinkelten Beinen vor eine Wand und platziere die Fußsohlen an der Wand. Dabei sind Knie und Hüfte um 90 Grad gebeugt.

Variante 1: Lege eine Hand auf den Bauch und die andere auf die Brust. Presse die Fersen leicht gegen die Wand und in Richtung Boden. Atme durch die Nase ein, drücke die Zunge gegen den Gaumen und weite den Bauchraum. Atme durch den Mund wieder aus. Wiederhole das für 5 bis 7 Atemzüge. Beim Einatmen hebt sich die Hand auf dem Bauch, die Hand auf der Brust bleibt ruhig. Beim Ausatmen durch den Mund bewegt sich der Brustkasten in Richtung Becken und erzeugt somit Spannung in der tiefen Mitte des Körpers.

Variante 2: Klemme dir ein zusammengefaltetes Handtuch oder einen Foam Roller zwischen die Knie und presse diesen leicht zusammen. Presse und ziehe wieder mit den Fersen in Richtung Wand und Boden und hebe das Becken ein wenig vom Boden ab. Atme durch die Nase ein, führe die Zunge zum Gaumen und dehne dich zusätzlich seitlich zu den Flanken aus. Atme durch den Mund aus, die Rippen bewegen sich wieder Richtung Becken. Löse die Zunge vom Gaumen. Halte die Position mit leicht erhobenem Becken 5 bis 7 Atemzüge.

Hinweis: Wiederhole jede Variante 3- bis 5-mal.

Funktionell trainieren

Evolution und Bewegung

Prinzipien des funktionellen Trainings

Screening und Testing

Sessiondesign – die P.A.P.R.-Methode

P.A.P.R. in der Praxis

Funktionell trainieren

Evolution und Bewegung

Prinzipien des funktionellen Trainings

Screening und Testing

Sessiondesign – die P.A.P.R.-Methode

P.A.P.R. in der Praxis

164 | P.A.P.R. in der Praxis

HÜFTABDUKTION IN BAUCHLAGE

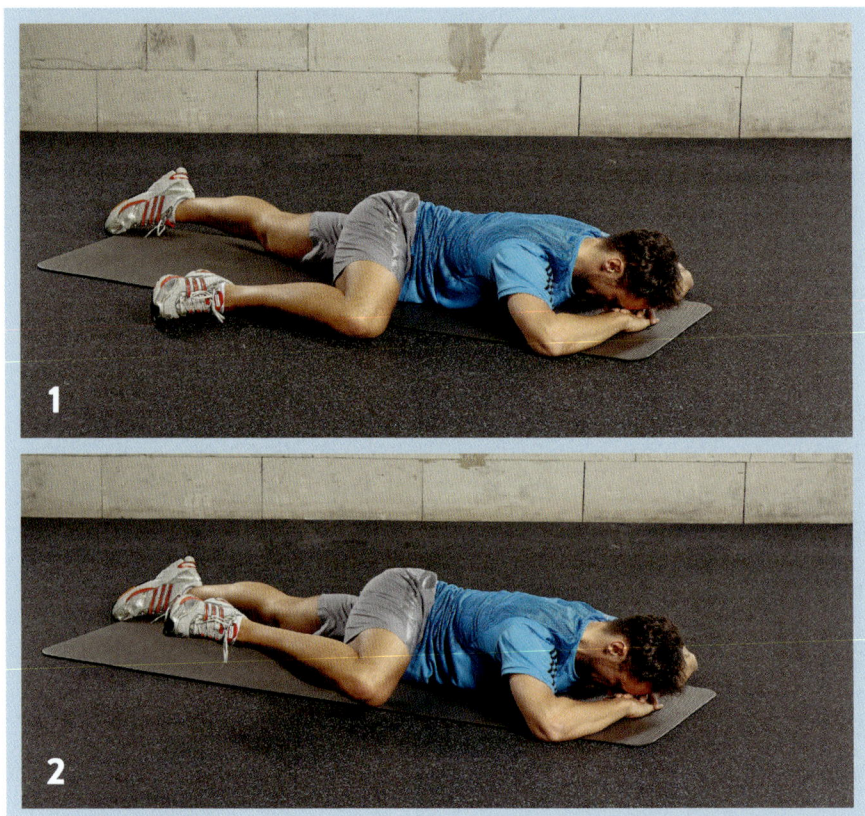

Nutzen

Aktivierung der Gesäßmuskulatur und des Beckenbodens

1. Lege dich auf den Bauch und platziere die Hände unter der Stirn. Ziehe das rechte Knie auf Höhe des Bauchnabels seitlich zu dir heran.
2. Drücke die linke Seite des Beckens in den Boden und hebe das rechte Bein komplett mit Knie und Fuß vom Boden um circa 5 bis 10 Zentimeter ab. Halte die Position für 2 Sekunden und lege das Bein kontrolliert und langsam ab.

Hinweis: Wiederhole die Bewegung zunächst auf jeder Seite 5-mal und dann auf jeder Seite 2-mal. In den nächsten Wochen verlängerst du die Haltearbeit auf 3 bis 5 Sekunden.

MODIFIZIERTE BRÜCKE

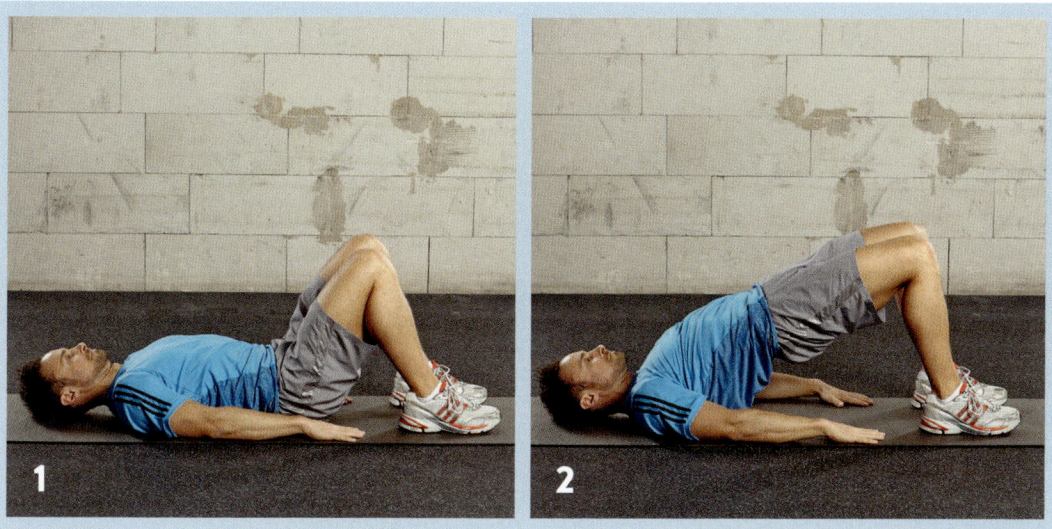

Nutzen

- Aktivierung der Gesäß- und Oberschenkelrückseite und der tiefen Bauchmuskulatur
- Training der aktiven Hüftstreckung

1. Komme in die Rückenlage und stelle die Fersen nah ans Gesäß heran. Drücke den unteren Rücken aktiv Richtung Boden. Schiebe zusätzlich das Brustbein in Richtung Schambein.
2. Drücke mit den Fußsohlen kraftvoll in den Boden. Hebe das Becken dabei vom Boden ab, bis Oberschenkel und Oberkörper eine Linie bilden. Das Brustbein arbeitet konstant weiter zum Schambein hin.

Hinweis: Starte mit 2-mal 12 Wiederholungen. Steigere dich über die nächsten Wochen bis auf 20 Wiederholungen. Danach kannst du mit Minibändern, Slideboards, Erhöhung der Füße und einbeinigen Varianten die Aktivierung intensivieren und den Kräftigungseffekt steigern.

Expertentipp: Drücke fest mit der Fußsohle in den Boden, sodass niemand deine Füße hochheben könnte.

Funktionell trainieren

Evolution und Bewegung

Prinzipien des funktionellen Trainings

Screening und Testing

Sessiondesign – die P.A.P.R.-Methode

P.A.P.R. in der Praxis

ABDUKTION IN SEITENLAGE MIT MINIBAND

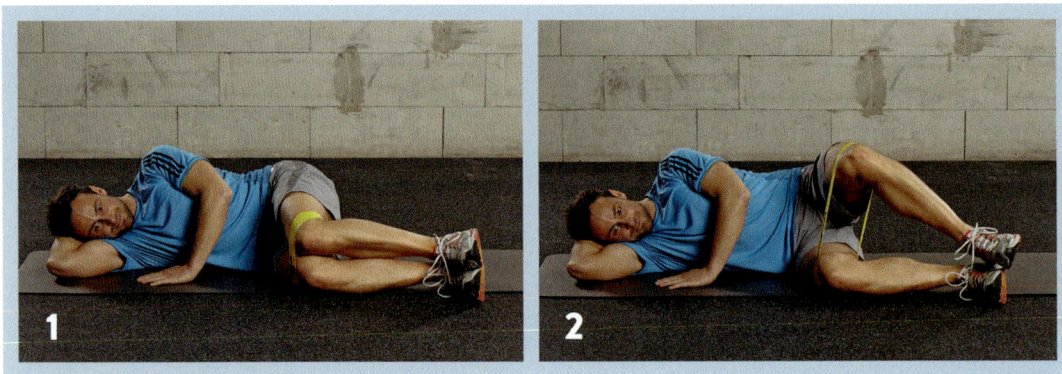

Equipment: Miniband

Nutzen

- Aktivierung der Hüftabduktoren und Hüftrotatoren
- Stabilisierung der Becken- und Lendenwirbelsäule
- Aktivierung des Beckenbodens

1. Setze dich auf den Boden und bringe das Miniband oberhalb der Knie an. Lege dich auf die rechte Körperseite. Lege deinen rechten Arm unter den Kopf wie ein Kissen. Stelle den linken Arm vor der Brust auf und ziehe beide Oberschenkel im 90-Grad-Winkel zum Oberkörper heran. Beide Hüftknochen stehen übereinander.

2. Das linke Bein bringt nun von der Hüfte aus beginnend das Miniband auf Spannung, du hebst das linke Knie an. Das rechte Bein bleibt am Boden, die Fersen bleiben zusammen. Öffne das obere Bein nur so weit, wie du die Kontrolle über die Hüfte behältst. Du spürst eine Aktivierung in der linken Gesäßhälfte. Schließe langsam wieder die Beine, ohne dass die Knie sich berühren.

Hinweis: Starte mit 2-mal 15 Wiederholungen pro Seite, Anfänger vielleicht sogar ohne Band. Steigere dich auf bis zu maximal 30 Wiederholungen in den nächsten 4 Wochen. Dann erhöhst du den Widerstand mit einem stärkeren Miniband und beginnst erneut bei 15 Wiederholungen. Weitere Progression: Du kannst den Kontakt zwischen den Fersen lösen und das obere Bein frei bewegen, ohne die Kontrolle zu verlieren.

Funktionell trainieren

Evolution und Bewegung

Prinzipien des funktionellen Trainings

Screening und Testing

Sessiondesign – die P.A.P.R.-Methode

P.A.P.R. in der Praxis

Funktionell trainieren

Evolution und Bewegung

Prinzipien des funktionellen Trainings

Screening und Testing

Sessiondesign – die P.A.P.R.-Methode

P.A.P.R. in der Praxis

KÄFER AN DER WAND NACH PAVEL KOLAR

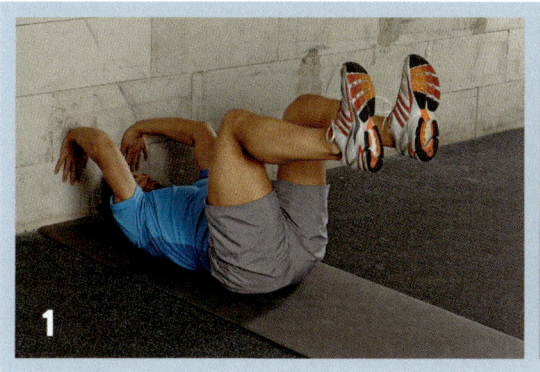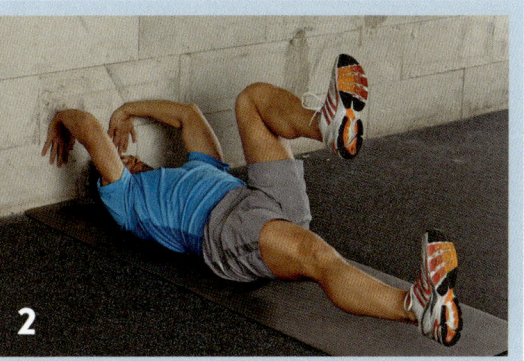

Nutzen

- Aktivierung der tiefen und oberflächlichen Bauchmuskulatur und weiterer Beckenstabilisatoren
- Aktive Beckenkontrolle unter Bewegung der Extremitäten

1. Komme in die Rückenlage und platziere dich mit dem Kopf mit etwa 10 Zentimeter Abstand von der Wand. Hebe die Füße vom Boden und winkle die Beine im rechten Winkel an, sodass die Oberschenkel senkrecht und die Unterschenkel parallel zum Boden ausgerichtet sind. Das Brustbein in Richtung Schambein ziehen. Drücke mit beiden Händen oberhalb des Kopfs in die Wand und schieben dich circa 2 Zentimeter aktiv von der Wand weg. Die Wirbelsäule bleibt in ihrer natürlichen S-Kurve. Stelle dir eine Ameisenstraße unter der Lendenwirbelsäule vor. Du willst die Ameisen nicht zerdrücken und nur Tiere in der Größe der Ameisen durchlassen.
2. Ziehe das linke Bein leicht in Richtung Brustkorb und senke dann das rechte Bein mit 90 Grad Kniebeugung langsam Richtung Boden ab. Drücke konstant mit den Händen kraftvoll in die Wand. Atme ruhig und gleichmäßig weiter. Senke das Bein nur so weit ab, wie du die Kontrolle über die Bauchspannung aufrechterhalten kannst. Ziehe das rechte Bein zurück und richte beide Oberschenkel wieder senkrecht aus. Wiederhole die Bewegung auf der anderen Seite.

Hinweis: Starte mit 7 bis 10 Wiederholungen auf jeder Seite. Wenn das gut funktioniert, kann anstelle des 90-Grad-Winkels das Spielbein gestreckt werden. Weitere Progression: Erhöhe den Widerstand durch den zusätzlichen Einsatz von Minibändern.

Funktionell trainieren

Evolution und Bewegung

Prinzipien des funktionellen Trainings

Screening und Testing

Sessiondesign – die P.A.P.R.-Methode

P.A.P.R. in der Praxis

HARD ROLL

Equipment: Foam Roller

Nutzen

- Aktivierung der Hüftextension und gegenseitiger Hüftflexion unter neutraler Rumpfkontrolle
- Verbesserung in den sogenannten Rolling Patterns (Rollbewegungen)
- Zwerchfellatmung unter Bewegung
- Kontrolle im Übergang von der Brustwirbel- zur Lendenwirbelsäule
- Ansteuerung der tiefen Rumpfmuskulatur

1. Lege dich auf den Rücken und strecke Arme und Beine aus. Ziehe das Kinn zur Brust, das Brustbein zieht Richtung Schambein. Führe den linken Ellenbogen und das rechte Knie zusammen. Platziere als Abstandshalter einen Foam Roller zwischen Ellenbogen und Knie und halte aktiv den Kontakt. Der gegenüberliegende Arm und das ausgestreckt bleibende Bein halten den Kontakt mit dem Boden.
2. Drehe und hebe den Kopf und schaue in die rechte Achselhöhle.
3. Drehe dich aktiv auf die rechte Körperseite, bis du mit Ellenbogen und Knie den Boden erreicht hast. Entspanne hier für einen Atemzug.
4. Starte den Rückweg in die Rückenlage. Drehe und hebe den Kopf und schaue über deine linke Schulter in Richtung Decke.

Hinweis: Starte mit 2-mal 3 bis 5 Rollbewegungen pro Seite. Weniger ist hier mehr. Führe die Bewegung ohne großen Kraftaufwand und mit gleichmäßiger Atmung aus.

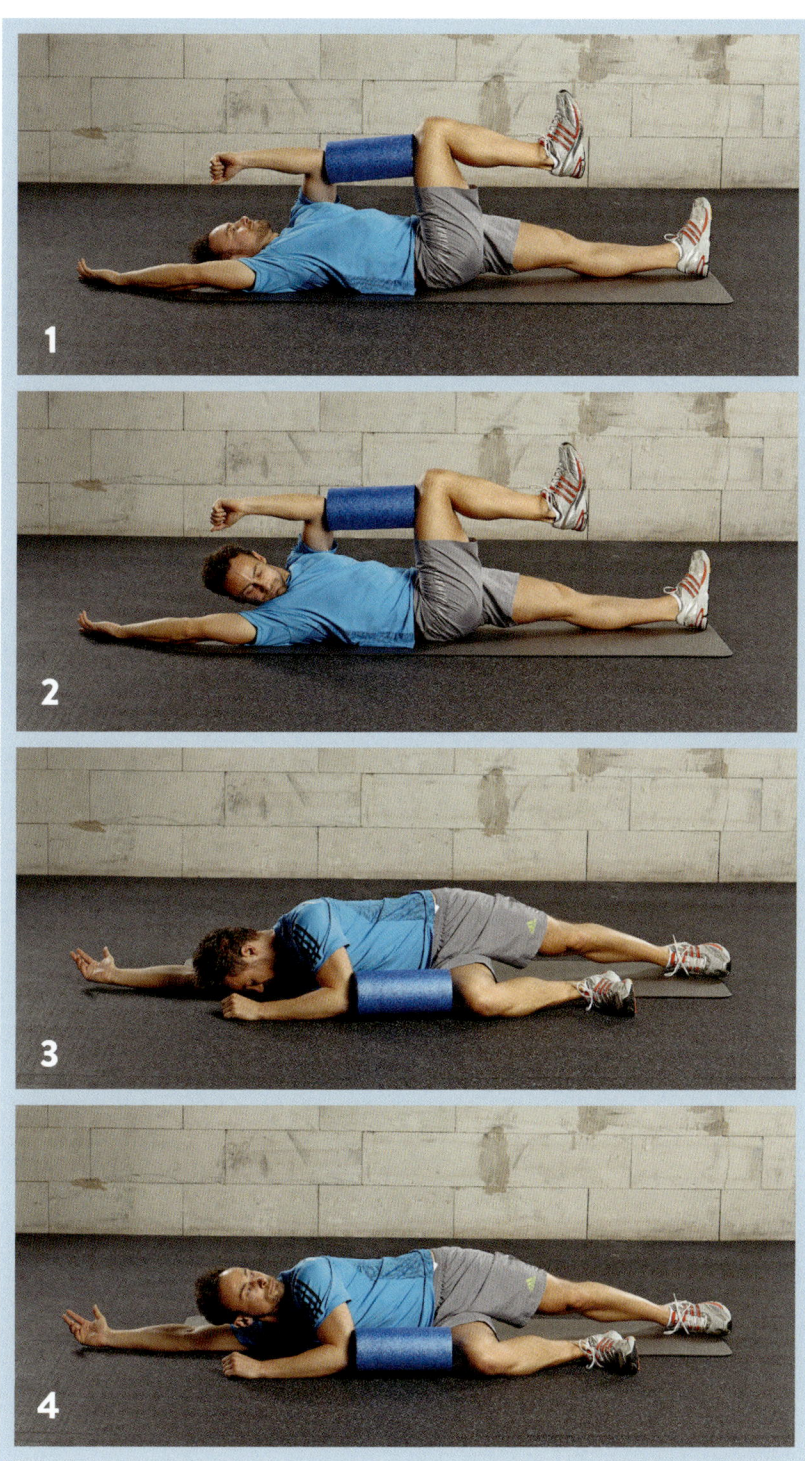

Funktionell
trainieren

Evolution und
Bewegung

Prinzipien des
funktionellen Trainings

Screening
und Testing

Sessiondesign –
die P.A.P.R.-Methode

P.A.P.R.
in der Praxis

Funktionell trainieren

Evolution und Bewegung

Prinzipien des funktionellen Trainings

Screening und Testing

Sessiondesign – die P.A.P.R.-Methode

P.A.P.R. in der Praxis

170 | P.A.P.R. in der Praxis

DIAGONALES ARM- UND BEINSTRECKEN MIT WIDERSTAND

Nutzen

- Aktive Rumpfkontrolle im Vierfüßlerstand unter Bewegung der Extremitäten
- Aktivierung der Rumpfstabilisatoren in einem diagonalen Bewegungsmuster

1. Komme in den Vierfüßlerstand. Platziere die Hände unter den Schultern und die Knie hüftbreit unter den Hüften. Stelle die Zehen auf und halte die Wirbelsäule parallel zum Boden in ihrer natürlichen S-Form. Ziehe das Brustbein aktiv zum Schambein.

2. Hebe langsam und gleichzeitig den linken Arm und das rechte Bein vom Boden ab und strecke den Arm nach vorn und das Bein nach hinten bis maximal auf Höhe der Hüfte. Ziehe den linken Ellenbogen und das rechte Knie in Richtung Bauchnabel zusammen. Gehe nur so weit, wie du die neutrale Wirbelsäule kontrollieren kannst.

Hinweis: Starte mit 2-mal 7 bis 10 Wiederholungen auf jeder Seite. Wenn du dieses Level gut meisterst, erhöhe erst die Wiederholungszahlen und dann denn Widerstand. Dazu kannst du beispielsweise ein Miniband oder ein Gray-Cook-Band nutzen.

Tipp für die perfekte Ausführung: Lege dir einen Foam Roller, einen Tennisball oder eine gefüllte Plastikwasserflasche in den Lendenwirbelbereich und halte den Gegenstand kontrolliert an dieser Stelle.

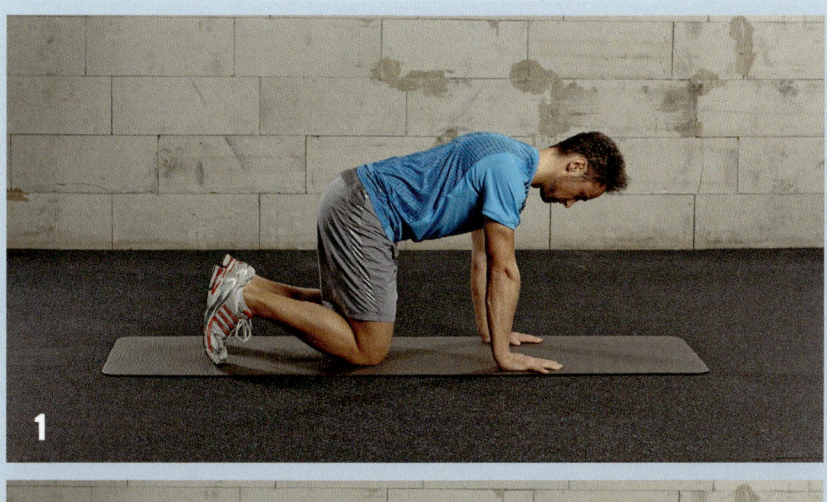

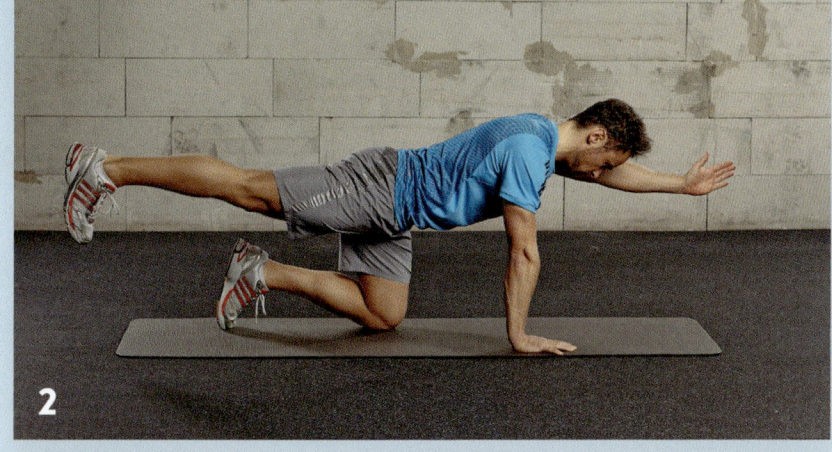

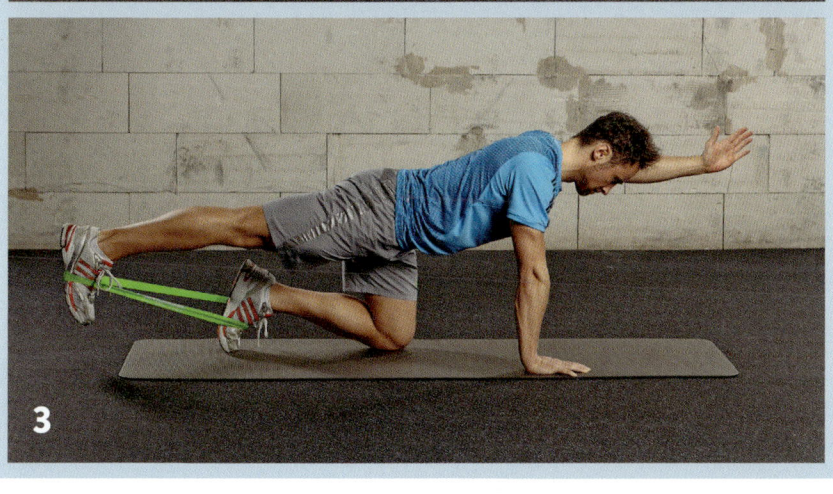

Funktionell
trainieren

Evolution und
Bewegung

Prinzipien des
funktionellen Trainings

Screening
und Testing

Sessiondesign –
die P.A.P.R.-Methode

P.A.P.R.
in der Praxis

Übungen zur lokalen Aktivierung der Schultern und der Rotatorenmanschette

BRUSTWIRBELSÄULENROTATION IM VIERFÜSSLERSTAND

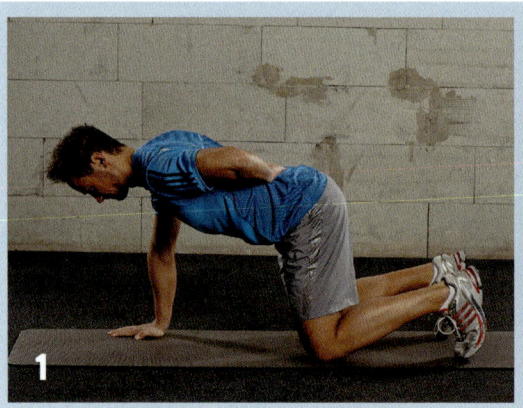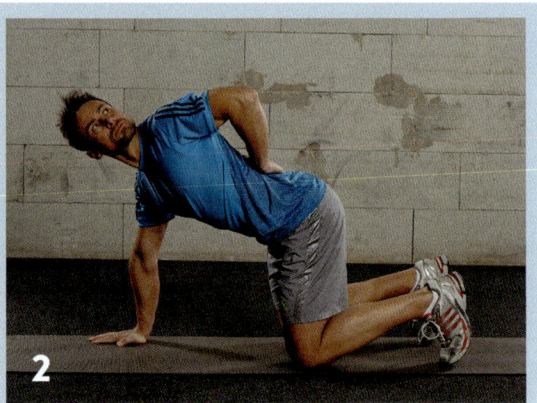

Nutzen

- Aktivierung der rumpf- und schulterblattstabilisierenden Muskulatur bei gleichzeitiger statischer Kontrolle des Beckens
- Mobilität in der Brustwirbelsäule

1. Komme in den Vierfüßlerstand. Die Hände befinden sich unter den Schultern, die Knie unter den Hüften. Stelle die Zehen auf und halte die Wirbelsäule parallel zum Boden in ihrer natürlichen S-Form. Drücke dich aktiv mit beiden Händen vom Boden weg, sodass du deine Rumpfmuskulatur spürst. Schiebe den Boden gedanklich nach vorn, sodass sich die Hüfte leicht nach hinten bewegt. Die Wirbelsäule bleibt währenddessen stabil in ihrer Doppel-S-Form. Löse die linke Hand vom Boden und lege sie mit dem Handrücken auf dem Rücken ab, während der rechte Arm weiter den Boden nach vorn schiebt.
2. Drehe dich zur linken Seite auf und schaue dabei über die linke Schulter. Komme anschließend wieder in die Ausgangsposition zurück.

Hinweis: Wiederhole den Bewegungsablauf 5- bis 10-mal. Wechsle anschließend auf die andere Seite.

GLEITEN AN DER WAND

Equipment: freie Wand

Nutzen
- Lokale Aktivierung der Schulter- und Schulterblattmuskulatur
- Lokale Aktivierung der Rotatorenmanschette
- Lokale Aktivierung der tiefen Nackenmuskeln
- Aufrichtung der Brustwirbelsäule

1. Stelle dich mit dem Rücken zur Wand und komme in eine Kniebeuge. Fortgeschrittene können sich auch im Schneidersitz an die Wand setzen (siehe »Wandwischen von W nach Y« Seite 157). Richte den Oberkörper so weit auf, dass Hinterkopf, Brustwirbelsäule und Becken Kontakt mit der Wand haben. Platziere die Arme und Handrücken so an der Wand, dass die Ellenbogen rechte Winkel bilden. Wenn es deine Mobilität erlaubt, komme mit ihnen in eine tiefe W-Position.
2. Atme aus und schiebe die Arme über Kopf in die Form eines Y. Halte den Kontakt mit dem Oberkörper, dem Hinterkopf, der Lendenwirbelsäule und mit den Armen zur Wand über die gesamte Bewegung hinweg aufrecht. Achte beim Nach-oben-Gehen mit den Armen darauf, dass die Schulterblätter nach unten ziehen und ihr Kontakt mit der Wand bestehen bleibt. Atme ein und führe die Arme zurück in die Ausgangsposition.

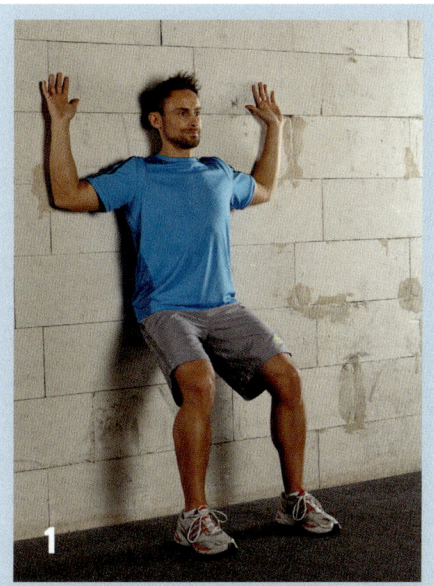

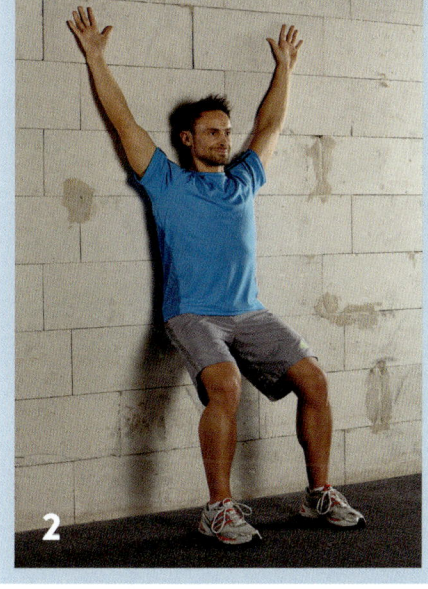

Hinweis: Wiederhole die Bewegung 6- bis 10-mal und absolviere davon 2 bis 3 Durchgänge mit kurzen Lockerungspausen dazwischen.

Funktionell trainieren

Evolution und Bewegung

Prinzipien des funktionellen Trainings

Screening und Testing

Sessiondesign – die P.A.P.R.-Methode

P.A.P.R. in der Praxis

Funktionell
trainieren

Evolution und
Bewegung

Prinzipien des
funktionellen Trainings

Screening
und Testing

Sessiondesign –
die P.A.P.R.-Methode

P.A.P.R.
in der Praxis

HALBKNIENDE Y – T – W – M – L – I

Equipment: Seilzug oder Widerstandsband

Nutzen
- Aktivierung der Rumpf- und Beckenkontrolle im Halbkniestand
- Aktivierung der Bauchmuskulatur und des Schultergürtels
- Verbesserung der Schulterblattkontrolle und der Kontrolle des oberen Rückens
- Kräftigung der Rotatorenmanschette

1. Beginne im Halbkniestand. Stelle das rechte Bein im 90-Grad-Winkel vor dir auf. Richte dich maximal aus dem linken Bein auf und nutze das rechte Bein nur als Unterstützung. Mache ein leichtes Doppelkinn und schiebe den Brustkorb in Richtung Schambein. Die Wirbelsäule ist aufrecht. Stelle den Seilzug auf Bauchnabelhöhe ein. Greife nach den Griffen des Seilzugs und ziehe die Arme über Kopf in die Y-Position. Kehre mit den Armen kontrolliert wieder in die Ausgangsposition zurück.

2. Ziehe die Arme in die T-Position, also beide Arme gestreckt zu den Seiten. Kehre in die Ausgangsposition zurück.

3. Komme danach in die W-Position – beide Arme angewinkelt auf den Seiten. Kehre in die Ausgangsposition zurück.

4. Ziehe die Ellenbogen waagrecht nach hinten in die M-Position (Vergleich: Face-Pull-Bewegung).

5. Öffne anschließend die Arme abwechselnd in die L-Position, das heißt einen Arm nach oben, den anderen Arm zur Seite. Kehre in die Ausgangsposition zurück.

6. In der I-Position ziehst du den rechten Arm gestreckt nach oben in die Außenrotation und den linken Arm gestreckt in die Innenrotation nach unten neben die Hüfte. Schaue dem rechten Arm hinterher.

Hinweis: Starte mit 2 bis 3 Durchgängen auf jeder Seite. Wenn du dieses Level gut gemeistert hast, erhöhe die Wiederholungszahlen und steigere anschließend das Gewicht am Seilzug.

Tipp: Absolviere die Übung im hüftbreiten Stand. Sobald du den Abstand der Füße verringerst, erhöht sich der Balanceeffekt. Halte das Spannungsgefühl in der gestreckten Hüfte aufrecht.

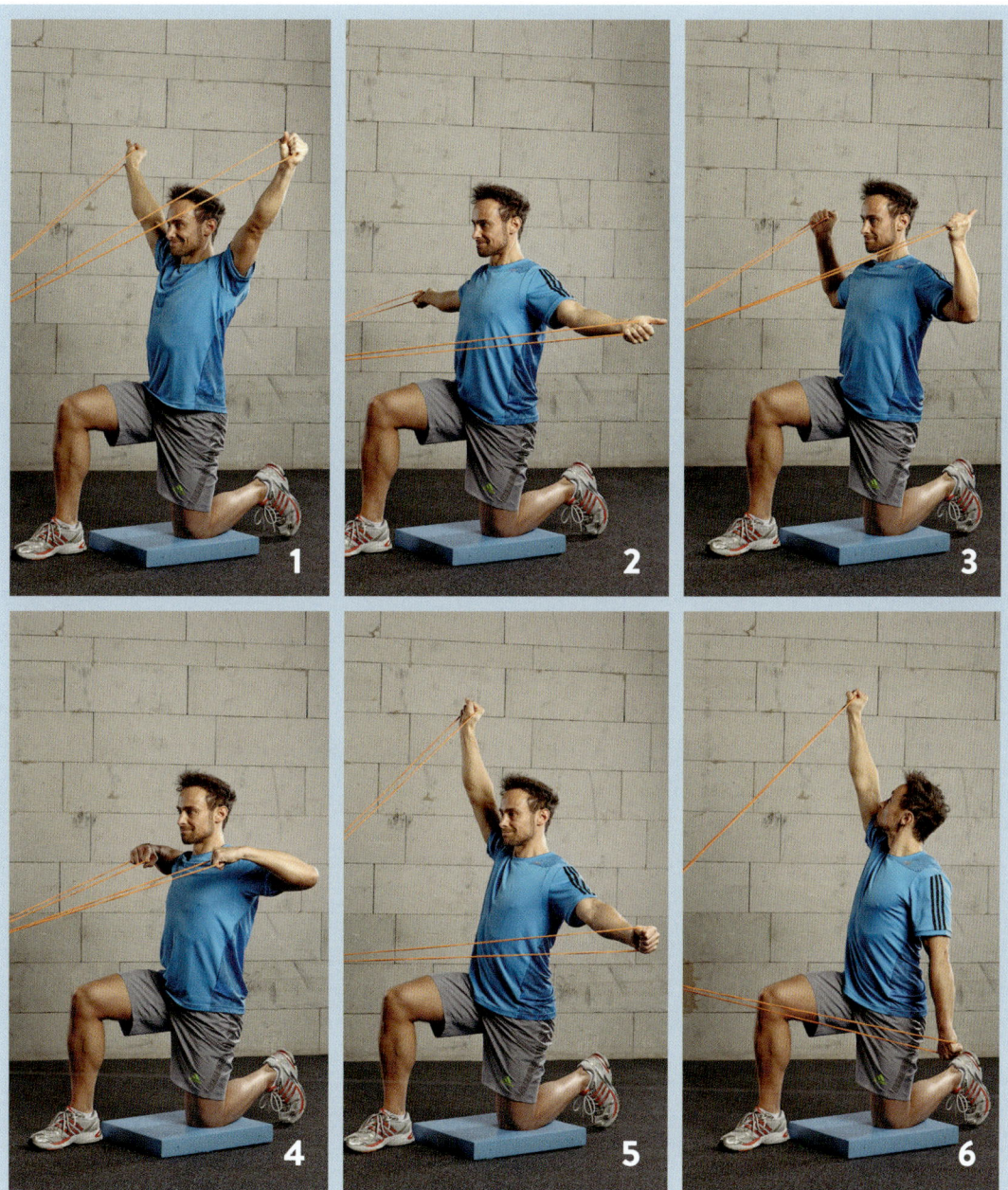

Funktionell
trainieren

Evolution und
Bewegung

Prinzipien des
funktionellen Trainings

Screening
und Testing

Sessiondesign –
die P.A.P.R.-Methode

P.A.P.R.
in der Praxis

Funktionell trainieren

Evolution und Bewegung

Prinzipien des funktionellen Trainings

Screening und Testing

Sessiondesign – die P.A.P.R.-Methode

P.A.P.R. in der Praxis

STABILITÄTS-LIFT AUS DEM HALBKNIESTAND

Equipment: Kettlebell

Nutzen
- Aktivierung der Rumpf- und Beckenkontrolle im Halbkniestand
- Aktivierung der Bauchmuskulatur und des Schultergürtels
- Verbesserung der Rotationskontrolle im Oberkörper
- Kräftigung der Rotatorenmanschette und Schultermuskulatur

1. Beginne im Halbkniestand. Stelle das rechte Bein im 90-Grad-Winkel vor dir auf. Richte dich maximal aus dem linken Bein auf und nutze das rechte Bein nur als Unterstützung. Mache ein leichtes Doppelkinn und schiebe den Brustkorb in Richtung Schambein. Die Wirbelsäule ist aufrecht. Greife die Kettlebell mit beiden Händen am Henkel, der Boden zeigt nach oben (Bottom-up). Bringe die Kettlebell vor das Brustbein. Die Schulterblätter ziehen nach hinten unten, die Ellenbogen liegen am Körper an.
2. Drehe dich zu dem aufgestellten Bein und drücke die Kettlebell mit beiden Armen in einem steilen Winkel diagonal nach oben. Der Blick richtet sich auf die Kettlebell. Strecke beide Arme durch (Lockout). Bleibe dabei maximal aufrecht in der Wirbelsäule und aktiv in der Hüftstreckung des knienden Beins. Führe die Kettlebell kontrolliert wieder zurück ans Brustbein.

Hinweis: Starte mit 2-mal 7 bis 10 Wiederholungen auf jeder Seite. Wenn du dieses Level gut meisterst, erhöhe die Wiederholungszahl und steigere anschließend das Gewicht der Kettlebell. Alternativ können auch Medizinbälle, der Seilzug, Widerstandsbänder oder Kurzhanteln eingesetzt werden.

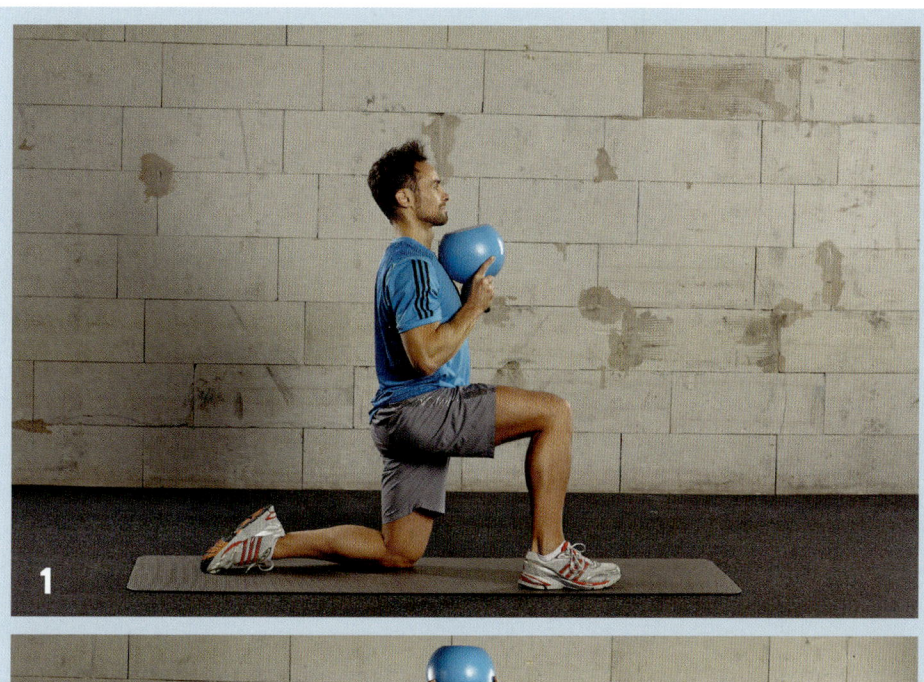

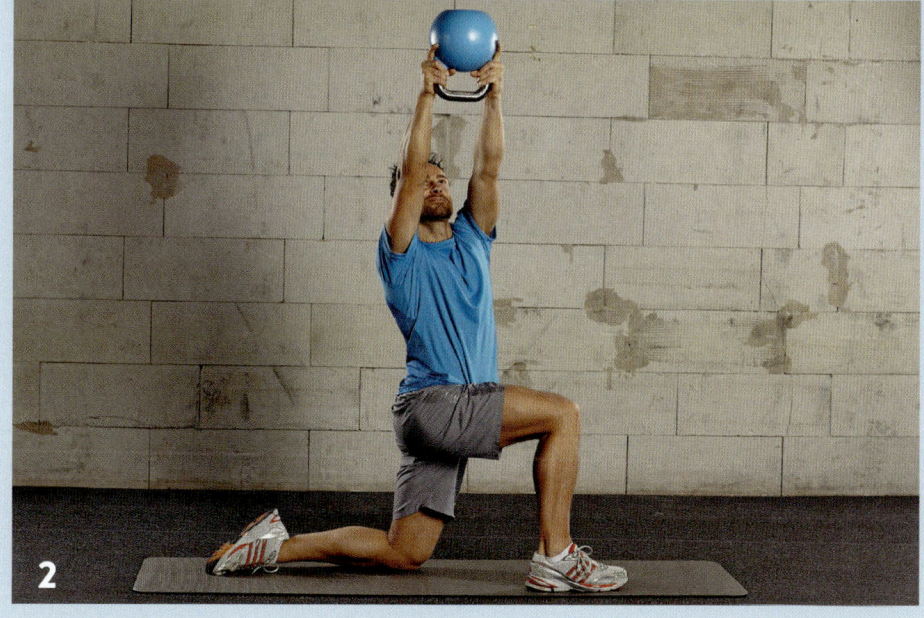

Funktionell
trainieren

Evolution und
Bewegung

Prinzipien des
funktionellen Trainings

Screening
und Testing

Sessiondesign –
die P.A.P.R.-Methode

P.A.P.R.
in der Praxis

Funktionell
trainieren

Evolution und
Bewegung

Prinzipien des
funktionellen Trainings

Screening
und Testing

Sessiondesign –
die P.A.P.R.-Methode

P.A.P.R.
in der Praxis

178 | P.A.P.R. in der Praxis

PHASE 2 – DIE GLOBALE AKTIVIERUNG

Die Aktivierung in ganzen und größeren Bewegungsmustern, weiteren Bewegungsamplitu-
den und Abfolgen von übungsvorbereitenden Übungen wird auch Movement Preps (Nä-
heres zu den Movement Preps ab Seite 199) genannt.

Globale Aktivierung findet in den funktionellen Bewegungsmustern statt. Hier kommen unterschiedliche Stützmuster wie Krabbeln, Kriechen und Liegestütze zum Einsatz, gefolgt von
Übungen im beidbeinigen Stand, im Einbeinstand, im Ausfallschritt und im Gehen.

Der Einsatz von Equipment wie Kettlebells, Medizinbällen, Slideboards, elastischen Widerstandsbändern und das Beanspruchen deutlich größerer Muskelgruppen sind charakteris-
tisch für das globale Aktivierungstraining.

Übungen zur globalen Aktivierung im Kniebeugemuster

KNIEBEUGE MIT DER KETTLEBELL (GOBLET SQUAT)

Equipment: Kettlebell oder Kurzhantel

Nutzen
- Aktivierung der gesamten Mobilitäts- und Stabilisationsketten
- Mobilisation der Hüfte
- Anregung des Herz-Kreislauf-Systems

1. Nimm eine Kettlebell oder Kurzhantel und halte sie zwischen beiden Händen direkt vor dem Brustbein. Die Ellenbogen sind nahe zusammen und zeigen nach unten. Komme in einen aufrechten Stand, die Füße stehen in mehr als schulterbreitem Abstand und die Zehen zeigen leicht nach außen.
2. Senke das Gesäß mit geradem Rücken nach unten in die tiefe Kniebeuge ab. Die Ellenbogen bleiben nah am Körper und die Kurzhantel oder Kettlebell hält Kontakt zum Brustbein. Die Knie gehen nach außen und die Ellenbogen wandern zwischen die Knie. Die Fersen bleiben fest am Boden. Kehre in die Ausgangsposition zurück.

Hinweis: Starte mit 2-mal 7 bis 10 Wiederholungen. Wenn die Übung zu schwierig ist, dann setze die Fersen auf einer leichten Erhöhung ab.

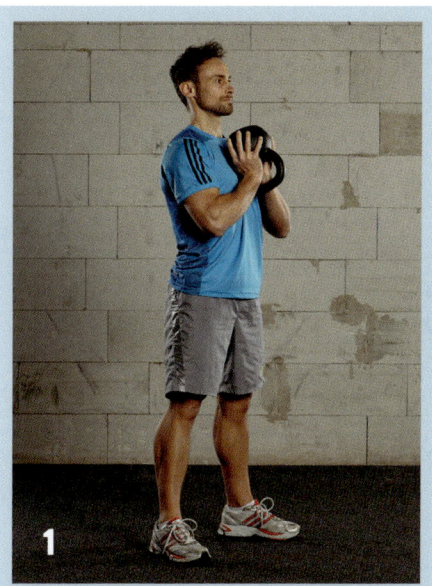

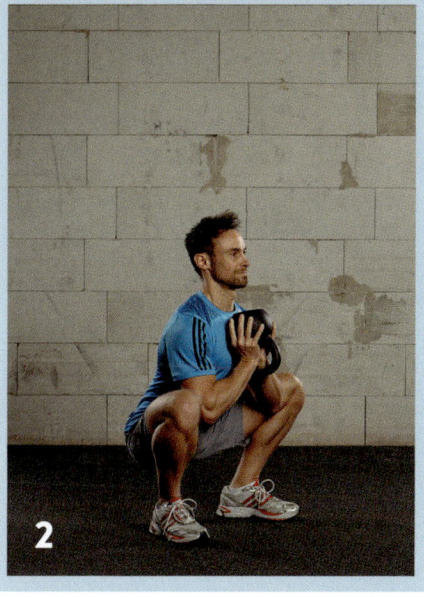

Funktionell trainieren

Evolution und Bewegung

Prinzipien des funktionellen Trainings

Screening und Testing

Sessiondesign – die P.A.P.R.-Methode

P.A.P.R. in der Praxis

Funktionell
trainieren

Evolution und
Bewegung

Prinzipien des
funktionellen Trainings

Screening
und Testing

Sessiondesign –
die P.A.P.R.-Methode

P.A.P.R.
in der Praxis

180 | P.A.P.R. in der Praxis

SUMO-KNIEBEUGE MIT MINIBAND

Equipment: Miniband

Nutzen
- Aktivierung der Gesäßmuskulatur im weiten Kniebeugemuster
- Mobilisation der Hüfte
- Aktivierung der Adduktoren
- Anregung des Herz-Kreislauf-Systems

1. Schlüpfe mit beiden Beinen in ein Miniband und platziere es oberhalb der Knöchel. Komme in einen aufrechten, hüftbreiten Stand. Die Fußspitzen zeigen nach vorn. Stelle dir vor, du stehst auf einem großen Ziffernblatt mit beiden Füßen auf 12 Uhr.
2. Komme mit dem rechten Fuß einen weiten Schritt nach hinten rechts auf 5 Uhr und senke das Gesäß in Richtung Boden ab. Die Wirbelsäule bleibt aufrecht, beide Fersen bleiben am Boden. Kehre mit dem rechten Fuß in die Ausgangsposition (12 Uhr) zurück.
3. Steige anschließend mit dem linken Fuß nach hinten links auf 7 Uhr und gehe dort in die tiefe Kniebeuge. Die Knie bewegen sich dabei immer in Richtung der Zehen.

Hinweis: Starte mit 5 bis 10 Wiederholungen auf jeder Seite. Steigere langsam den Widerstand, indem du ein stärkeres Miniband nutzt. Zusätzlich kannst du auch ein Miniband oberhalb der Knie und um die Unterarme legen und die Übung mit einer Überkopfkniebeuge verbinden, indem du die Arme über den Kopf ausstreckst und das Band auf Spannung hältst.

Variante für Fortgeschrittene: Fortgeschrittene können diese Bewegung auch mit einem Seilzugsystem kombinieren. Hier sind unzählige Ruder- und Druckmuster, sowohl einarmig als auch zweiarmig, möglich. Ebenso kann auch das Heben einer Kettlebell, eines Medizinballs oder eines ViPR (ein neuartiges vielseitiges Trainingstool in verschiedenen Gewichtsgrößen) mit eingebaut werden.

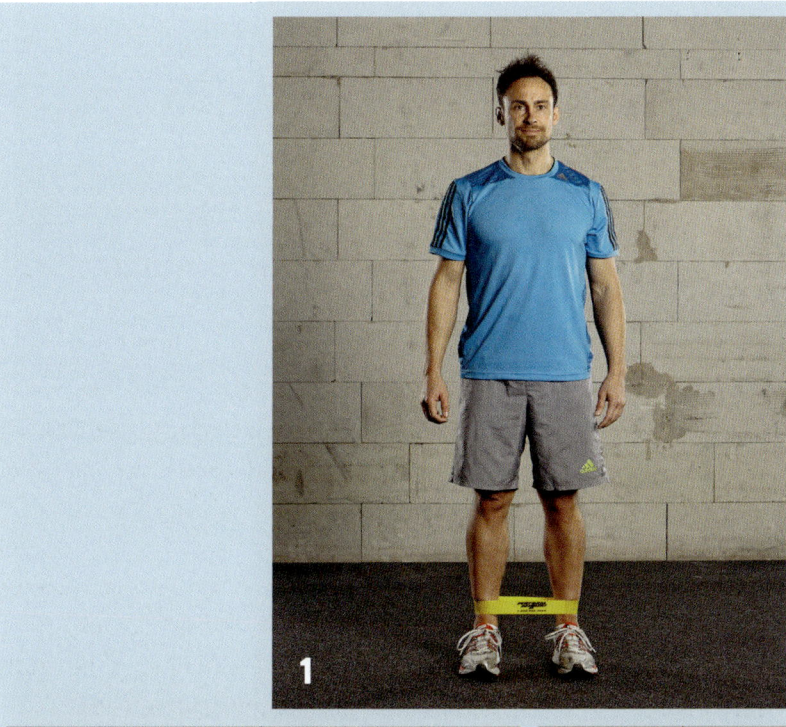

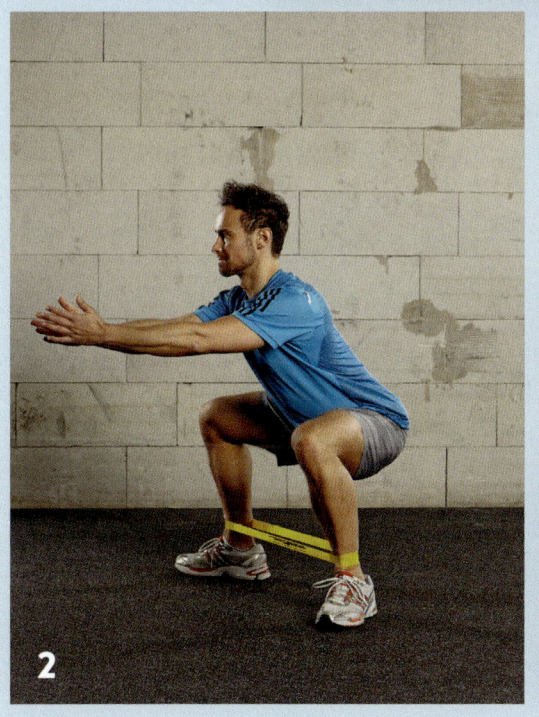

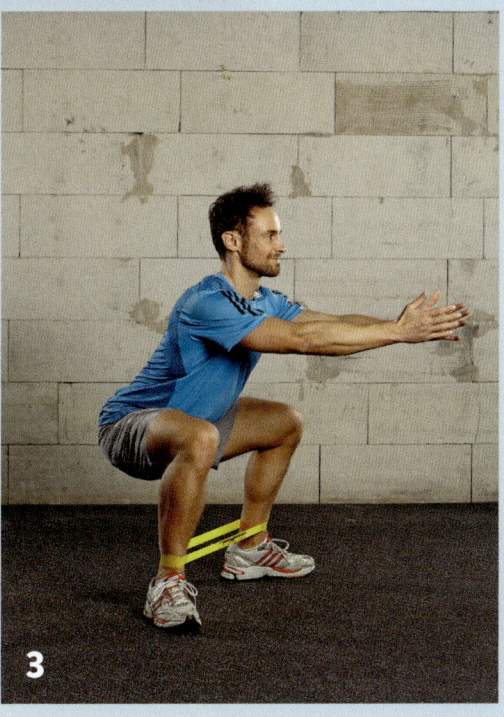

Funktionell
trainieren

Evolution und
Bewegung

Prinzipien des
funktionellen Trainings

Screening
und Testing

Sessiondesign –
die P.A.P.R.-Methode

P.A.P.R.
in der Praxis

Funktionell trainieren

Evolution und Bewegung

Prinzipien des funktionellen Trainings

Screening und Testing

Sessiondesign – die P.A.P.R.-Methode

P.A.P.R. in der Praxis

KNIEBEUGE MIT HORIZONTALER PRESSBEWEGUNG

Equipment: Kettlebell oder Kurzhantel

Nutzen
- Aktivierung der gesamten Mobilitäts- und Stabilisationsketten
- Aktivierung der vorderen Bauchmuskulatur
- Mobilisation der Hüfte
- Anregung des Herz-Kreislauf-Systems

1. Nimm eine Kettlebell oder Kurzhantel und halte sie mit beiden Händen direkt vor das Brustbein, die Ellenbogen sind nahe zusammen und zeigen nach unten. Komme in einen aufrechten Stand, die Füße stehen in mehr als schulterbreitem Abstand und die Zehen zeigen leicht nach außen.

2. Senke das Gesäß mit geradem Rücken nach unten in die tiefe Kniebeuge ab. Die Fersen bleiben fest am Boden.

3. Drücke in der tiefsten Position die Kettlebell vom Brustbein gerade nach vorn und komme in die Ausgangsposition zurück. Die Übung wird deshalb auch häufig als Heartbeat Squat bezeichnet.

Hinweis: Starte mit 2-mal 7 bis 10 Wiederholungen auf jeder Seite. Das Gewicht der Kettlebell ist hier deutlich geringer zu wählen als bei einem klassischen Goblet Squat.

Tipps: Halte die Schultern tief und die Schulterblätter aktiv. Die Nase bleibt immer hinter den Knien.

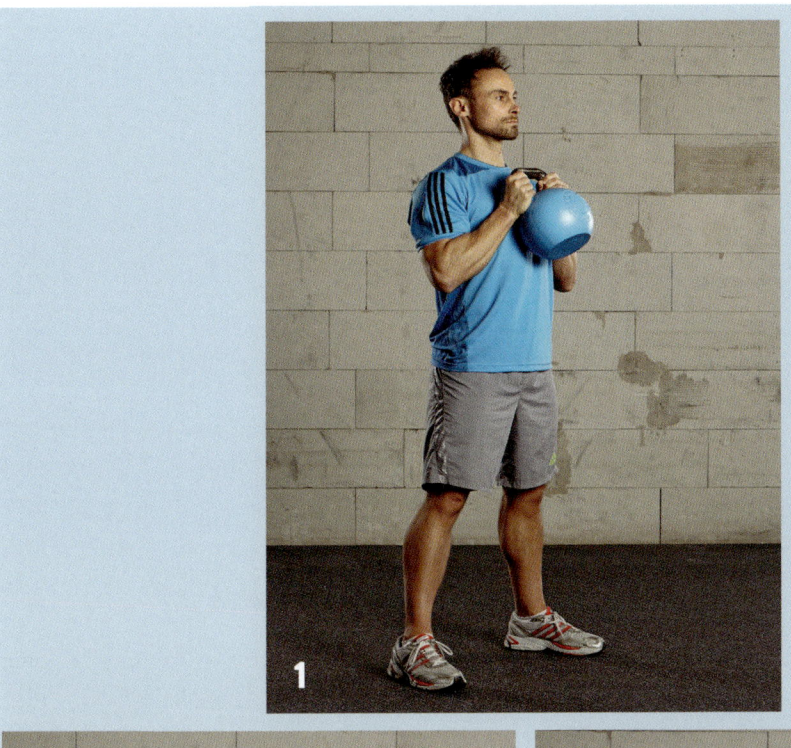

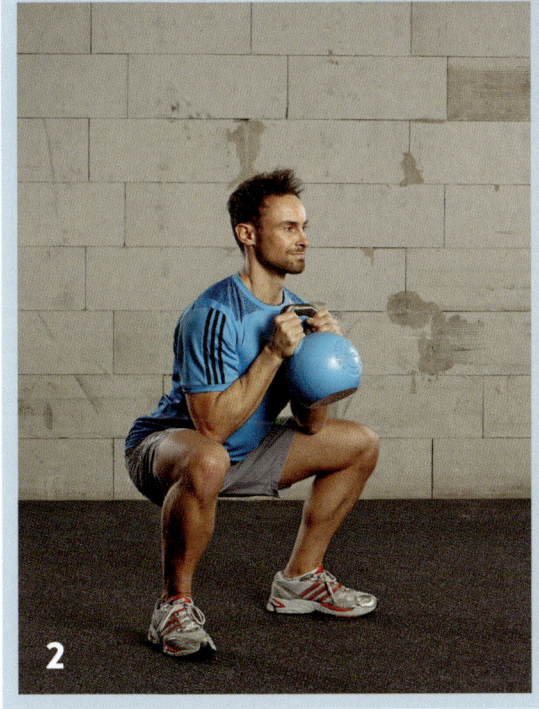

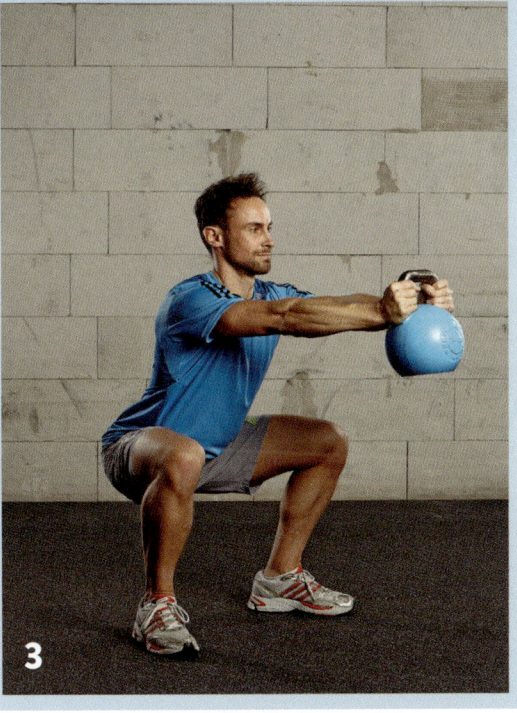

Funktionell trainieren

Evolution und Bewegung

Prinzipien des funktionellen Trainings

Screening und Testing

Sessiondesign – die P.A.P.R.-Methode

P.A.P.R. in der Praxis

Funktionell trainieren

Evolution und Bewegung

Prinzipien des funktionellen Trainings

Screening und Testing

Sessiondesign – die P.A.P.R.-Methode

P.A.P.R. in der Praxis

AUSFALLSCHRITT RÜCKWÄRTS

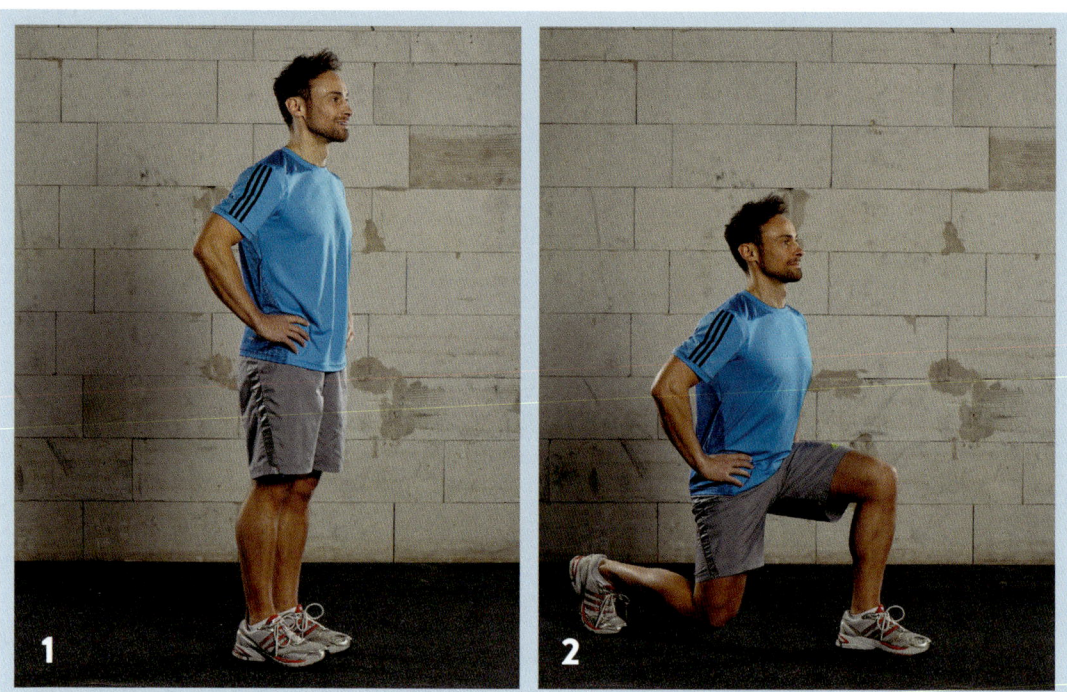

Equipment für die Varianten: Gewicht wie Medizinball, Kurzhantel oder Kettelbell, Gleitscheiben wie Valslides, Widerstandsband oder Kabelzug

Nutzen
- Aktivierung des einbeinigen Kniebeugemusters und der Hüftstreckung
- Mobilisation der Hüfte

1. Nimm einen aufrechten und hüftbreiten Stand ein und platziere die Hände an den Hüften.
2. Komme mit einem Bein in einen geraden Ausfallschritt nach hinten. Der Oberkörper bleibt aufrecht und das Gewicht auf der Ferse des vorderen Beins. Komme in die Ausgangsposition zurück.

Hinweis: Starte mit 5 bis 7 Wiederholungen auf jeder Seite und mache davon 2 Durchgänge.

Variante 1:
Ausfallschritt mit Rotation

Verbinde den Ausfallschritt mit einer Rotation im Oberkörper gegen eine Zusatzlast oder mit einem Gewicht, das du in den Händen hältst und von dir wegstreckst.

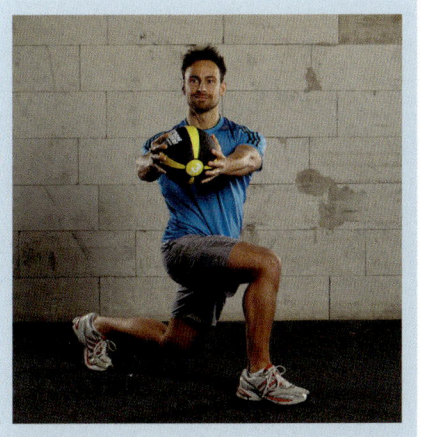

Variante 2:
Gleitender Ausfallschritt

Führe die Übung mit Valslides aus, sodass das bewegte Bein über den Boden gleitet. Alternativ kann auch ein Handtuch genutzt werden.

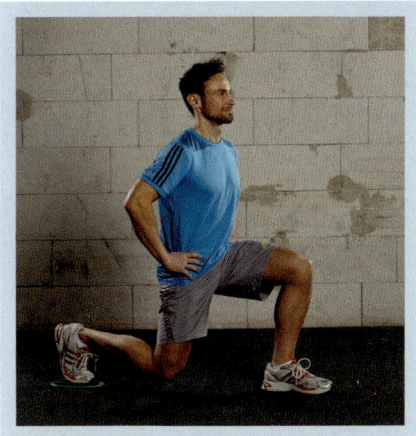

Variante 3:
Ausfallschritt mit Ruderzugbewegung

Während der Ausfallschrittbewegung erschwert eine Ruderzugbewegung die Übungsausführung. Die hüftstabilisierende Muskulatur wird dadurch deutlich mehr angesprochen. Nutze dazu Widerstandsbänder oder einen Kabelzug.

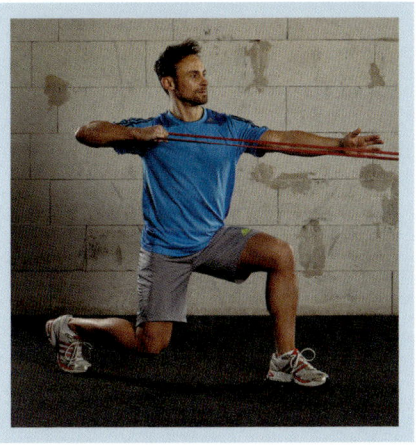

Funktionell trainieren

Evolution und Bewegung

Prinzipien des funktionellen Trainings

Screening und Testing

Sessiondesign – die P.A.P.R.-Methode

P.A.P.R. in der Praxis

Funkionell
trainieren

Evolution und
Bewegung

Prinzipien des
funktionellen Trainings

Screening
und Testing

Sessiondesign –
die P.A.P.R.-Methode

P.A.P.R.
in der Praxis

AUFSTEIGER

Equipment: Stepper oder stabile Box

Nutzen

- Kräftigung der Oberschenkel-, Hüft- und Becken- sowie Bauchmuskulatur
- Verbesserung der Beinachsenstabilität
- Kräftigung für Steige-, Gang- und Laufmuster

1. Platziere dich im Abstand von einer Fußlänge aufrecht und hüftbreit vor einem Stepper oder einer stabilen Box mit einer Höhe von 20 bis 40 Zentimeter. Steige mit dem gesamten linken Fuß auf den Stepper. Sprung-, Knie- und Hüftgelenk bleiben in der Steigphase in einer Linie.

2. Drücke dich mit dem linken Fuß und Bein kraftvoll ab. Die Knie zeigen die gesamte Streckphase über den zweiten Zeh. Bleibe aufrecht und komme im Einbeinstand auf dem Stepper zum Stehen. Ziehe das rechte Knie angewinkelt nach oben. Schiebe nun den rechten Fuß wieder in Richtung Boden und senke dich langsam und kontrolliert aus dem linken Bein wieder ab (exzentrische Kontrollphase).

Hinweis: Starte mit 5 bis 7 Wiederholungen auf jeder Seite. Steigere erst die Wiederholungszahl, bevor du den Widerstand durch Zusatzlasten (Kettlebell, Kurzhantel, Sandsäcke, Langhanteln und so weiter) erhöhst.

Tipps: Nutze einen Spiegel, um die Beinachse zu kontrollieren. Wenn du weder einen Stepper noch eine Box zur Verfügung hast, kannst du alternativ auch einbeinige Kniebeugen auf einem Hocker oder Stuhl machen und einbeinig wieder aufstehen. Auch hier gelten die gleichen Regeln:

- Halte die Beinachse stabil.
- Arbeite langsam und mit so wenig Schwung wie möglich.
- Die Knie zeigen über die Zehen.
- Senke dich langsam und kontrolliert ab.

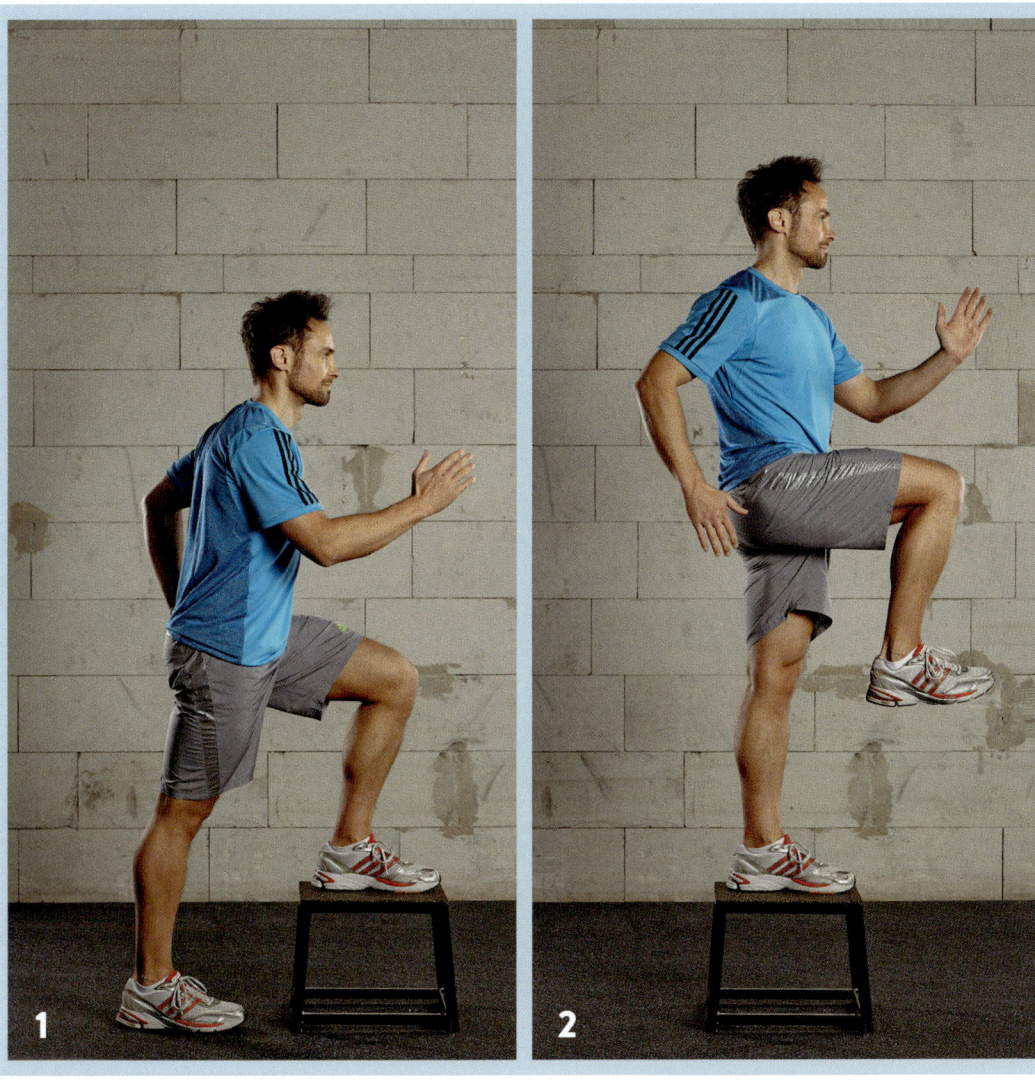

Funktionell
trainieren

Evolution und
Bewegung

Prinzipien des
funktionellen Trainings

Screening
und Testing

Sessiondesign –
die P.A.P.R.-Methode

P.A.P.R.
in der Praxis

Funktionell
trainieren

Evolution und
Bewegung

Prinzipien des
funktionellen Trainings

Screening
und Testing

Sessiondesign –
die P.A.P.R.-Methode

P.A.P.R.
in der Praxis

EINBEINIGES RUDERN MIT WIDERSTAND

Equipment: Kabelzug oder Widerstandsband

Nutzen
- Aktivierung und Kräftigung der Oberschenkelrückseite und Hüftstrecker
- Dynamisch-motorische Kontrolle und Balancefähigkeit auf einem Bein
- Aktivierung des einarmigen Zugmusters und der Antirotation

1. Komme in einen aufrechten und hüftbreiten Stand vor einem Kabelzug oder nimm ein elastisches Widerstandsband zu Hilfe. Fixiere den Kabelzug oder das Gummiband auf Höhe des Bauchnabels. Greife mit der linken Hand den Griff und gehe 2 Schritte zurück. Ziehe den Griff zum Bauch heran und ziehe das linke Knie angewinkelt nach oben, sodass der Oberschenkel parallel zum Boden ausgerichtet ist.

2. Schiebe das linke Bein aktiv nach hinten unten und komme mit langer Wirbelsäule nach vorn. Strecke gleichzeitig den Arm in Richtung Kabelzug. Aktiviere das Gesäß und die Oberschenkelrückseite und richte dich aktiv wieder auf, während du gleichzeitig den Griff wieder neben den Bauch ziehst und das linke Bein in die Ausgangsposition nach vorn oben ziehst.

Hinweis: Starte mit 5 bis 7 Wiederholungen auf jeder Seite. Steigere erst die Wiederholungszahl und dann den Widerstand.

Tipps: Das Standbein bleibt gebeugt. Dies ist eine Hinge-Bewegung und keine Standwaage. Wenn du das Standbeinknie streckst, trainierst du am Ziel dieser Übung vorbei.

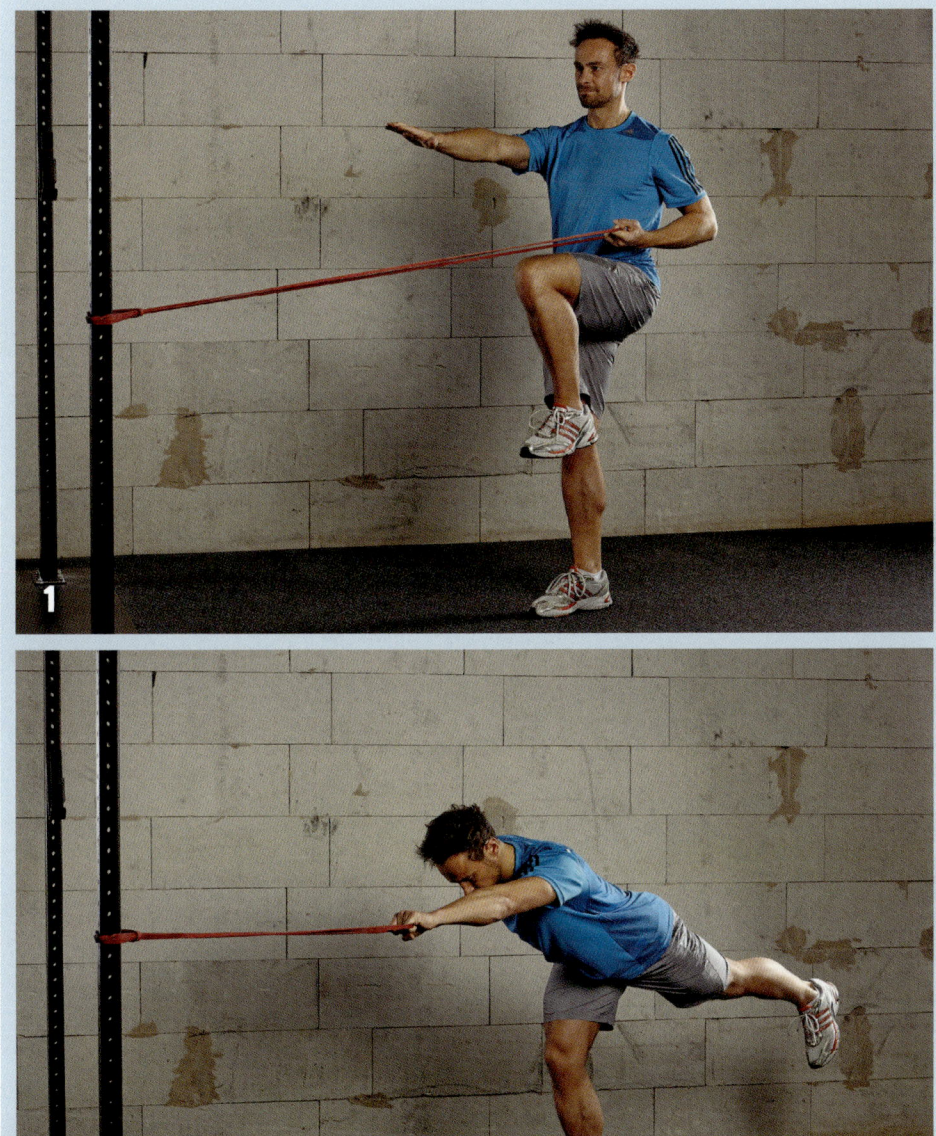

Funktionell
trainieren

Evolution und
Bewegung

Prinzipien des
funktionellen Trainings

Screening
und Testing

Sessiondesign –
die P.A.P.R.-Methode

P.A.P.R.
in der Praxis

Funktionell trainieren

Evolution und Bewegung

Prinzipien des funktionellen Trainings

Screening und Testing

Sessiondesign – die P.A.P.R.-Methode

P.A.P.R. in der Praxis

EINBEINIGES KREUZHEBEN

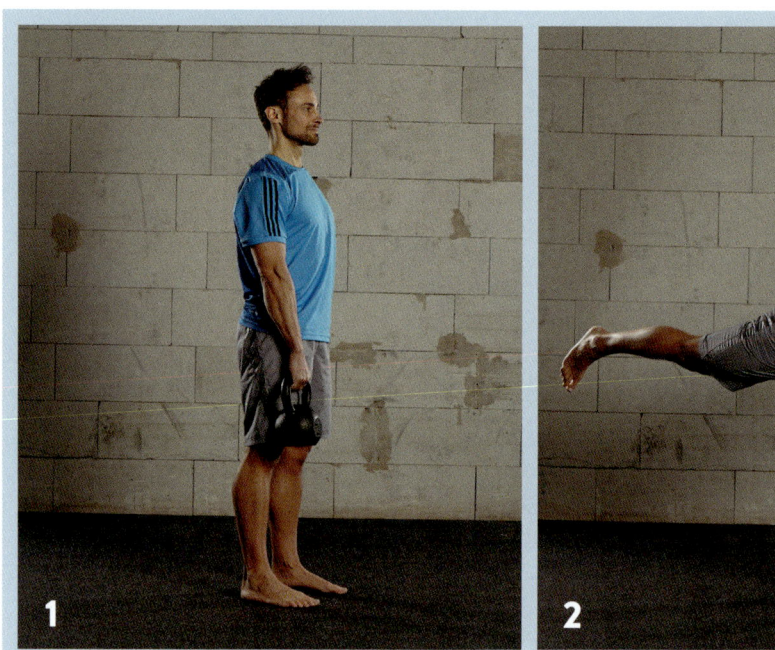

Equipment: Kettlebell

Nutzen
- Aktivierung der Gesäß- und hinteren Oberschenkelmuskulatur
- Aktivierung des Rumpfs und der Bauch- und Rückenmuskulatur
- Kraftübertragung zwischen Beinen, Hüfte, Rumpf, Schultern und Armen

1. Komme in einen aufrechten Einbeinstand und halte eine Kettlebell in der rechten Hand.
2. Hebe das rechte Bein gerade nach hinten an und neige gleichzeitig den Oberkörper gestreckt aus der Hüfte nach vorn. Richte dich anschließend mit Kraft aus der Beinrückseite und dem Gesäß wieder auf. Die Wirbelsäule bleibt während der gesamten Bewegungsausführung gestreckt.

Hinweis: Wiederhole die Bewegung 5- bis 7-mal auf jeder Seite und wiederhole jeden Durchgang 2- bis 3-mal.

Übungen zur globalen Aktivierung im Fortbewegungsmuster

CROSS WALK MIT MINIBAND

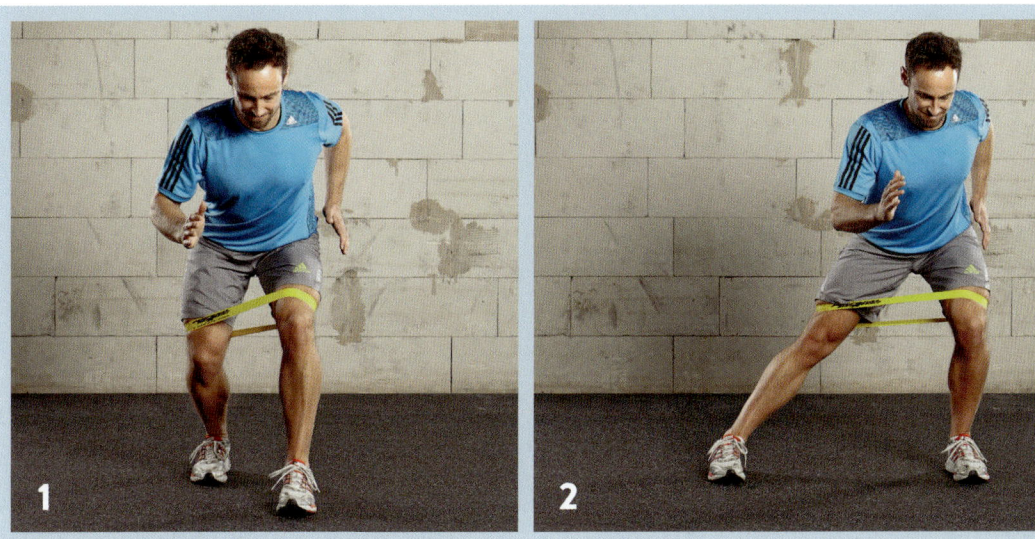

Equipment: Miniband

Nutzen
- Multidirektionale Aktivierung der Hüfte und Beinachsenausrichtung
- Anregung des Herz-Kreislauf-Systems

1. Platziere das Miniband oberhalb der Knie. Komme in einen schulterbreiten Stand mit leicht gebeugten Knien. Die Fußspitzen zeigen nach vorn. Mache von hier 5 Schritte kontrolliert, wie auf Schienen, nach vorne. Anschließend wieder 5 Schritte zurück.
2. Mache nun 5 Schritte nach rechts und wieder zurück zur Mitte. Von der Mitte aus noch 5 Schritte nach links. Nimm die Arme entgegengesetzt mit. Bleibe mit dem Gesäß tief und im Oberkörper aufgerichtet.

Hinweis: Starte mit 5 Schritten und 2 Durchgängen. Erhöhe erst die Schrittanzahl, bevor du den Widerstand erhöhst oder ein zweites Miniband oberhalb des Knöchels addierst.

Funktionell trainieren

Evolution und Bewegung

Prinzipien des funktionellen Trainings

Screening und Testing

Sessiondesign – die P.A.P.R.-Methode

P.A.P.R. in der Praxis

Funktionell trainieren

Evolution und Bewegung

Prinzipien des funktionellen Trainings

Screening und Testing

Sessiondesign – die P.A.P.R.-Methode

P.A.P.R. in der Praxis

BALANCIEREN

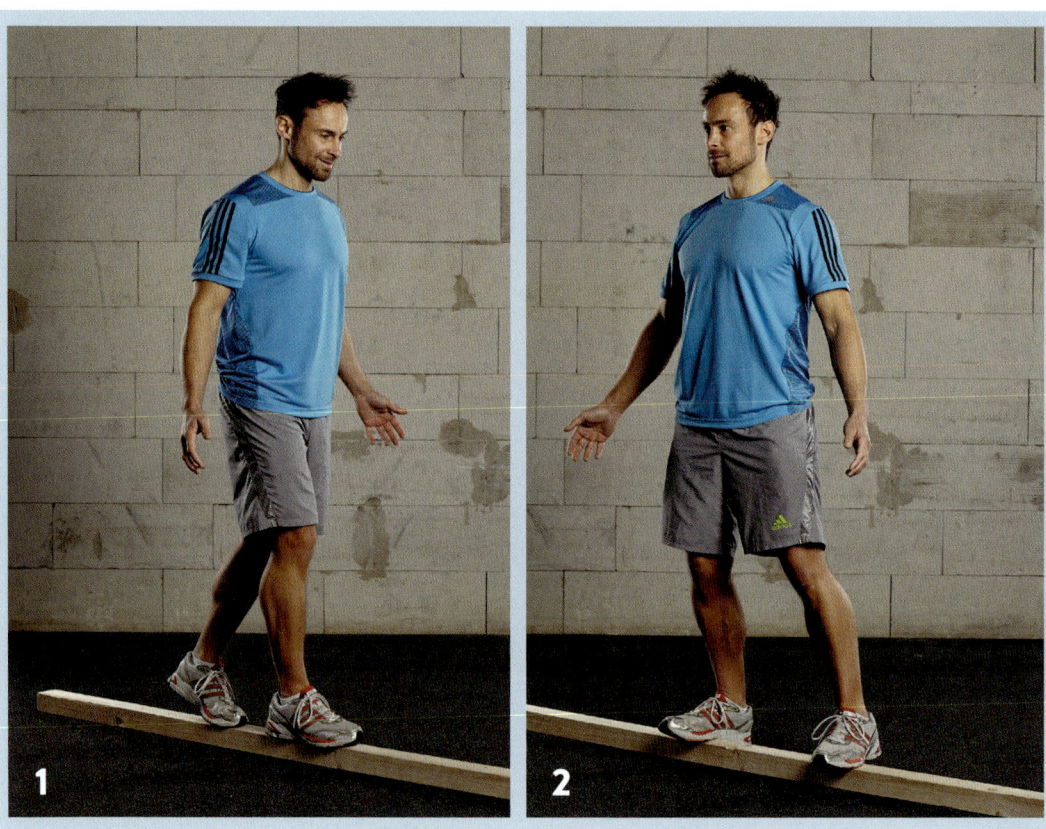

Equipment: Klebeband, Seil, Langbank, Holzlatte oder Balance Beam

Nutzen
- Hohe Rekrutierung vieler unterschiedlicher Muskelschlingen
- Verbesserung der Propriozeption

1. Folgende Übung kann auf einem Strich, einem dicken Seil, einer Langbank, einer 6 Zentimeter breiten Holzlatte oder einem Balance Beam (ähnlich einem Schwebebalken) durchgeführt werden. Stufe eins ist das sichere Balancieren vor und zurück im aufrechten Gang.
2. Wenn dir das gut gelingt, seitlich balancieren.

Varianten für Fortgeschrittene: Balanciere im Ausfallschritt. Ebenso kannst du auch auf allen vieren das Balancieren üben.

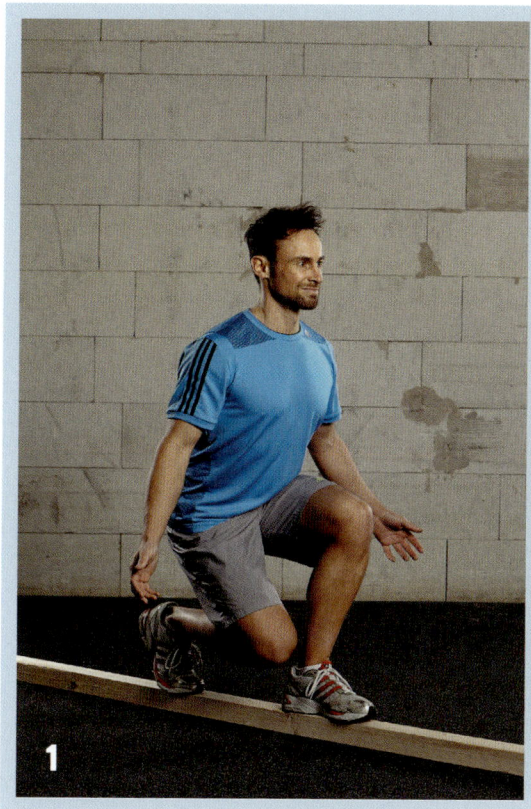 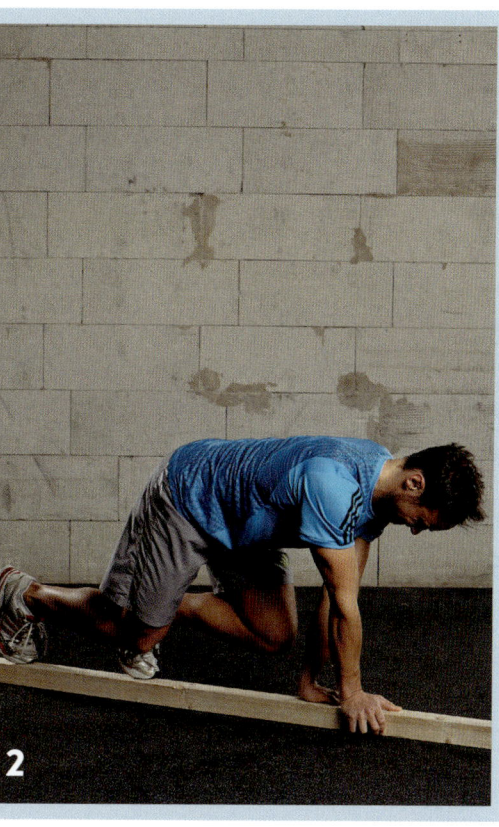

Funktionell
trainieren

Evolution und
Bewegung

Prinzipien des
funktionellen Trainings

Screening
und Testing

Sessiondesign –
die P.A.P.R.-Methode

P.A.P.R.
in der Praxis

Funktionell
trainieren

Evolution und
Bewegung

Prinzipien des
funktionellen Trainings

Screening
und Testing

Sessiondesign –
die P.A.P.R.-Methode

**P.A.P.R.
in der Praxis**

KRABBELN

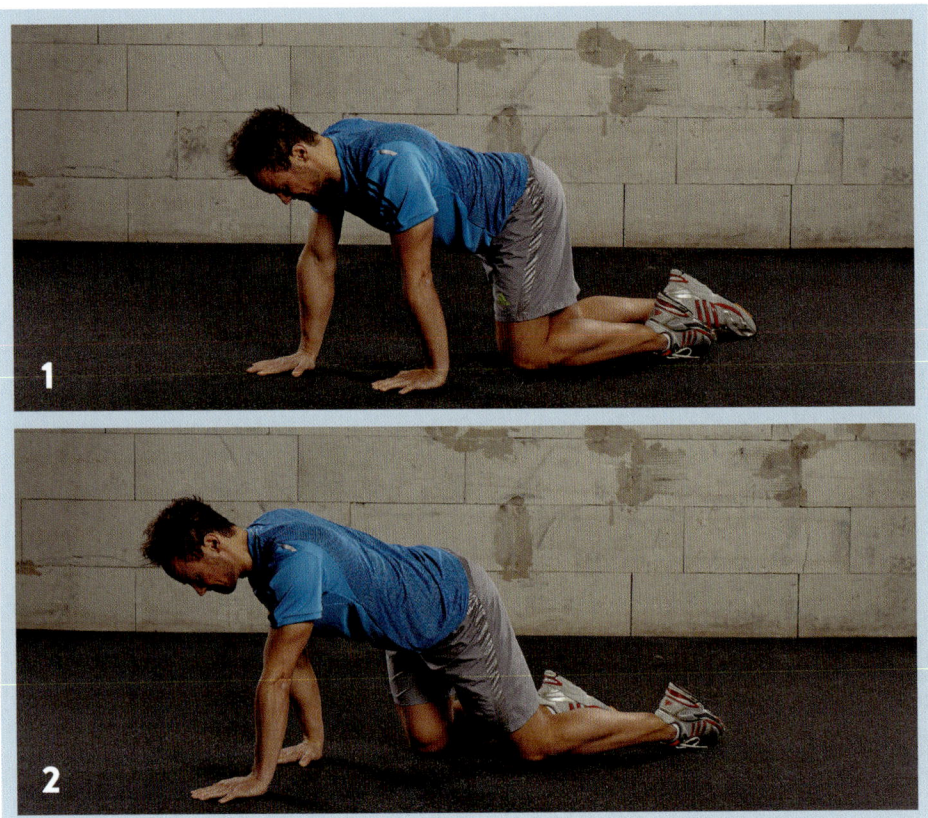

Nutzen

- Kontralaterale Bewegungskontrolle
- Aktivierung der gesamten Rumpf- und Stützmuskulatur
- Anregung des Herz-Kreislauf-Systems

1. Komme in den Vierfüßlerstand. Die Hände befinden sich unter den Schultern, die Knie sind hüftbreit geöffnet. Die Wirbelsäule ist gerade in der Doppel-S-Form ausgerichtet. Anfänger beginnen mit den Knien am Boden.
2. Komme mit der linken Hand und dem rechten Knie einen Schritt nach vorn. Die rechte Hand und das linke Knie folgen. Mache kleine Schritte, nur wenige Zentimeter, und halten den Rücken und das Becken gerade und neutral.

Variante für Fortgeschrittene: Bist du fortgeschritten, stelle im Vierfüßlerstand die Zehen auf und hebe die Knie circa 5 Zentimeter vom Boden an, sodass du dich auf den Händen und Füßen (statt auf den Knien) fortbewegst wie beschrieben.

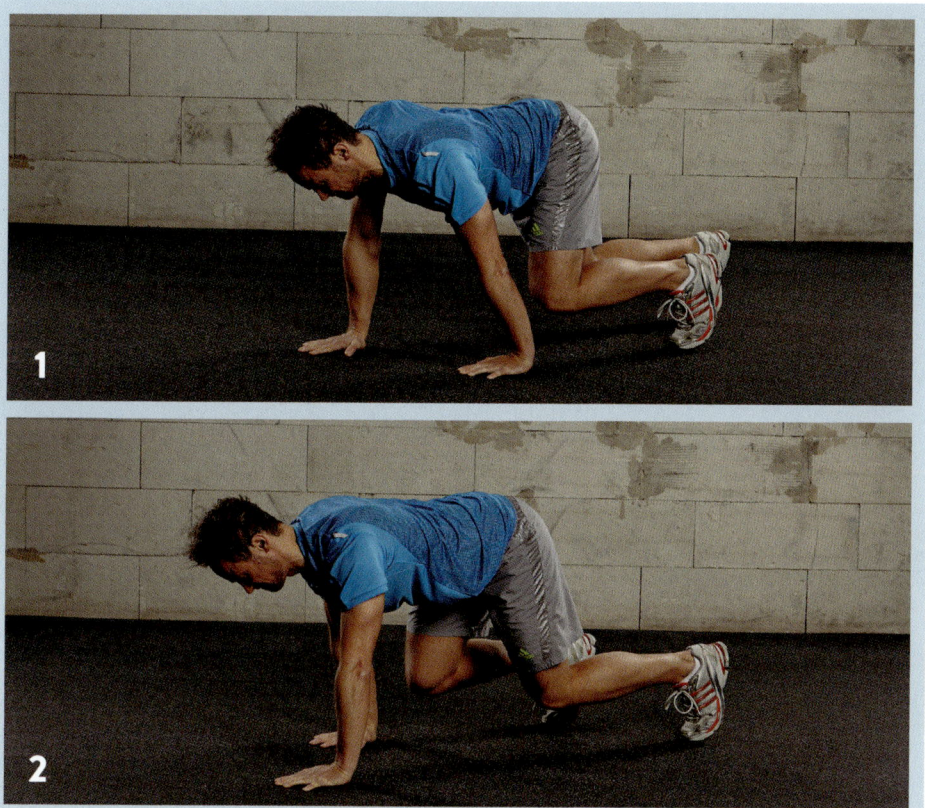

Funktionell trainieren

Evolution und Bewegung

Prinzipien des funktionellen Trainings

Screening und Testing

Sessiondesign – die P.A.P.R.-Methode

P.A.P.R. in der Praxis

Funktionell trainieren

Evolution und Bewegung

Prinzipien des funktionellen Trainings

Screening und Testing

Sessiondesign – die P.A.P.R.-Methode

P.A.P.R. in der Praxis

HANDLAUF MIT LIEGESTÜTZ

Nutzen
- Kräftigung der Stützmuskulatur, des Schultergürtels und des vorderen Rumpfs
- Dehnung der Oberschenkelrückseite und Wade

1. Beginne im aufrechten, hüftbreiten Stand. Beuge dich aus der Hüfte mit dem Rumpf nach vorn, bis du mit den Händen komplett am Boden aufkommst. Die Beine bleiben so weit gestreckt wie möglich. Aktiviere hier die Oberschenkelvorderseite.
2. Mit gestreckten Armen und Beinen sowie angespanntem Bauch bewegst du dich langsam und in kleinen Schritten mit den Händen vorwärts.
3. Laufe so weiter, bis du in der Liegestützposition angekommen bist.
4. Hier absolvierst du, je nach Leistungsniveau, 3 bis 5 kontrollierte Liegestütze. Anfänger halten die Liegestützposition für 3 Atemzüge.
5. Laufe anschließend mit kleinen Schritten mit den Füßen nach vorn zu den Händen. Die Beine bleiben so gestreckt wie möglich. Richte dich wieder auf und wiederhole den Ablauf.

Hinweis: Starte mit 3 Abfolgen und steigere in den kommenden Wochen die Anzahl der Abfolgen auf maximal 7 Durchgänge.

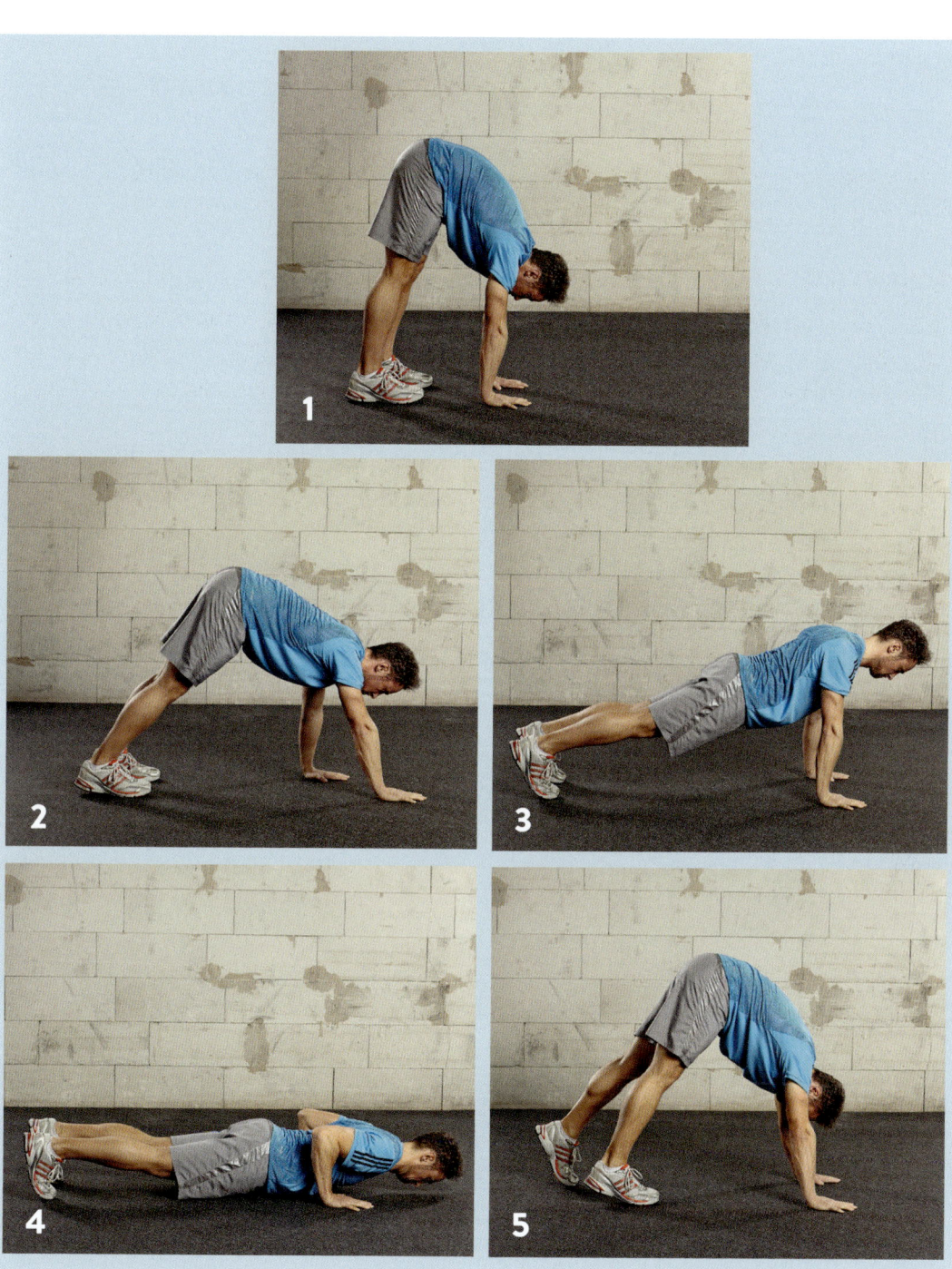

Funktionell
trainieren

Evolution und
Bewegung

Prinzipien des
funktionellen Trainings

Screening
und Testing

Sessiondesign –
die P.A.P.R.-Methode

P.A.P.R.
in der Praxis

Funktionell
trainieren

Evolution und
Bewegung

Prinzipien des
funktionellen Trainings

Screening
und Testing

Sessiondesign –
die P.A.P.R.-Methode

P.A.P.R.
in der Praxis

TRAGEN – FARMER'S WALK

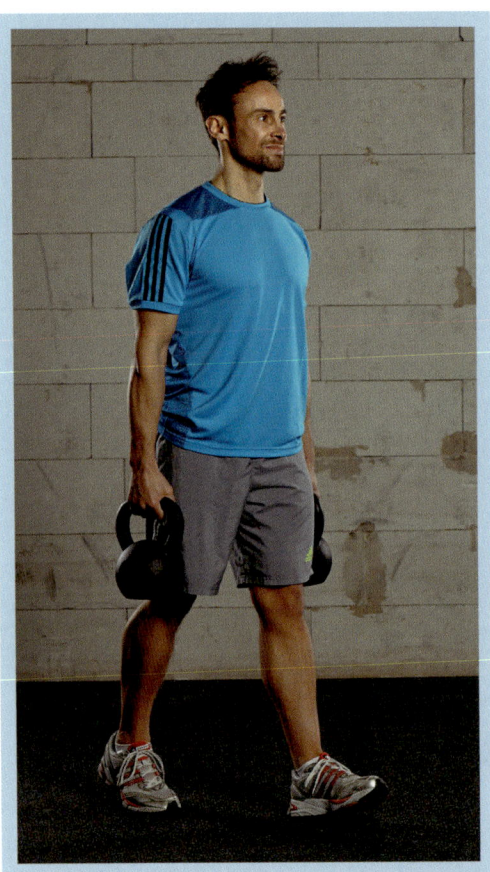

Equipment: 2 Kettlebells oder Kurzhanteln

Nutzen
- Aktivierung der Bein- und Rumpfmuskulatur
- Griffkraft
- Anregung des Herz-Kreislauf-Systems

Komme in einen aufrechten Stand mit jeweils einer Kettlebell oder Kurzhantel in jeder Hand. Halte die Gewichte direkt neben den Oberschenkeln. Ziehe die Schulterblätter nach hinten unten. Beginne mit kleinen Schritten und maximaler Aufrichtung in der Wirbelsäule für 30 bis 120 Sekunden zu gehen. Beginne mit schweren Gewichten knapp unter 40 Prozent deines Körpergewichts (aufgeteilt auf 2 Kurzhanteln oder Kettlebells) und steigere Woche für Woche, je nach Leistungsfähigkeit, das Gewicht hoch bis zu 75 Prozent deines Körpergewichts.

Variante für Fortgeschrittene (6 Position Carry): Fortgeschrittene können diese Vorwärtsbewegung variieren, zum Beispiel das Gewicht vor der Brust oder mit gestreckten Armen über Kopf halten. Für diese beiden Varianten kannst du entweder 2 Gewichte oder auch nur eines in beiden Händen halten.

Funktionell
trainieren

Evolution und
Bewegung

Prinzipien des
funktionellen Trainings

Screening
und Testing

Sessiondesign –
die P.A.P.R.-Methode

P.A.P.R.
in der Praxis

PHASE 3 – DIE DYNAMISCHE AKTIVIERUNG

Je nach Anforderungsprofil, Leistungsstand und Zielsetzung werden in dieser Phase dynamische bis explosive Bewegungen absolviert. Ziel ist, das Herz-Kreislauf-System und die Körpertemperatur anzuregen sowie das zentrale Nervensystem zu aktivieren. Kurze, schnelle und intensive Bewegungen mit erhöhter neuronaler Anforderung steigern den Output und werden mit maximaler Aufmerksamkeit und Qualität durchgeführt. In bestimmten Zeitabständen wechseln sich effiziente und explosive Bewegungsfolgen mit Phasen der aktiven Erholung und erneuten hochintensiven und kurzen Belastungsphasen ab. Völlige Erschöpfung und Auspowern müssen hier unbedingt vermieden werden.

Hier muss klar zwischen Anfängern und Fortgeschrittenen unterschieden werden. Für den Großteil der Athleten sind hier einfache Sprünge oder Medizinballwürfe oder ein paar Drills über die Koordinationsleiter völlig ausreichend. Beachte aber, dass die Reaktivität eine der ersten Komponenten ist, die bei Bewegungsmangel oder im Alter nachlässt. Daher ist reaktives Training wichtig und sollte in einer funktionellen Trainingseinheit immer mitberücksichtigt werden.

Was sind »Movement Preps«?

In den letzten Jahren hat sich im funktionellen Training der Begriff »Movement Preps« als Bezeichnung für dynamische, bewegungsvorbereitende Übungen etabliert. Der Begriff wurde von dem amerikanischen Fitnessexperten und Buchautor Mark Verstegen geprägt. Die Übungen, die hierzu gezählt werden, gehen über das Aufwärmen hinaus. Die dynamische Aktivierung hat den Nutzen und den Fokus, primär das zentrale Nervensystem anzusprechen. Hier geht es um Schnelligkeit, Reaktion, Umstellung und Orientierung sowie die Anregung des Herz-Kreislauf-Systems, um die Erhöhung der Körpertemperatur und darum, den Körper auf die bevorstehende Belastung wie Krafttraining oder andere Sportarten vorzubereiten.

Funktionell trainieren

Evolution und Bewegung

Prinzipien des funktionellen Trainings

Screening und Testing

Sessiondesign – die P.A.P.R.-Methode

P.A.P.R. in der Praxis

Übungen zur dynamischen Aktivierung

BOXJUMPS

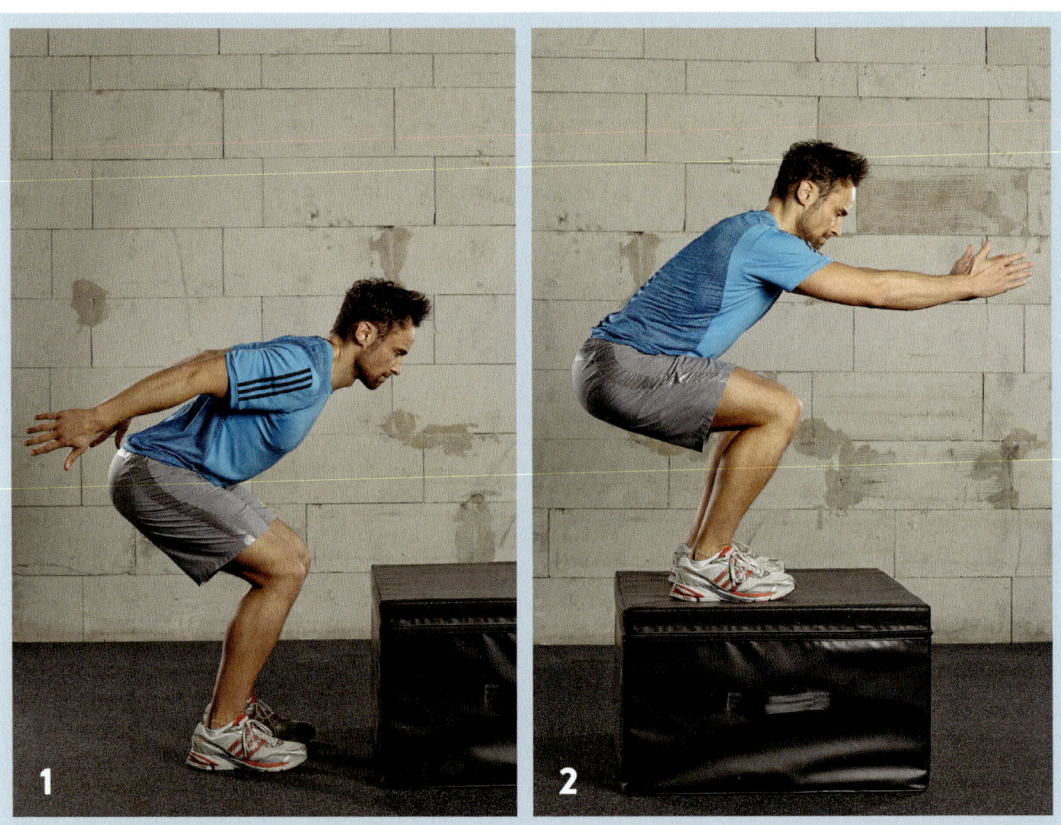

Equipment: Stabile Box (Kiste, Plyobox, Stepper oder Ähnliches)

Nutzen

- Aktivierung und Kräftigung der Oberschenkel-, Hüft-, Becken- und Bauchmuskulatur
- Verbesserung der Beinachsenstabilität
- Verbesserung der exzentrischen Kontrolle für Oberschenkel, Hüfte und Rumpf
- Verbesserung der Balancefähigkeit

1. Stelle dich im Abstand einer Fußlänge aufrecht und mehr als schulterbreit vor einen Stepper oder eine niedrige Plyobox, auf der du sicher landen kannst. Beginne mit einer Höhe zwischen 20 und 40 Zentimetern. Nimm die Arme nach vorn und schiebe sie dann nach hinten unten. Gehe gleichzeitig in die Hocke und schiebe dabei das Becken zurück. Halte die Position für 2 Sekunden.

2. Leite den Sprung mit den Armen ein. Springe mit beiden Füßen gleichzeitig ab und lande leise auf der Box. Strecke im Sprung die Hüfte. Lande mit einem kontrollierten Rumpf und optimaler Beinachsenausrichtung wieder schulterbreit, entweder auf der Box oder auf der Stelle, von der du abgesprungen bist. Halte die »Landehocke« für 2 bis 5 Sekunden. Richte dich auf und steige in den aufrechten Stand zurück.

Hinweis: Starte mit 5 bis 10 Wiederholungen und wiederhole das 2-mal. Steigere erst die Wiederholungszahl, bevor du die Sprunghöhe ausbaust.

Variante für Anfänger: Statt auf eine Box zu springen, springst du auf der Stelle. Fange in der Hocke an und lande wieder in der Hocke. Richte dich vor dem nächsten Sprung auf. Ansonsten folge der obigen Übungsbeschreibung.

Weitere Varianten: Sprünge mit Miniband, Absprung mit zwei Beinen und Landen auf einem Bein, Sprünge in die Weite, Sprünge über Hürden, seitliche Sprünge, Wechselsprünge, Wechselsprünge mit Miniband, einbeinig abspringen und einbeinig landen, Hockey Jumps und viele Sprungvarianten mehr sind ebenfalls denkbar.

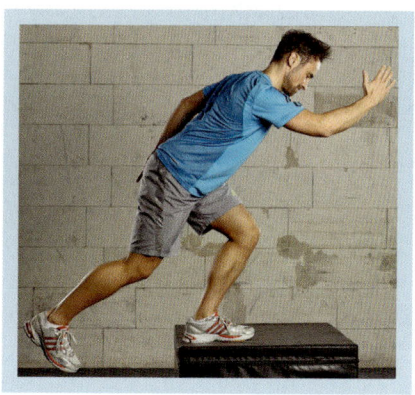

Tipp: Nutze einen Spiegel oder bitte einen Trainer, die Beinachse zu kontrollieren. Die Jumps gehören zu den plyometrischen Stabilisationsübungen. Der Sprung aus der Kniebeuge oder der Box Jump gehören zu den Basisübungen. In erster Linie geht es darum, die optimale Landemechanik zu schulen und zu erlernen, den Oberkörper und die Beinachsen auszurichten und neuromuskuläre Koordination in einer dynamischen Bewegung effektiv zu rekrutieren.

Funktionell trainieren

Evolution und Bewegung

Prinzipien des funktionellen Trainings

Screening und Testing

Sessiondesign – die P.A.P.R.-Methode

P.A.P.R. in der Praxis

Funktionell trainieren

Evolution und Bewegung

Prinzipien des funktionellen Trainings

Screening und Testing

Sessiondesign – die P.A.P.R.-Methode

P.A.P.R. in der Praxis

SEILSPRINGEN

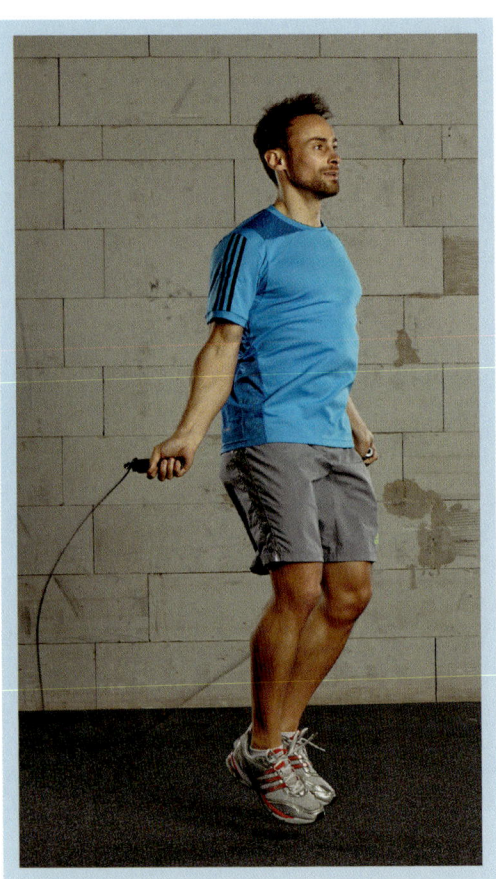

Equipment: Sprungseil

Nutzen

- Aktivierung des neuromuskulären Systems
- Schulung von Timing, Koordination und Rhythmus
- Kräftigung der Fußgelenke und Schultermuskulatur
- Anregung des Herz-Kreislauf-Systems
- Anregung des Dehnungs-Verkürzungs-Zyklus
- Positive Effekte auf die Faserausrichtung der Faszien

Nimm ein Sprungseil zur Hand und springe mit federnden Hüpfern über das Seil. Klingt einfach. Bleibe aufrecht, halte den Rhythmus und halte durch.

Hinweis: Starte mit 3 Intervallen à 45 Sekunden. Steigere in den nächsten Wochen auf 1 bis 2 Minuten. Steigere anschließend die Geschwindigkeit, reduziere die Zeit und erhöhe die Anzahl der Intervalle. Addiere zusätzliche Varianten wie Criss-Cross (die Arme vor dem Körper kreuzen), rückwärts springen, seitliches Seilspringen, Twists (die Hüfte nach rechts und links drehen) oder Doubles (Doppeldurchschlag, bei einem Hüpfer schlägst du das Seil 2-mal unter den Füßen durch).

Tipp: Beim Seilspringen verhält es sich wie bei den Klimmzügen. Du wirst nur besser, wenn du es regelmäßig übst.

KOORDINATIONSLEITER-DRILLS

Equipment: Koordinationsleiter

Nutzen

- Reduzierung des Verletzungsrisikos
- Schulung der Koordination, des Reaktionsvermögens und der Umstellungsfähigkeit
- Schulung der Trittsicherheit, Schnelligkeit und Auge-Bein-Hand-Koordination

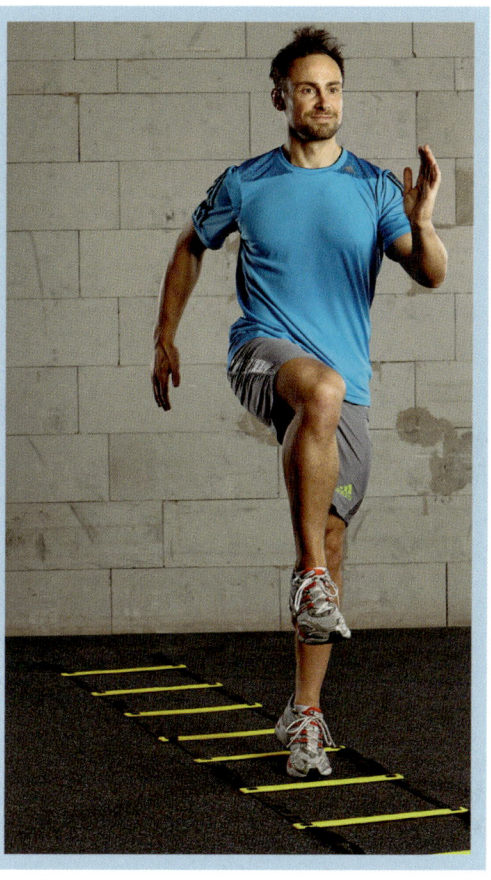

Es gibt unzählige Drills und Kombinationsmöglichkeiten, über die Leiter mit den Füßen und Händen zu laufen und zu springen. Die einfachste Variante ist wohl, in jedes Kästchen abwechselnd einen Fuß zu setzen; doch es gibt unzählige Möglichkeiten. Das bringt Abwechslung ins Training. Sobald du die neuromuskuläre Bewegungskontrolle verbessert hast, steigere das Tempo und trainiere mit dem Fokus auf Schnelligkeit. Mit kurzen Intervallen ist dieses Tool auch wunderbar im Bereich Konditionstraining einsetzbar.

Funktionell trainieren

Evolution und Bewegung

Prinzipien des funktionellen Trainings

Screening und Testing

Sessiondesign – die P.A.P.R.-Methode

P.A.P.R. in der Praxis

ROPE-TRAINING MIT ALTERNIERENDER WELLE UND AUSFALLSCHRITT RÜCKWÄRTS

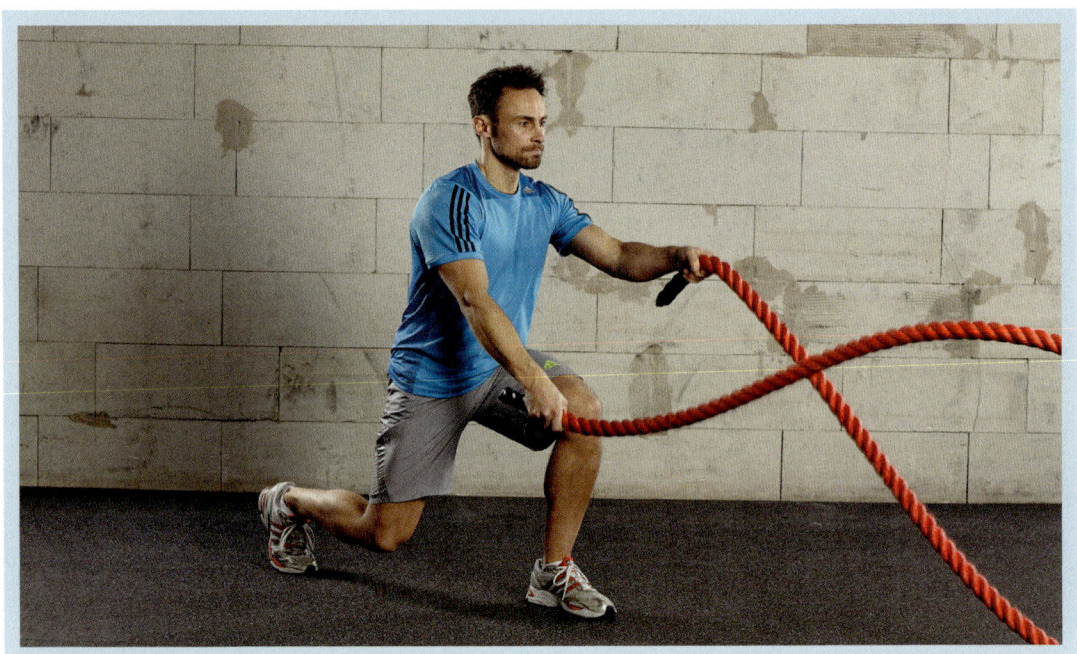

Equipment: Rope (schwereres Seil)

Nutzen

- Dynamische Aktivierung im Ausfallschritt
- Konzentrische Aktivierung dynamischer Druck- und Zugmuster im Oberkörper
- Anregung des Herz-Kreislauf-Systems
- Konzentrisches Training mit reaktiver Komponente

Befestige ein Rope in der Mitte an einem festen Ankerpunkt am Boden. Greife die beiden Enden vom Rope im Obergriff und gehe einen Schritt auf das Seil zu, damit das Seil locker hängt. Du stehst aufrecht und hüftbreit. Bewege die Arme nun abwechselnd auf und ab, sodass du alternierende Wellen im Seil erzeugst. Mache zusätzlich abwechselnd Ausfall-schritte nach hinten und steige immer wieder nach vorn. Arbeite mit den Armen konstant weiter und bleibe kontrolliert bei den Ausfallschritten.

Funktionell trainieren

Evolution und Bewegung

Prinzipien des funktionellen Trainings

Screening und Testing

Sessiondesign – die P.A.P.R.-Methode

P.A.P.R. in der Praxis

Hinweis: Starte mit 20- oder 30-Sekunden-Intervallen zu 2 bis 3 Durchgängen. Erhöhe über die nächsten Wochen schrittweise die Dauer des Intervalls und die Geschwindigkeit sowie die Bewegungsamplitude der Arme.

Tipp: Bleibe aufrecht mit dem Oberkörper. Wenn du merkst, dass du an Stabilität im Oberkörper oder in den Beinen verlierst, stoppe das Intervall. Mache 30 bis 60 Sekunden Pause und starte erneut.

Rope-Training

Trainingsgerät und -system wurden von John Brookfield entwickelt, einem mehrfachen Rekordhalter in unterschiedlichen Kraftdisziplinen. Er war auf der Suche nach einer Trainingsmethode, um seine Griff- und Armkraft zu entwickeln. Rope-Training ist primär ein rein konzentrisches Training mit einer reaktiven Komponente. Es kommt zwar zu einem schnellen Anstieg der Herzfrequenz, wovon du dich jedoch auch schnell wieder erholst. Schnelle Armbewegungen, Kontrolle des gesamten Körpers in Kombination mit funktionellen Beinmustern (Lunge, Squat, Jumps) und die Gestaltung von kurzen Intervallen ermöglichen ein abwechslungsreiches und intensives dynamisches Aktivieren des Körpers.

Funktionell
trainieren

Evolution und
Bewegung

Prinzipien des
funktionellen Trainings

Screening
und Testing

Sessiondesign –
die P.A.P.R.-Methode

P.A.P.R.
in der Praxis

POWER

Für viele Trainer stellt dieses Modul den Mittelpunkt im Training dar und viele sind der Meinung, hier entscheide sich dessen Effizienz. Doch weit gefehlt. Gerade im Kraft- und Konditionsbereich werden die größten und im wahrsten Sinne schwerwiegendsten Fehler begangen. Ob bei der Auswahl der Gewichte, der Progressionsgeschwindigkeit, dem Trainingsaufbau oder der Übungsauswahl, für jeden Kunden im Trainingsprozess gilt die Regel »Qualität vor Quantität«. Die Grundlagen für eine qualitativ hochwertige Bewegungsausführung wurden in den vorangegangenen Kapiteln gelegt. Nun folgen funktionelle Kräftigungsübungen, die die grundlegenden Bewegungsmuster trainieren.

Wenn das Mindestmaß in den generalisierten Motorprogrammen und ein gutes Level an Symmetrie erreicht sind sowie die Bewegungen mit dem eigenen Körpergewicht solide bewältigt werden, kann damit begonnen werden, die Muster mit Zusatzgewichten zu belasten und damit zu trainieren.

Im Kraftraum gelten das Bankdrücken, die Military Press, die Kniebeuge, der Klimmzug und das Kreuzheben als Königsdisziplinen. Sobald es um die Kraftentwicklung aus einem Bewegungsmuster heraus geht und Kontrolle und Timing gefordert sind, kommen vieler dieser Athleten an ihre Grenzen. Einer der Hauptgründe dafür ist ein isoliertes, eintöniges und bilaterales Training. Je länger man in isolierten und bilateralen Übungen verharrt und trainiert, desto geringer fallen die Leistungen im funktionellen Übertrag, beispielsweise bei anderen Sportarten wie verschiedenen Ballsportarten oder im Alltag, aus. Hier bewegen wir uns primär unilateral. Der neurologische Anspruch in diesen sogenannten Königsübungen lässt über die Monate und Jahre hinweg sukzessive nach und somit entwickeln sich diese Übungen schrittweise zu unfunktionellen Übungen, wenn alternative Trainingsinhalte fehlen. Wir möchten diese Übungen nicht verteufeln, ganz im Gegenteil. Wir nutzen sie regelmäßig in unseren Trainingsplänen, um Athleten stärker zu machen. Wir sehen die beiden Module Preparation und Activation als die Grundpfeiler im Functional Training und schalten diese funktionellen Übungen vor das Training der »Königsübungen«.

Funktionell trainieren

Evolution und Bewegung

Prinzipien des funktionellen Trainings

Screening und Testing

Sessiondesign – die P.A.P.R.-Methode

P.A.P.R. in der Praxis

BEWEGUNGSMUSTER IM FUNCTIONAL TRAINING

Funktionelles Krafttraining lässt sich hervorragend in verschiedene Kategorien an Bewegungsmustern einteilen. In Kapitel 3 »Prinzipien des funktionellen Trainings« ab Seite 33 hast du bereits die grundlegenden Bewegungsmuster kennengelernt:

1. Kniebeuge
2. Ausfallschritt
3. Heben
4. Druck

5. Zug
6. Drehen
7. Gehen und Fortbewegung
8. Tragen, Ziehen und Schieben

Der folgende Übungskatalog unterteilt die neun Kategorien der funktionellen Kraftentwicklung in:

- Kniedominante Übungen
- Hüftdominante Übungen
- Zugbewegungen
- Druckbewegungen
- Rumpfübungen

Leitsätze im Functional Training

Im funktionellen Krafttraining gelte die folgenden beiden Leitsätze:
»Die Dosis macht das Gift« und »Variation ist die Würze des Trainings«.

Funktionell
trainieren

Evolution und
Bewegung

Prinzipien des
funktionellen Trainings

Screening
und Testing

Sessiondesign –
die P.A.P.R.-Methode

P.A.P.R.
in der Praxis

Kniedominante Übungen

KNIEBEUGE (FRONT SQUAT MIT DER LANGHANTEL)

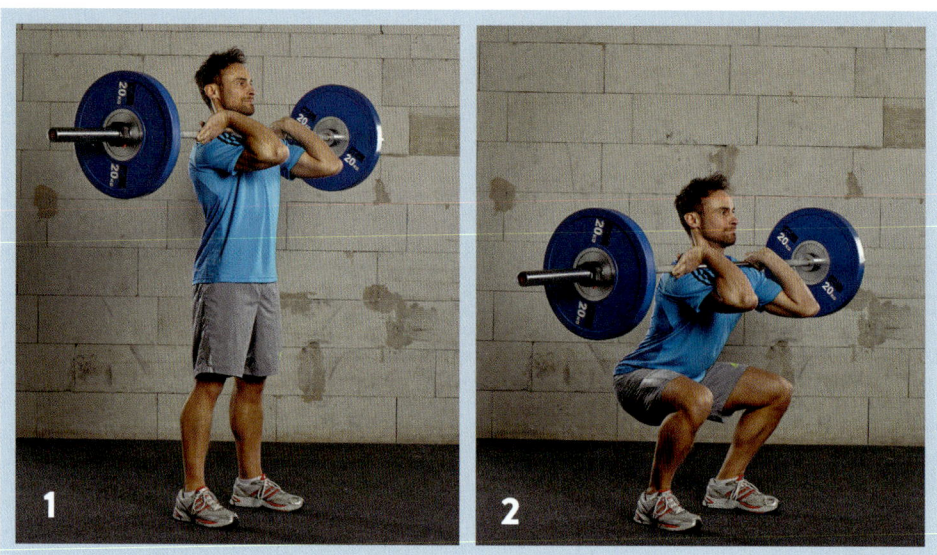

Equipment: Langhantel (Stange mit Gewichtsscheiben)

Nutzen

- Ganzkörperkräftigung im Kniebeugemuster
- Verbesserung der Hüftmobilität
- Aktivierung der vorderen und hinteren Stabilisationsmuskelketten im Oberkörper, speziell im oberen Rücken

1. Positioniere eine Langhantel (ohne Gewicht) in einem Kniebeugeständer oder Rack auf Höhe des oberen Brustbeins. Gehe mit den Armen, Schultern, Schlüsselbein und Becken unter die Stange. Greife mit den Händen mehr als schulterbreit die Stange und nimm mit der vorderen Schultermuskulatur und dem Schlüsselbein Kontakt mit der Stange auf. Die Ellenbogen zeigen nach vorn. Die Knie sind noch gebeugt. Strecke nun die Knie und hebe so die Stange aus dem Ständer. Trete einen Schritt zurück. Du stehst aufrecht und schulterbreit. Die Füße sind leicht nach außen rotiert. Mache ein leichtes Doppelkinn. Blick ist gerade nach vorn gerichtet.

2. Komme kontrolliert mit geradem Rücken nach unten in die tiefe Kniebeuge. Die Ellenbogen zeigen weiterhin nach vorn, die Hantel hält den Kontakt zum Schlüsselbein und zur vorderen Schultermuskulatur. Die Knie zeigen leicht nach außen in Richtung Zehen. Drücke kontinuierlich die Fersen in den Boden und halte das Brustbein aufrecht. Kehre in die Ausgangsposition zurück.

Hinweis: Starte mit 8 bis 12 Wiederholungen und mache davon 2 Durchgänge. Das Gewicht der Langhantel variiert je nach Hersteller und Modell zwischen 10, 15 und 20 Kilogramm. Verbessere über die nächsten Wochen die Form der Ausführung, anschließend erhöhst du das Gewicht.

Varianten: Zercher Front Squat mit Sandbags (Gewicht in den Armbeugen platzieren, wie hier im Bild gezeigt), Front Squat mit einer oder zwei Kettlebells, Front Squat mit Widerstandsbändern, Ketten, ViPR oder Medizinball, Front Squat mit Ballwurf

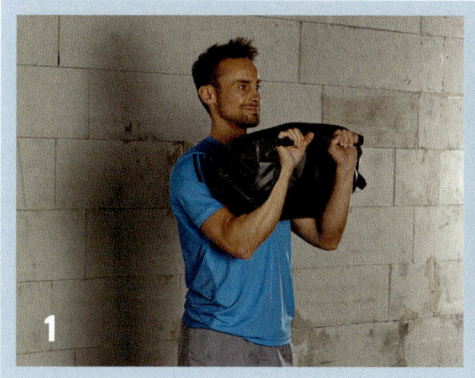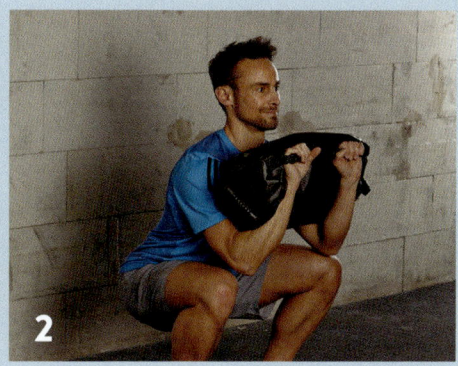

Tipps zur Vorbereitung

- Der Front Squat erfordert mehr Beweglichkeit in den Sprunggelenken als der Back Squat. Nutze die Vorbereitungsübungen für das Sprunggelenk (siehe Seite 131, 132, 134), um die Sprunggelenke optimal vorzubereiten.
- Die Aktivierung im oberen Rücken und im Übergang von der Brustwirbel- zur Lendenwirbelsäule ist entscheidend. Absolviere vorab mindestens eine Übung zur lokalen Aktivierung der Hüfte, des Rumpfs und des Beckenbodens.
- Behalte das Doppelkinn während der gesamten Übung bei. Klemme dir einen Tennisball unter dem Kinn ein – so gewährleistest du den perfekten Abstand.

Funktionell trainieren

Evolution und Bewegung

Prinzipien des funktionellen Trainings

Screening und Testing

Sessiondesign – die P.A.P.R.-Methode

P.A.P.R. in der Praxis

SPLIT SQUAT MIT ERHÖHUNG DES HINTEREN BEINS (BULGARIAN SPLIT SQUAT)

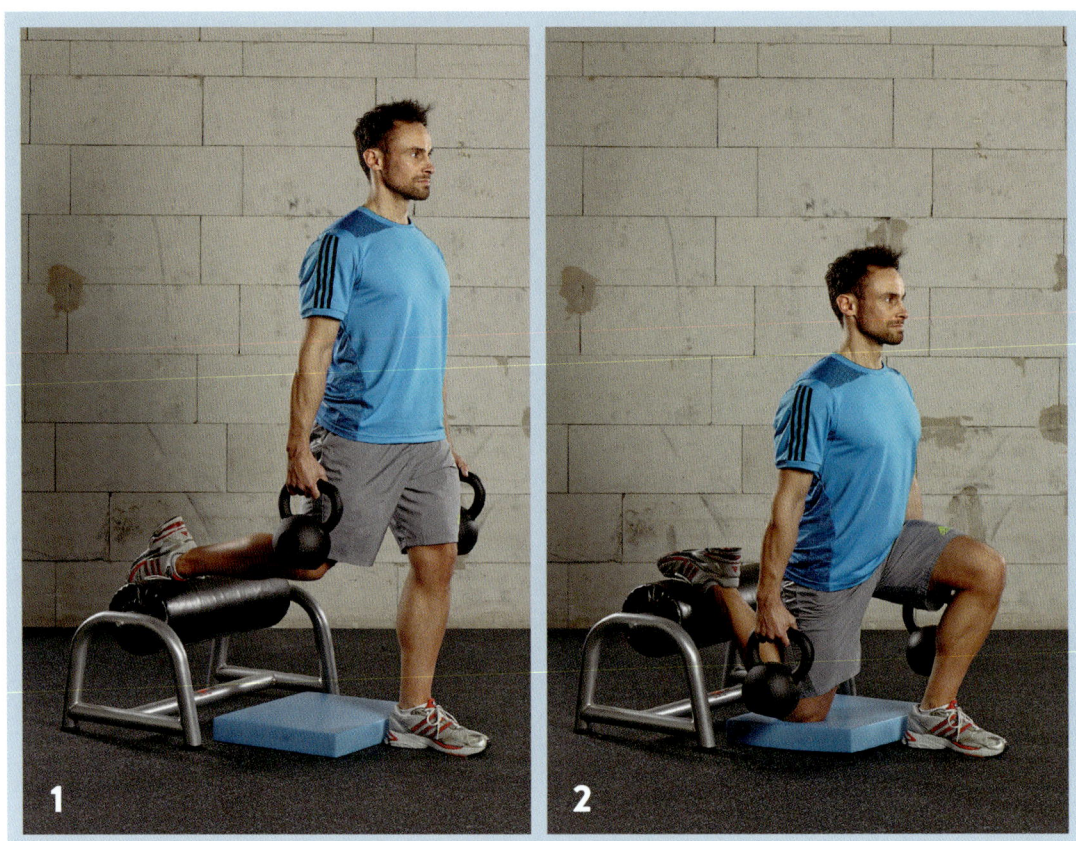

Equipment: Bank, Stepper, Plyobox oder Ähnliches

Nutzen

- Ganzkörperkräftigung im einbeinigen Kniebeugemuster
- Verbesserung der Hüftmobilität
- Aktivierung der vorderen und hinteren Stabilisationsmuskelketten im Oberkörper, speziell im oberen Rücken

Funktionell trainieren
Evolution und Bewegung
Prinzipien des funktionellen Trainings
Screening und Testing
Sessiondesign – die P.A.P.R.-Methode
P.A.P.R. in der Praxis

1. Positioniere einen Fuß auf einer Erhöhung (Bank, Stepper, Plyobox). Stell dich mit dem zweiten Fuß sicher, flach und nach vorn ausgerichtet mit großem Abstand zur Erhöhung. Der Schritt ist etwa schulterbreit. Richte die Wirbelsäule auf, der Oberkörper ist leicht nach vorn gebeugt, Bauch und Gesäß sind angespannt.

2. Senke dich kontrolliert und mit geradem Rücken nach unten in die einbeinige Kniebeuge ab, bis der Oberschenkel des Standbeins parallel zum Boden steht und das Knie des hinteren Beins fast den Boden berührt. Der vordere Fuß bleibt flach am Boden und die Kniescheibe zeigt Richtung zweitem Zeh. Schiebe in der tiefsten Position die Ferse aktiv in den Boden und kehre anschließend in die Ausgangsposition zurück.

Hinweis: Starte mit 8 bis 12 Wiederholungen je Seite und wiederhole die Durchgänge 2-mal ohne Zusatzgewicht. Verbessere über die nächsten Wochen die Form der Ausführung. Nimm dann erst Gewicht in Form von Gewichtswesten, Kettlebells, Kurzhanteln und Langhanteln hinzu; du kannst dabei sowohl einarmig als auch beidarmig arbeiten, je nach Auswahl deines Equipments. Verringere unter Zusatzlast die Frequenz auf 5 bis 8 Wiederholungen, absolviere dafür 3 Durchgänge pro Bein.

Varianten: Wechsle die Gewichtsverteilung mit einem zusätzlichen Gewicht, das du unten hältst, in der Vorhalte, auf dem Rücken oder über Kopf. Arbeite dabei sowohl mit einem Arm als auch mit beiden Armen.

Tipps: Achte auf die Achsenausrichtung sowohl im vorderen als auch im hinteren Bein. Wenn das hintere Bein ausdreht, resultiert das meist aus mangelnder Hüftmobilität. Polstere das hintere Knie mit einer Matte ab und gehe so tief, dass du mit dem Knie die Matte kurz berührst.

Funktionell trainieren

Evolution und Bewegung

Prinzipien des funktionellen Trainings

Screening und Testing

Sessiondesign – die P.A.P.R.-Methode

P.A.P.R. in der Praxis

Funktionell trainieren

Evolution und Bewegung

Prinzipien des funktionellen Trainings

Screening und Testing

Sessiondesign – die P.A.P.R.-Methode

P.A.P.R. in der Praxis

KNIEBEUGE IM AUSFALLSCHRITT NACH VORN

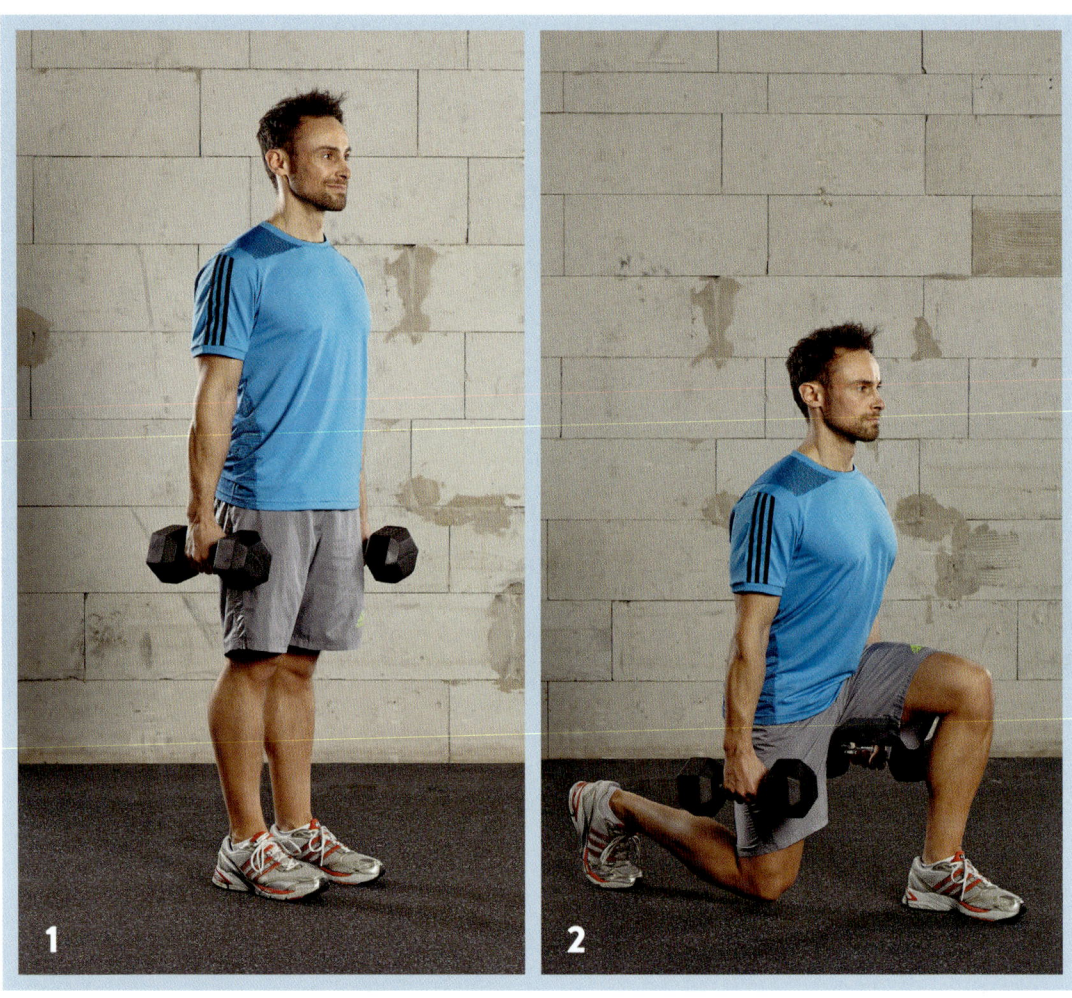

Equipment: wahlweise Kurzhanteln und andere Gewichte

Nutzen

- Ganzkörperkräftigung im einbeinigen und dynamischen Kniebeugemuster
- Verbesserung der Hüftmobilität
- Aktivierung der vorderen, hinteren und seitlichen Stabilisationsketten
- Verbesserung der Balancefähigkeit

1. Komme in einen aufrechten und hüftbreiten Stand. Lege die Hände an die Hüfte und richte den Blick geradeaus.
2. Mache einen weiten Schritt nach vorn und hebe die hintere Ferse vom Boden ab. Halte den Rumpf so aufrecht und kontrolliert wie möglich. Gehe so tief nach unten, bis der Oberschenkel parallel zum Boden ist. Achte darauf, dass die Kniescheibe in Richtung des zweiten Zehs zeigt. Schiebe in der Endposition die Ferse des vorderen Fußes kraftvoll in den Boden und drücke dich zurück in die Ausgangsposition.

Hinweis: Starte mit 8 bis 14 Wiederholungen zu 2 bis 3 Durchgängen auf jeder Seite. Wenn du dieses Level gemeistert hast, steigere dich, indem du Gewichte in Form von Kurzhanteln, Kettlebells, Langhanteln, Medizinbällen und Sandbags hinzunimmst.

Varianten: Ändere immer wieder mal die Gewichtsverteilung deiner Zusatzgewichte, indem du sie unten hältst, in der Vorhalte, auf dem Rücken oder über Kopf. Hier kannst du sowohl mit einem Arm als auch mit beiden Armen arbeiten. Kombiniere gerne auch einen Ausfallschritt nach vorn und nach hinten.

Tipps: Achte auf die Achsenausrichtung sowohl im vorderen als auch im hinteren Bein. Achte ebenso auf das Becken, sodass beide Beckenhälften auf einer Höhe bleiben.

Funktionell trainieren

Evolution und Bewegung

Prinzipien des funktionellen Trainings

Screening und Testing

Sessiondesign – die P.A.P.R.-Methode

P.A.P.R. in der Praxis

Funktionell trainieren

Evolution und Bewegung

Prinzipien des funktionellen Trainings

Screening und Testing

Sessiondesign – die P.A.P.R.-Methode

P.A.P.R. in der Praxis

Hüftdominante Übungen

KREUZHEBEN

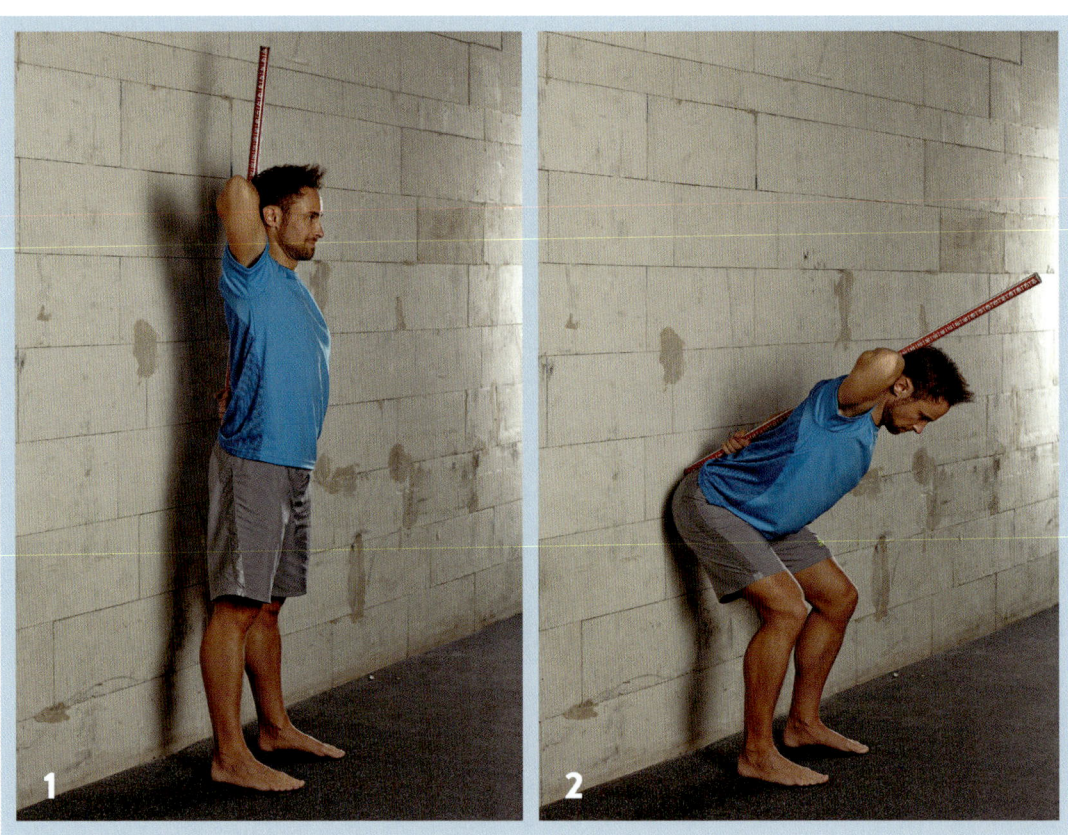

Equipment: Langhantel, Stange, Kettlebell oder Sandbag

Nutzen
- Entwicklung der Ganzkörperkraft
- Kräftigung der hinteren Kette und im Speziellen der Hüftstrecker
- Grundlage für alle Fortbewegungsmuster

Funktionell trainieren

Evolution und Bewegung

Prinzipien des funktionellen Trainings

Screening und Testing

Sessiondesign – die P.A.P.R.-Methode

P.A.P.R. in der Praxis

Das klassische Kreuzheben mit der Langhantel ist eine sehr komplexe Übung und sollte daher erst angebahnt sowie der Bewegungsablauf perfekt erlernt werden. Hierzu dienen Stangen, Kettlebells und Sandbags als Hilfsmittel. Während dieses Lernprozesses sollten die Hüften ausreichend Mobilität zulassen.

Vorübung für zu Hause

1. Lege dir einen Stab an den Rücken und fixiere ihn mit den Händen jeweils an der Halswirbelsäule und der Lendenwirbelsäule, dabei greift ein Arm den Stab von oben, der zweite Arm von unten. Der Stab hat nun Kontakt mit dem Kopf, der Brustwirbelsäule und dem Kreuzbein. Mache ein leichtes Doppelkinn. Stelle dich im hüftbreiten Stand mit dem Rücken zur Wand. Die Füße stehen mit einem Abstand von einer Fußlänge zur Wand.

2. Beuge die Knie leicht und lehne dich mit gestrecktem Oberkörper nach vorn. Versuche, in der Bewegung mit dem Gesäß die Wand zu berühren. Die Unterschenkel bleiben senkrecht und das Knie gebeugt. Entferne dich in Minischritten immer weiter von der Wand, bis du das Maximum ausgelotet hast. Du solltest jetzt ein deutliches Spannungsgefühl in der Beinrückseite wahrnehmen. Der Stab hält dabei immer den Kontakt mit den 3 Punkten am Rücken.

Tipp: Klemme dir einen Tennisball unter das Kinn. Der Tennisball bleibt während der ganzen Übungsausführung eingeklemmt.

Besser als sein Ruf

Das »Lift Pattern« oder Hebemuster ist für viele Experten das wichtigste Muster. Im Alltag findet es sich beim Heben von Gegenständen vom Boden, beim Händewaschen, Hinsetzen oder sogar beim Staubsaugen.
Kreuzheben steht leider in dem Ruf, Rückenschmerzen zu verursachen und dem unteren Rücken Schaden zuzufügen. Wenn es korrekt ausgeführt wird und die biomechanischen, physiologischen und neuromuskulären Voraussetzungen geschaffen sind, stecken darin jedoch viele positive Effekte. Es gehört zu Recht zu den Königsübungen im Kraftbereich.

Funktionell trainieren

Evolution und Bewegung

Prinzipien des funktionellen Trainings

Screening und Testing

Sessiondesign – die P.A.P.R.-Methode

P.A.P.R. in der Praxis

KREUZHEBEN MIT DER KETTLEBELL

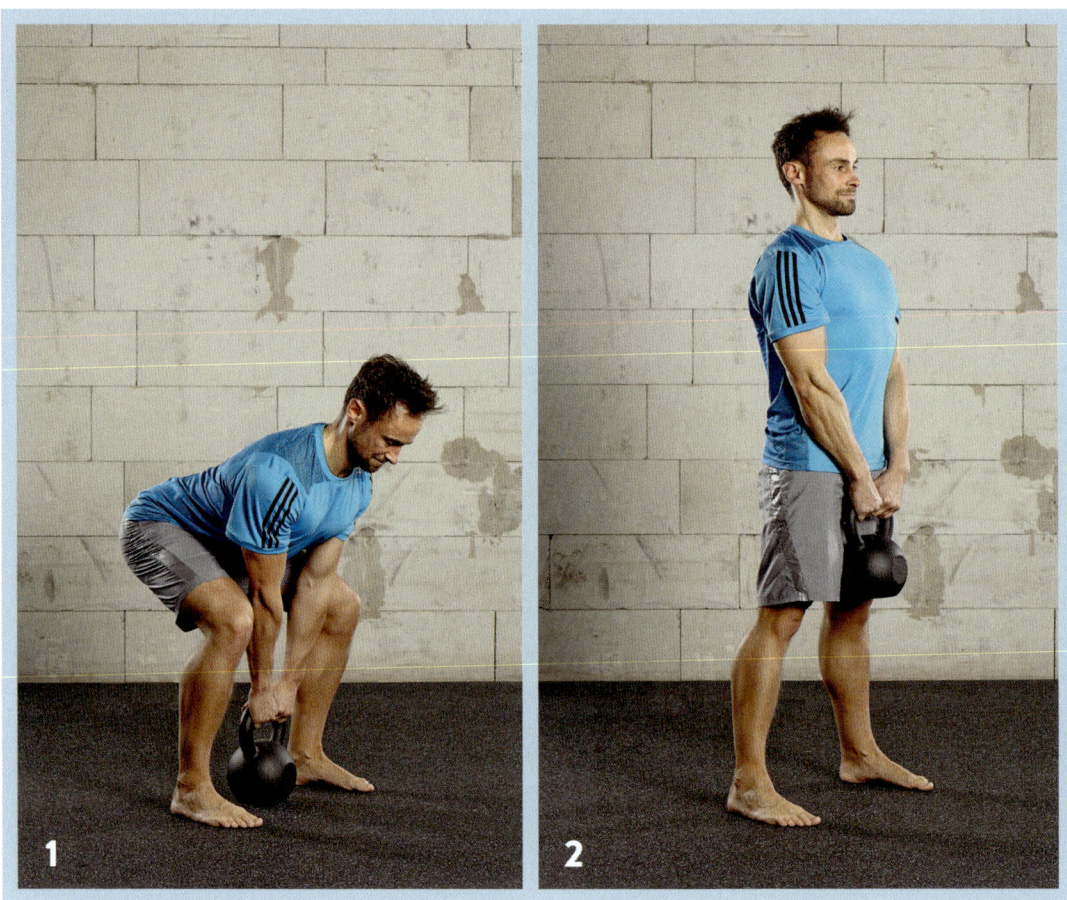

Equipment: Kettlebell

Nutzen

- Ganzkörperkräftigung im Zweibeinstand und im dynamischen Kreuzhebemuster
- Kräftigung der hinteren Hüftstreckerkette
- Entwicklung der vorderen und hinteren Stabilisationsmuskelketten

1. Komme in einen aufrechten, schulterbreiten Stand und stelle eine Kettlebell zwischen die Füße. Fortgeschrittene stellen sie weiter Richtung Ferse, Anfänger in der Mitte zwischen die Füße oder auf eine kleine Erhöhung. Der Blick ist nach vorn ausgerichtet. Senke das Gesäß nach hinten unten ab. Halte den Rücken dabei gerade und neutral, während die Unterschenkel senkrecht zum Boden stehen. Ziehe die Schulterblätter nach hinten und unten. Umfasse die Kettlebell und bringe die Beinbeuger auf Spannung.
2. Richte dich aus dem Gesäß und der Oberschenkelrückseite auf und komme in den aufrechten Stand. Der Rücken bleibt die gesamte Bewegung über gerade und kontrolliert, die Arme an der Körperseite.

Hinweis: Starte mit 5 bis 12 Wiederholungen und wiederhole diesen Durchgang 2- bis 3-mal Wenn du dieses Level gemeistert hast, steigere die Gewichte oder führe die Bewegung mit Kurzhanteln, einer Langhantel oder einer zweiten Kettlebell aus.

Varianten: Kreuzheben einarmig, Kreuzheben mit gestreckten Beinen, Kreuzheben mit einer Gewichtsscheibe vor der Brust, Kettlebell Swing beidarmig, Kettlebell Swing einarmig, Sandbag Lifts, einen Sandbag links und/oder rechts schultern, Umsetzen, Snatches mit der Kettlebell, leichte Schrittstellung mit Lasterverteilung auf einem Bein

Tipps: Achte auf die Achsenausrichtung und ziehe die Schulterblätter aktiv nach hinten und unten. Nimm dir Zeit, dieses Bewegungsmuster perfekt zu erlernen.

Funktionell trainieren

Evolution und Bewegung

Prinzipien des funktionellen Trainings

Screening und Testing

Sessiondesign – die P.A.P.R.-Methode

P.A.P.R. in der Praxis

Funktionell
trainieren

Evolution und
Bewegung

Prinzipien des
funktionellen Trainings

Screening
und Testing

Sessiondesign –
die P.A.P.R.-Methode

P.A.P.R.
in der Praxis

EINBEINIGES KREUZHEBEN MIT DER KETTLEBELL

Equipment: Kettlebell, Stepper oder andere Erhöhung

Nutzen

- Kräftigung der Oberschenkelrückseite und der Hüftstrecker
- Dynamisch-motorische Kontrolle und Balancefähigkeit auf einem Bein
- Stabilität in der Antirotation

1. Stelle dich aufrecht und hüftbreit hinter einen Stepper oder eine andere Erhöhung. Halte die Kettlebell in deiner rechten Hand am langen Arm an deiner Seite. Die Schulterblätter ziehen nach hinten und unten.
2. Hebe das rechte Bein aktiv nach hinten oben an und komme mit aufrechtem Oberkörper nach vorn. Kopf, Rücken, Hüfte und Spielbein bilden eine Linie. Das Standbeinknie ist leicht gebeugt. Aktiviere das Gesäß und die Oberschenkelrückseite und richte dich wieder aktiv in den aufrechten Stand auf. In der Beugephase führst du mit geradem Oberkörper und gestrecktem Bein die Kettlebell wieder kontrolliert nach unten; tippe dort den Stepper mit der Kettlebell kurz an und wiederhole den Aufrichtungsprozess erneut.

Hinweis: Starte mit 5 bis 12 Wiederholungen und absolviere 2 bis 3 Durchgänge auf jeder Seite. Steigere zunächst die Wiederholungszahl, bevor du das Trainingsgewicht erhöhst.

Varianten: Einbeiniges Kreuzheben mit zwei Gewichten (in jeder Hand eines oder eines, das du mit beiden Händen greifst), einbeiniges Kreuzheben mit der Langhantel oder dem Sandbag

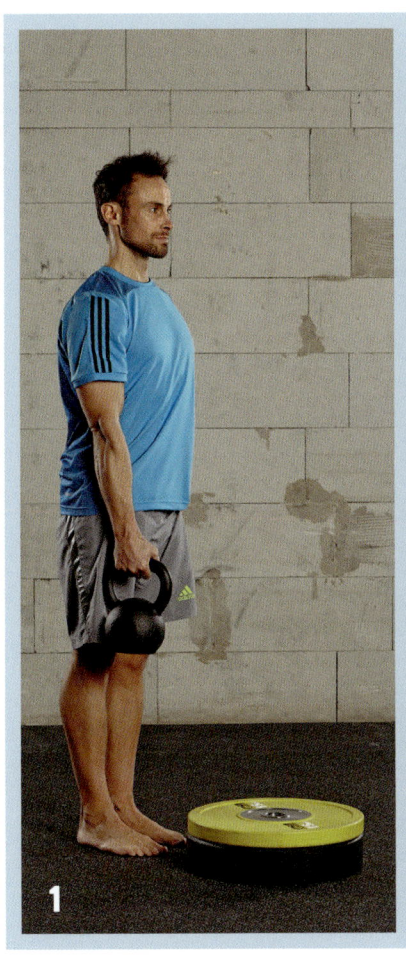
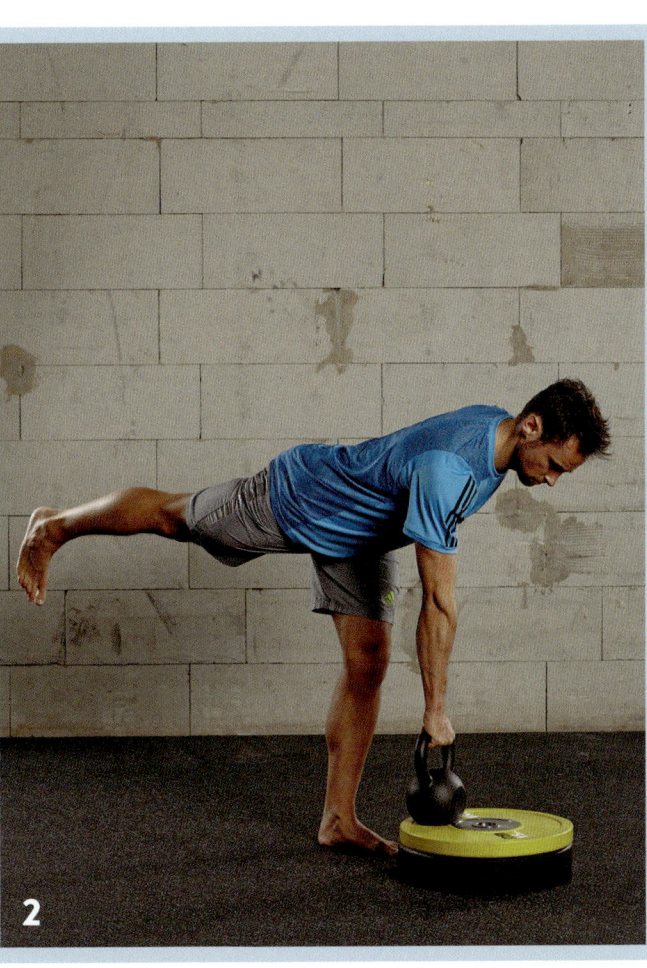

Funktionell
trainieren

Evolution und
Bewegung

Prinzipien des
funktionellen Trainings

Screening
und Testing

Sessiondesign –
die P.A.P.R.-Methode

P.A.P.R.
in der Praxis

Zugmuster-Übungen

RUDERN MIT SCHLINGENSYSTEM – HORIZONTALES ZIEHEN

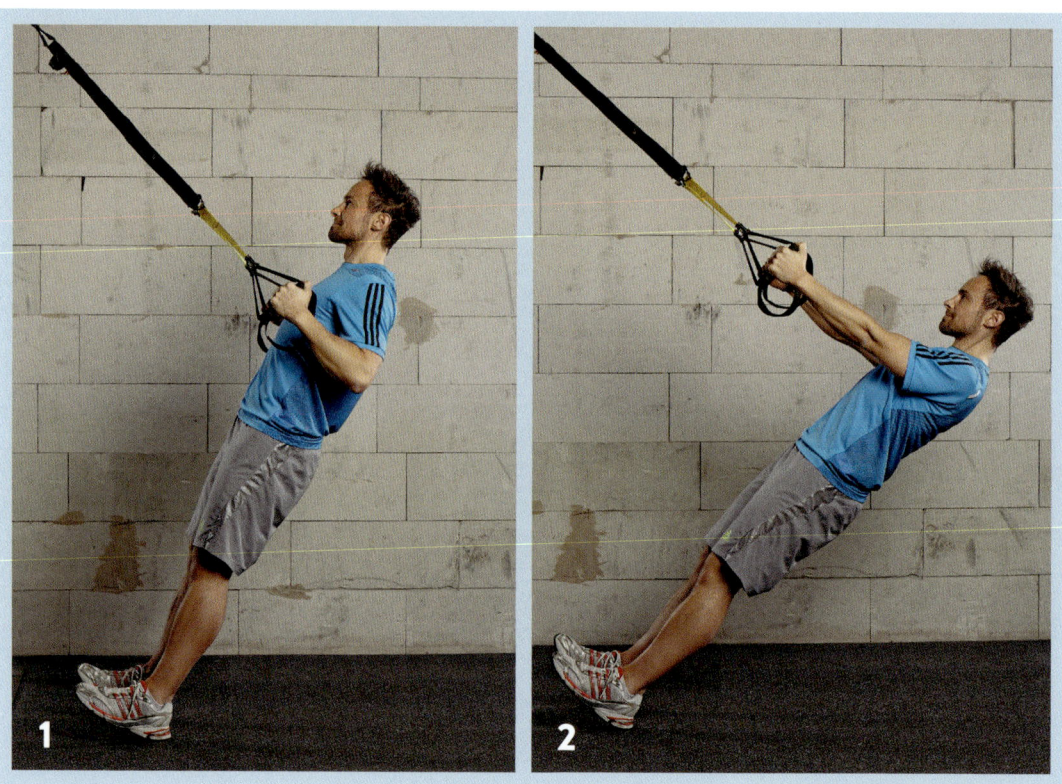

Equipment: Schlingen oder Seilzüge am Rack oder Ähnliches

Nutzen

- Kräftigung des oberen Rückens und der Arme
- Schulterblattkontrolle
- Steigerung der statisch-motorischen Kontrolle für den Rumpf und Rest des Körpers
- Kräftigung bei horizontalen Zugbewegungen

Funktionell trainieren

Evolution und Bewegung

Prinzipien des funktionellen Trainings

Screening und Testing

Sessiondesign – die P.A.P.R.-Methode

P.A.P.R. in der Praxis

1. Umfasse die beiden Griffe des Schlingensystems und halte die Hände vor der Brust. Komme ein paar Schritte zurück, bis das Gerät auf Spannung ist. Wandere mit den Füßen ein paar kleine Schritte wieder Richtung Aufhängungspunkt, bis du mit dem gesamten Körper in eine Schräglage kommst. Die Arme hältst du eng am Körper angewinkelt. Die Schultern sind tief und ziehen weg von den Ohren. Kopf, Wirbelsäule, Becken und Beine bilden eine Linie. Je schräger du den Körper ausrichtest und je näher deine Füße dem Lot des Ankerpunkts kommen, desto anstrengender wird die Übungsausführung. Halte den Körper stabil und vermeide eine Überstreckung im unteren Rücken.

2. Strecke langsam die Arme nach vorn. Halte die Körperspannung bei und ziehe dich mit den Armen wieder zurück in die Ausgangsposition.

Hinweis: Starte mit 8 bis 14 Wiederholungen und wiederhole den Durchgang 2- bis 3-mal. Wenn du dieses Level gut meisterst, erhöhe erst die Wiederholungszahl und dann den Widerstand durch Veränderung des Arbeitswinkels. Ändere auch alle 3 bis 4 Wochen die Übung, indem du die Übung variierst.

Varianten: Breites Rudern (breiter Griff), einarmiges oder einbeiniges Rudern am Schlingensystem

Tipp: Viele Sportler neigen dazu, den Rücken hier zu überstrecken und den Kopf nach vorne zu schieben. Beides ist nicht funktionell. Achte auf eine maximale Kontrolle. Stelle dir vor, einen Tennisball unter dem Kinn einzuklemmen. Starte den Zug mit pronierter Handstellung, das heißt, die Daumen zeigen zueinander. Beende die Zugbewegung mit supinierter Handstellung, das heißt, die Daumen zeigen zur Decke oder sogar voneinander weg.

Funktionell trainieren

Evolution und Bewegung

Prinzipien des funktionellen Trainings

Screening und Testing

Sessiondesign – die P.A.P.R.-Methode

P.A.P.R. in der Praxis

Funktionell
trainieren

Evolution und
Bewegung

Prinzipien des
funktionellen Trainings

Screening
und Testing

Sessiondesign –
die P.A.P.R.-Methode

**P.A.P.R.
in der Praxis**

KLIMMZUG – VERTIKALES ZUGMUSTER

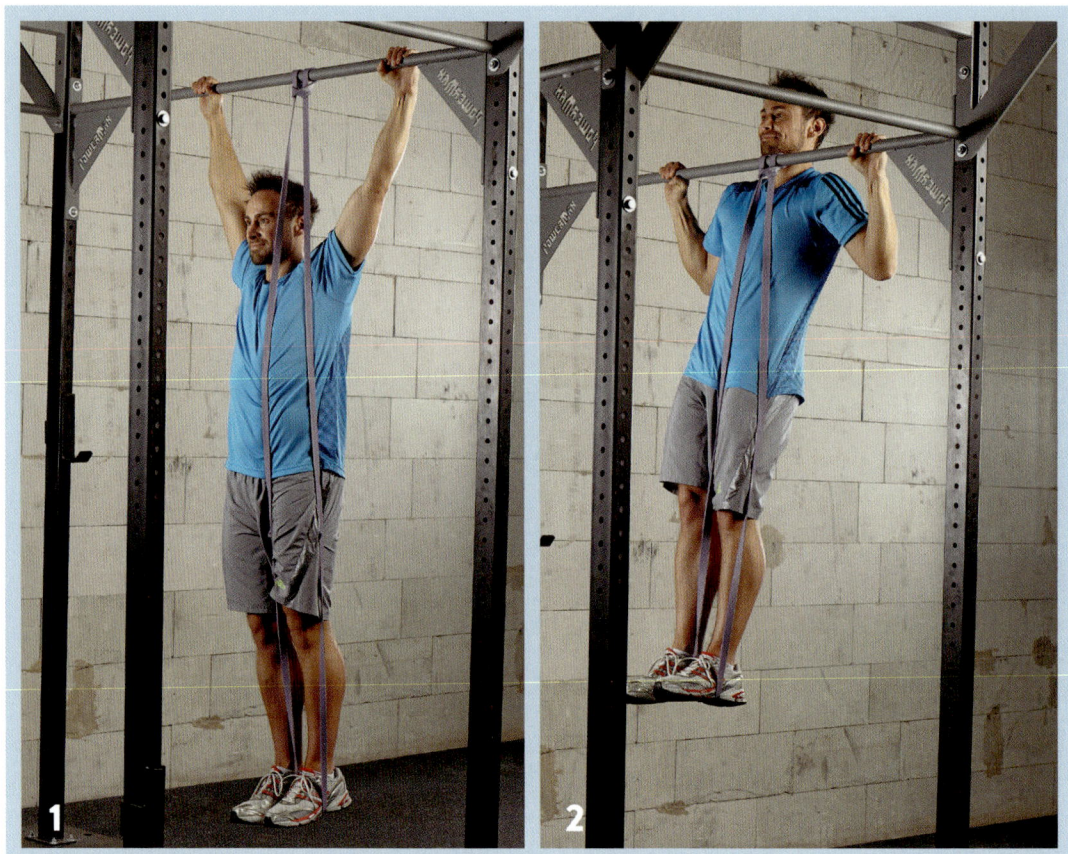

Equipment: Klimmzugstange

Nutzen

- Kräftigung des oberen Rückens, der Arme
- Schulterblattkontrolle
- Steigerung der statisch-motorischen Kontrolle für den Rumpf und Rest des Körpers
- Kräftigung bei horizontalen Zugbewegungen

1. Hänge dich im Kammgriff an eine Klimmzugstange, die Arme sind gestreckt und in einer V-Position.

2. Ziehe dich nach oben. Die Ellenbogen ziehen nach hinten und unten und das Schlüsselbein in Richtung Stange. Strecke dann langsam die Arme, bis du wieder in der langen Hangposition angekommen bist und die Arme wieder gestreckt sind.

Hinweis: Starte mit 4 bis 10 Wiederholungen und wiederhole den Durchgang 2- bis 3-mal. Wenn du dieses Level gemeistert hast, erhöhst du weiter die Anzahl an Wiederholungen oder nimmst ein externes Gewicht hinzu.

Varianten: Als Anfänger führe den Klimmzug mit einem Gummiband unter den Füßen zur Unterstützung aus. Zur Steigerung nutze Zusatzgewichte oder einen Kabelzug. Wechsle die Griffposition zu Ristgriff, Parallelgriff und nutze vielleicht sogar Fat Grips. Verändere ebenso die Griffweite. Eine weitere sehr gute Variante ist der Klimmzug mit Beinen am Boden. Hierzu stehst du auf beiden Beinen und die Stange oder Ringe oder das Schlingensystem befinden sich auf Kinnhöhe. Du gehst runter in die Hocke und bremst die Bewegung aus den Armen und Beinen ab und ziehst dich aus den Armen mit Unterstützung der Kraft aus den Beinen wieder nach oben. Du entscheidest, wie viel Kraft aus den Armen generiert wird. Somit lassen sich viele Kompensationsbewegungen und Schwächen in dieser vertikalen Zugbewegung umgehen und es ist eine gelenkschonendere Art des Klimmzugs. Diese Variante ist auch für Fortgeschrittene geeignet.

Tipp: Der Klimmzug bietet viele Möglichkeiten zur Kompensation, wie Überstreckung im Rücken, Heranziehen der Beine, Schwung holen, Hochziehen der Schultern. Achte darauf, dass dein Körper lang und gestreckt bleibt und übe die Bewegung kontrolliert aus. Du schaffst dann vielleicht weniger Wiederholungen, dafür bleibt deine Bewegungsausführung sauber.

Funktionell trainieren

Evolution und Bewegung

Prinzipien des funktionellen Trainings

Screening und Testing

Sessiondesign – die P.A.P.R.-Methode

P.A.P.R. in der Praxis

Funktionell
trainieren

Evolution und
Bewegung

Prinzipien des
funktionellen Trainings

Screening
und Testing

Sessiondesign –
die P.A.P.R.-Methode

P.A.P.R.
in der Praxis

Druckmuster-Übungen

Wenn man von Druckmustern spricht, denkt man zuerst an das Bankdrücken. Leider verbringen viele Athleten und Fitnessenthusiasten zu viel Zeit damit, ihre Bankdruckleistung zu verbessern. Dadurch geht viel wertvolle Zeit für andere Übungen und Muskelgruppen verloren und viele trainieren sich durch das Bankdrücken oftmals in ein muskuläres Ungleichgewicht. Die meisten Menschen brauchen funktionell gesehen sogar genau das Gegenteil vom Bankdrücken. Im Gegensatz zum Klimmzug kann die Bankdruckleistung durch andere Druckmuster (einarmig, Schräglage, über Kopf, alternierend) in andere Winkel und Richtungen gesteigert werden. Baue bei Druckübungen mehr Variationen und Unterstützungsübungen mit ein.

ALTERNIERENDES EINARMIGES DRÜCKEN ÜBER KOPF MIT DER KETTLEBELL

Equipment: 2 Kettlebells

Nutzen
- Kräftigung der Arme und Schultern
- Steigerung der statisch-motorischen Kontrolle für den gesamten Körper
- Stärkung der Rotatorenmanschette

1. Nimm in jede Hand eine Kettlebell und halte sie in der Vorhalte (Rack-Position) und komme in einen aufrechten und schulterbreiten Stand. Die Ellenbogen ziehen zum Oberkörper. Stabilisiere die Kettlebells von unten. Die Schulterblätter ziehen nach hinten und unten und der Bauch ist aktiv angespannt. Vermeide eine Überstreckung im unteren Rücken.
2. Drücke abwechselnd eine Kettlebell direkt nach oben in Richtung Decke und kontrolliere die andere Kettlebell in der Vorhalte. In der Streckbewegung drehst du den Arm, bis die Handinnenfläche nach vorn zeigt und sich die Mitte des Oberarms in einer Linie mit dem Ohr befindet. Senke nun die Kettlebell kontrolliert wieder in die Ausgangsposition ab, bevor der zweite Arm das Gewicht nach oben stemmt.

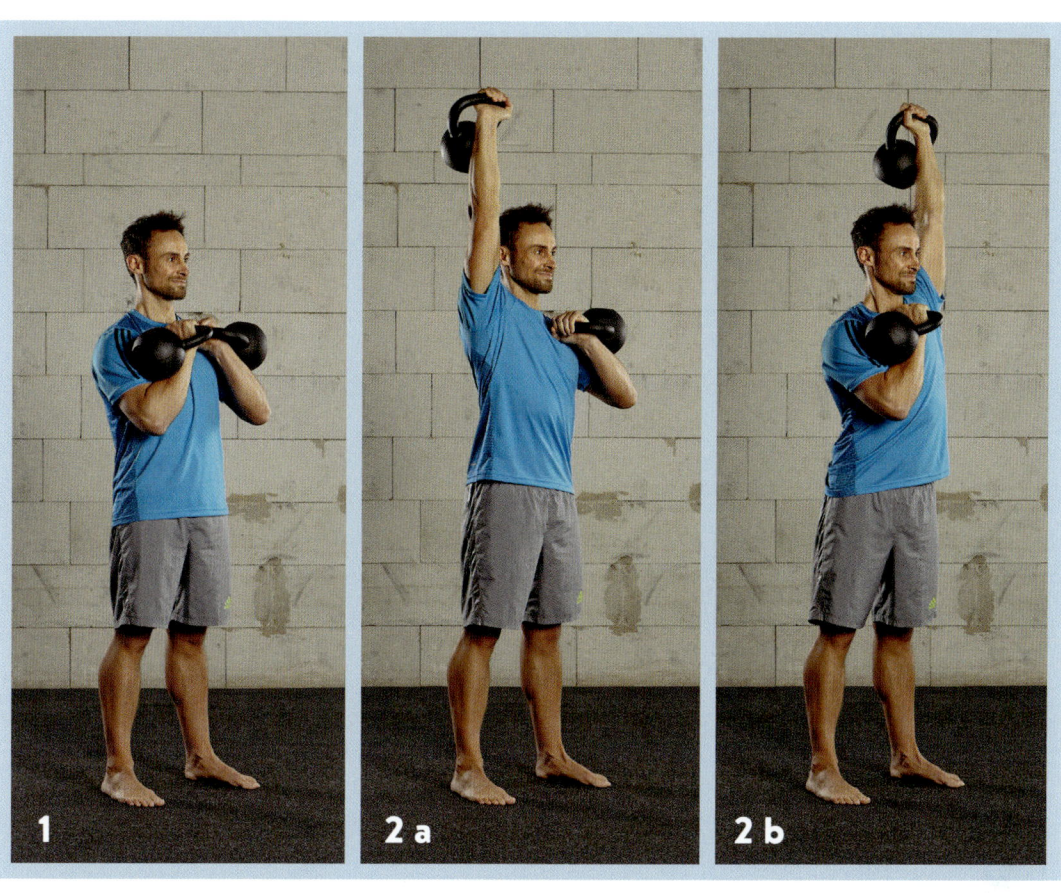

Hinweis: Starte mit 5 bis 8 Wiederholungen zu 2 bis 3 Durchgängen pro Arm. Wenn du dieses Level gemeistert hast, erhöhst du die Anzahl an Wiederholungen oder steigerst das Gewicht.

Varianten: Das Überkopfdrücken kann auch mit einer Kurzhantel, Langhantel, mit einem Seilzugsystem oder einem elastischen Widerstandsband ausgeführt werden. Weitere Varianten wären aus der Tall-Kneeling- (Kniestand), der Half-Kneeling- (halber Kniestand) oder Single-Leg-Stance-Position (Einbeinstand). Diese Übung kann auch mit Ausfallschritten, Kniebeugen und Step-ups kombiniert werden.

Tipp: Vermeide seitliche Hüftbewegungen und eine Überstreckung im Rücken.

Funktionell trainieren

Evolution und Bewegung

Prinzipien des funktionellen Trainings

Screening und Testing

Sessiondesign – die P.A.P.R.-Methode

P.A.P.R. in der Praxis

LIEGESTÜTZ – HORIZONTALES DRUCKMUSTER

Nutzen

- Kräftigung der Arme und Schultern
- Steigerung der statisch-motorischen Kontrolle für den gesamten Körper
- Stärkung der Rotatorenmanschette und der seitlichem Bauchmuskulatur

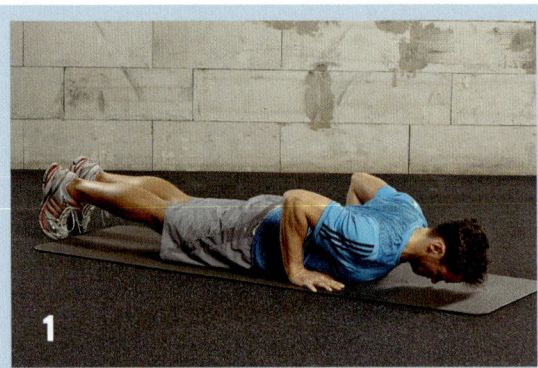

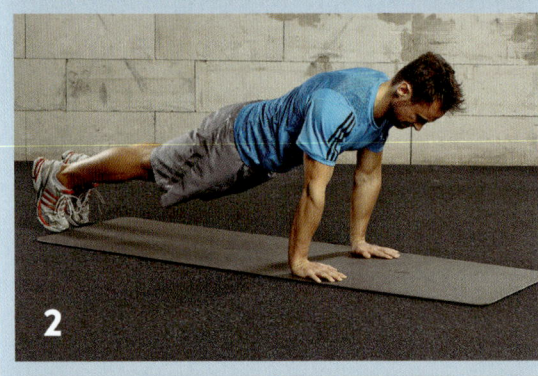

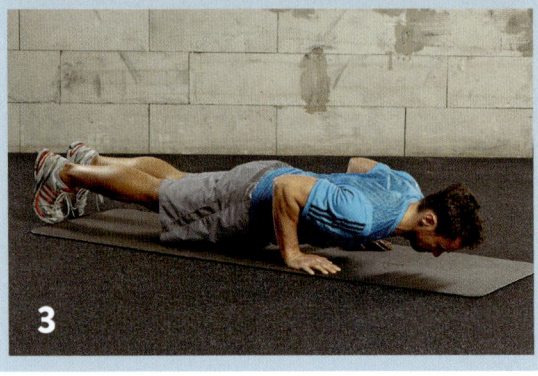

1. Komme in die Bauchlage und positioniere die Hände nah neben der Brust. Die Unterarme stehen senkrecht, die Zehenspitzen sind aufgestellt und der gesamte Körper ist unter Spannung. Vermeide eine Überstreckung im unteren Rücken.

2. Drücke dich stabil in die gestreckte Armstützposition, ohne die gerade Linie von Kopf bis Fuß zu verlassen oder zu verändern.

3. Senke dich langsam und kontrolliert wieder ab, bis die Brust kurz den Boden berührt, und drücke dich gleich wieder in den Armstütz.

Hinweis: Starte mit 8 bis 12 Wiederholungen zu 2 bis 3 Sätzen. Wenn du dieses Level gemeistert hast, erhöhst du die Anzahl an Wiederholungen, platzierst die Beine erhöht oder addierst Gewicht, indem du beispielsweise eine Gewichtsweste trägst.

Tipp: Lege dir einen Stab in den Rücken und überprüfe damit die Achsenausrichtung der Wirbelsäule.

Variante für Einsteiger: Einsteiger setzen die Hände auf einen stabilen Stuhl oder eine Kiste auf, sodass die Hände deutlich höher als die Füße platziert sind.

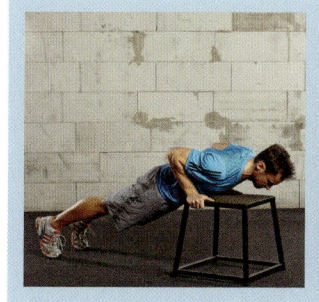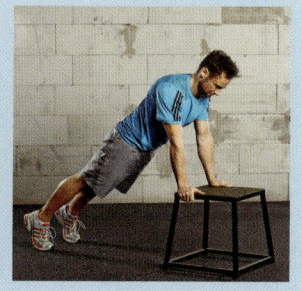

Für Einsteiger: Variante mit erhöhtem Oberkörper

Variante für Fortgeschrittene: Zum Steigern der Grundübung setze die Füße auf einen stabilen Stuhl oder eine Kiste auf, sodass die Füße deutlich höher als die Hände platziert sind.

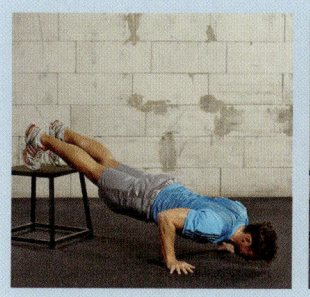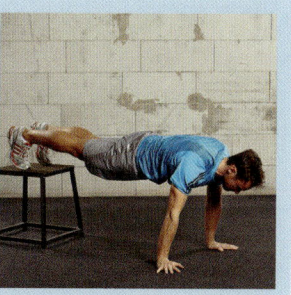

Für Fortgeschrittene: Variante mit erhöhten Füßen

Variante im Stehen: Stelle dich unter ein an einem Rack oben befestigtes Schlingensystem und greife mit beiden Händen die Griffschlaufen. Lehne dich nach vorn und winkle die Arme eng am Oberkörper an. Schiebe dich aktiv von den Händen weg und strecke die Arme, bevor du in die Ausgangsposition zurückkommst.

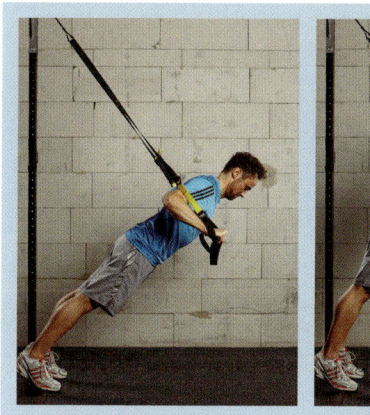

Variante mit Schlingen

Funktionell trainieren

Evolution und Bewegung

Prinzipien des funktionellen Trainings

Screening und Testing

Sessiondesign – die P.A.P.R.-Methode

P.A.P.R. in der Praxis

Funktionell trainieren

Evolution und Bewegung

Prinzipien des funktionellen Trainings

Screening und Testing

Sessiondesign – die P.A.P.R.-Methode

P.A.P.R. in der Praxis

Rumpfübungen mit Rotation und Antirotation

PALLOF-DRÜCKEN AUS DER RÜCKENLAGE

Equipment: Kabelzug oder Gummiband

Nutzen
- Kräftigung der schrägen Bauchmuskulatur
- Aktivierung der statisch-motorischen Kontrolle für den Rumpf zur Antirotation
- Schulung der Schulterblätter
- Hüft- und Beckenintegrität

1. Komme seitlich (90 Grad) zu einem Kabelzug oder Gummiband in die Rückenlage. Winkle die Beine an und stelle die Füße hüftbreit auf. Greife die Enden des Gummibands oder den Griff des Kabelzugs mit beiden Händen und halte die Hände direkt vor der Mitte des Brustbeins, sodass das Gummiband oder der Kabelzug auf Zugspannung ist.
2. Drücke mit beiden Armen den Griff senkrecht zur Decke und bleibe im Oberkörper und Becken stabil. Beide Schulterblätter, Beckenhälften und Füße halten kontinuierlich Kontakt mit dem Boden. Ziehe beide Hände langsam wieder zurück zur Brust.

Hinweis: Starte mit 8 bis 12 Wiederholungen zu 2 bis 3 Durchgängen auf jeder Seite. Wenn du dieses Level gemeistert hast, erhöhe erst die Anzahl an Wiederholungen und in einem zweiten Schritt das Gewicht.

Variante für Fortgeschrittene: Strecke die Beine auf dem Boden aus oder hebe die Beine im 90-Grad-Winkel an. Das erhöht den Schwierigkeitsgrad der Übung im Liegen. Du kannst diese Übung auch aus dem Halbkniestand, Kniestand, symmetrischen Stand, aus der Schrittstellung oder aus dem Einbeinstand durchführen.

Tipp: Nutze die Atmung. Atme beim Drücken aus. Wenn du die Arme wieder Richtung Brustbein senkst, atme ein.

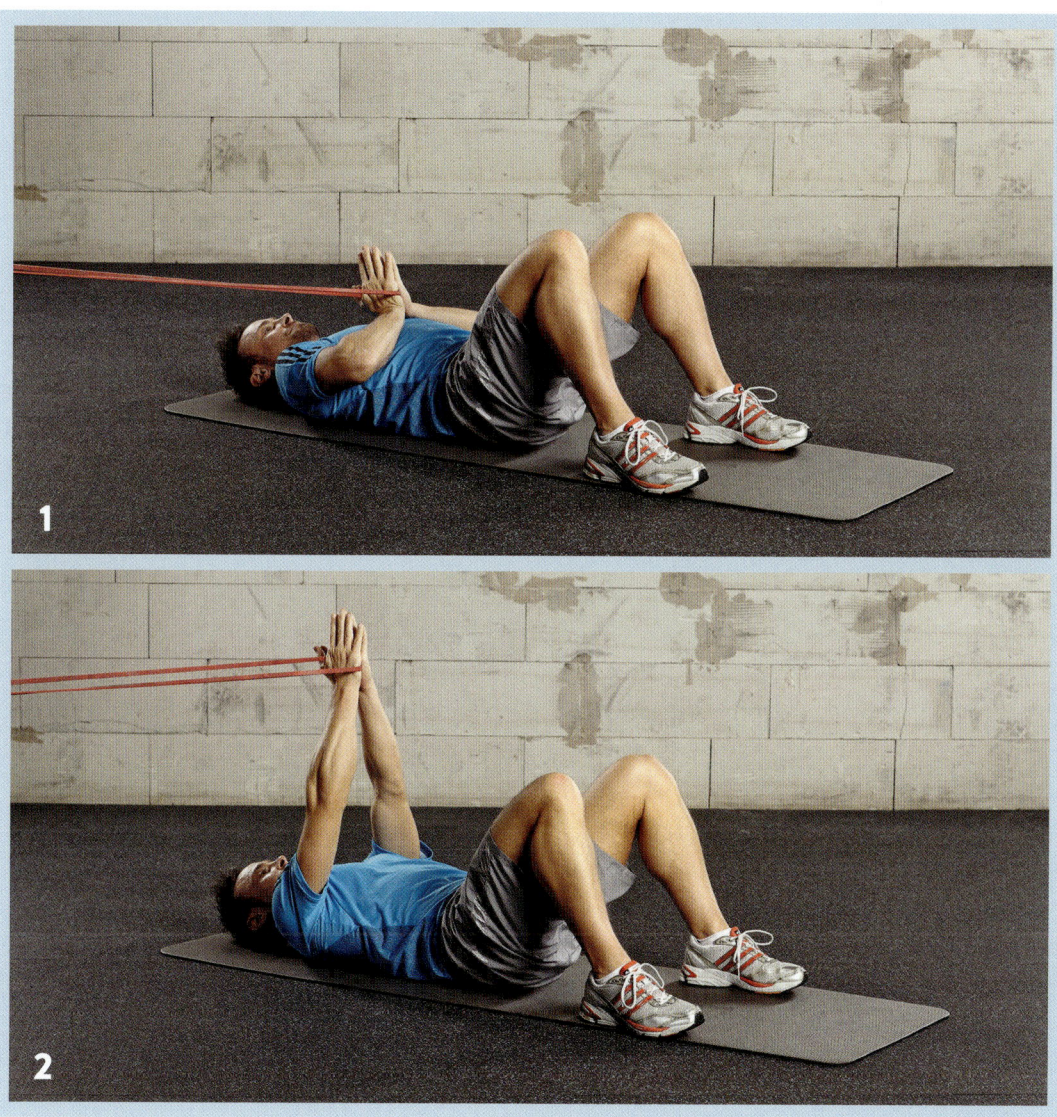

Funktionell
trainieren

Evolution und
Bewegung

Prinzipien des
funktionellen Trainings

Screening
und Testing

Sessiondesign –
die P.A.P.R.-Methode

P.A.P.R.
in der Praxis

EINARMIGES ZIEHEN AUS DEM ARMSTÜTZ

Equipment: Stepper oder flache Plyobox, Kettlebell oder Kurzhantel

Nutzen
- Kräftigung der Arme und Schultern
- Steigerung der statisch-motorischen Kontrolle für den Rumpf zur Antirotation
- Stärkung der Rotatorenmanschette, Bauchmuskulatur und Rumpf-Becken-Integrität

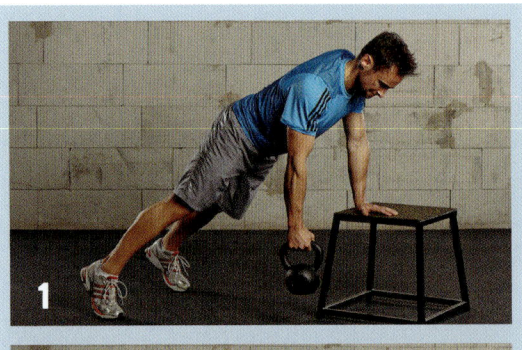

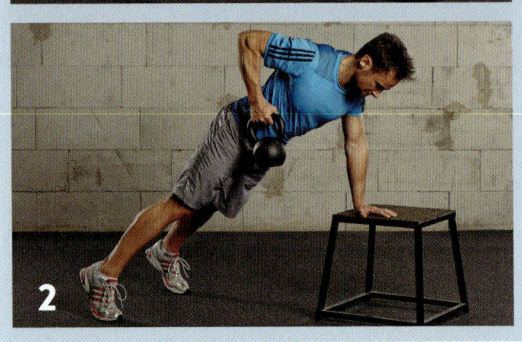

1. Stütze dich mit dem linken Arm auf einen Stepper oder eine flache Plyobox (circa 20 bis 40 Zentimeter hoch) und nimm eine Liegestützposition ein. Dein Körper bildet eine Linie vom Kopf bis zum Fuß. Die Füße sind mehr als schulterbreit platziert. Dein linker Arm ist unter deiner linken Schulter. Drücke den Arm aktiv auf die Erhöhung. Die Wirbelsäule ist neutral in der Doppel-S-Form.

2. Ziehe mit der rechten Hand eine Kettlebell oder Kurzhantel seitlich zum Brustkorb. Führe das Gewicht langsam wieder zurück. Schulter- und Beckengürtel bleiben parallel, der linke Arm bleibt aktiv und gestreckt.

Hinweis: Starte mit 6 bis 10 Wiederholungen zu 2 bis 3 Sätzen auf beiden Seiten. Wenn du dieses Level gemeistert hast, erhöhst du die Anzahl an Wiederholungen und anschließend das Gewicht. Je höher die Box ist, desto einfacher wird die Übung. Genauso gilt: Je breiter die Fußstellung ist, desto einfacher wird die Übung. Verändere in den nächsten Wochen den Winkel durch die Höhe der Fläche, auf die du dich stützt, und die Standbreite.

Varianten: Mit elastischen Widerstandsbändern oder einem Kabelzug kann die Zugbewegung auch von anderen Winkeln erfolgen, bis hin zu einem vertikalen Zugmuster.

Funktionell trainieren

Evolution und Bewegung

Prinzipien des funktionellen Trainings

Screening und Testing

Sessiondesign – die P.A.P.R.-Methode

P.A.P.R. in der Praxis

KOMBINATION VON DRUCK- UND ZUGMUSTER IM HALBKNIESTAND

Equipment: Kabelzug

Nutzen
- Kräftigung der Arme und Schultern
- Steigerung der statisch-motorischen Kontrolle für den Rumpf zur Antirotation
- Stärkung der Rotatorenmanschette und Bauchmuskulatur

1. Stelle die Griffe der Kabelzüge auf Brusthöhe ein. Gehe in den Halb-kniestand und platziere das rechte Bein vorne. Du blickst dabei zum Kabelzug hin. Strecke den rechten Arm in Innen-rotation nach vorn. Mit dem linken Arm ziehst du konzentrisch in Außenrotation zur Brust. Das Kabel kommt von vorn und du erzeugst mit dieser Bewegung Spannung. Bleibe dabei aufrecht und stabil im Oberkörper.
2. Führe dann den rechten Arm zur Brust und strecke den linken Arm. Vermeide eine Überstreckung im unteren Rücken.

Hinweis: Starte mit 8 bis 12 Wiederho-lungen zu 2 bis 3 Durchgängen auf je-der Seite. Wenn du dieses Level gemeis-tert hast, erhöhst du erst die Anzahl an Wiederholungen und in einem weiteren Schritt das Gewicht.

Varianten: Führe die Übung mit elasti-schen Widerstandsbändern, in Schritt-stellung, im symmetrischen Stand oder im Einbeinstand aus.

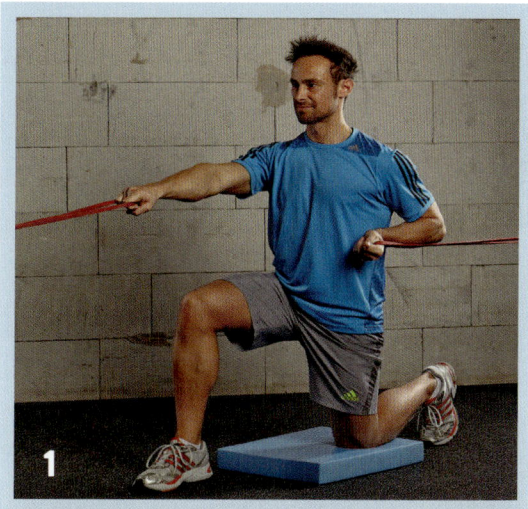

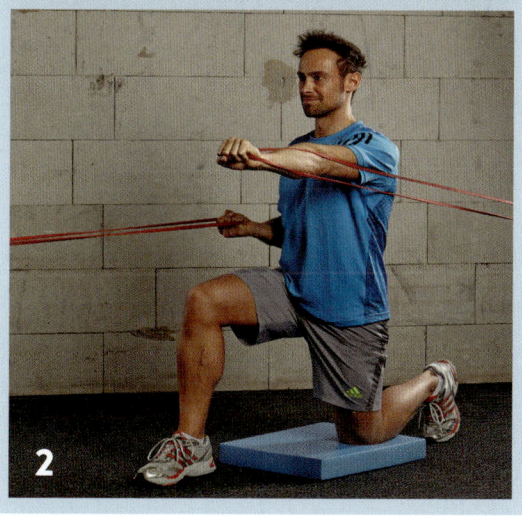

Funktionell trainieren

Evolution und Bewegung

Prinzipien des funktionellen Trainings

Screening und Testing

Sessiondesign – die P.A.P.R.-Methode

P.A.P.R. in der Praxis

Funktionell trainieren

Evolution und Bewegung

Prinzipien des funktionellen Trainings

Screening und Testing

Sessiondesign – die P.A.P.R.-Methode

P.A.P.R. in der Praxis

DIAGONALES ZUG- UND DRUCKMUSTER IN SCHRITTSTELLUNG

Equipment: Kabelzug oder Widerstandsband

Nutzen

- Kräftigung der Arme und Schultern
- Steigerung der statisch-motorischen Kontrolle für den Rumpf zur Antirotation
- Aktivierung und Kräftigung des horizontalen Druck- und Zugmusters
- Stärkung der Rotatorenmanschette und Bauchmuskulatur

1. Befestige den Aufhängepunkt des Kabels oder Widerstandsbands mindestens auf Augenhöhe oder höher. Komme in einen aufrechten, hüftbreiten Stand mit Blick zum Kabelzug oder zum Aufhängepunkt des elastischen Widerstandsbands. Das rechte Bein befindet sich vorn, wenn der Kabelzug rechts von dir ist, und umgekehrt. Greife mit beiden Armen gestreckt in Außenrotation die Enden des Seilzugs oder des Widerstandbands, das sollte etwa auf Kopfhöhe sein.

2. Ziehe mit beiden Händen die Griffe in Richtung Brust. Von hier drückst du beide Arme weiter in einer diagonalen Bewegung nach unten. Der Winkel beträgt circa 45 Grad. In der Endposition sind beide Arme in der Innenrotation. Die Körperhaltung bleibt aufrecht und die Schultern sind tief. Führe die Arme langsam und kontrolliert wieder zurück zur Brust und dann weiter in Richtung Ankerpunkt, bevor du zur nächsten Wiederholung ansetzt.

Hinweis: Starte mit 8 bis 12 Wiederholungen zu 2 bis 3 Durchgängen auf jeder Seite. Wenn du dieses Level gemeistert hast, erhöhe die Wiederholungszahl und erst im nächsten Schritt das Gewicht.

Varianten: Diese Übung kann auch aus dem Halbkniestand oder Kniestand erfolgen, ebenso aus einer symmetrischen Beinstellung (parallel) mit aktiver Hüftrotation oder aus dem Einbeinstand.

Tipp: Hier ist Koordination, Balance und Stabilität gefragt. Nutze einen Spiegel, um die Ausrichtung der Körperachse zu kontrollieren.

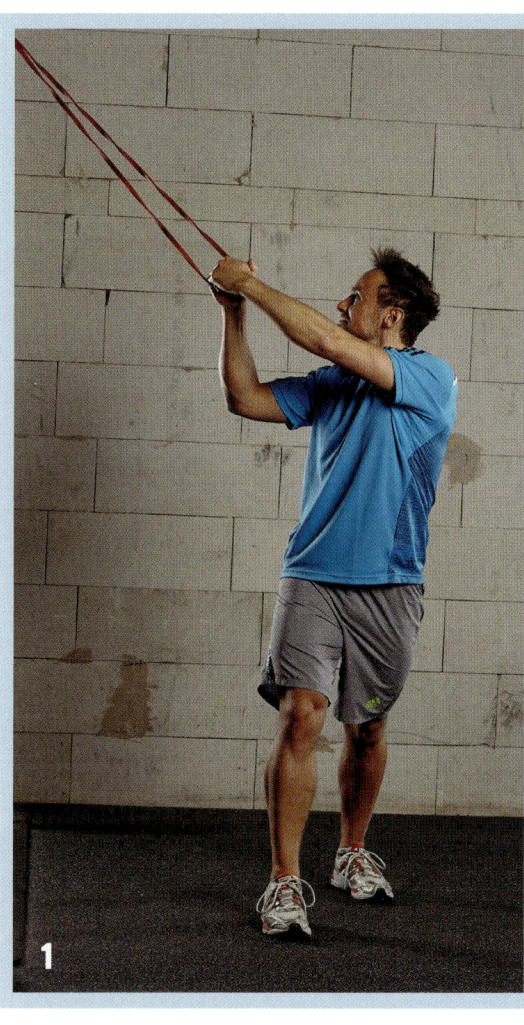
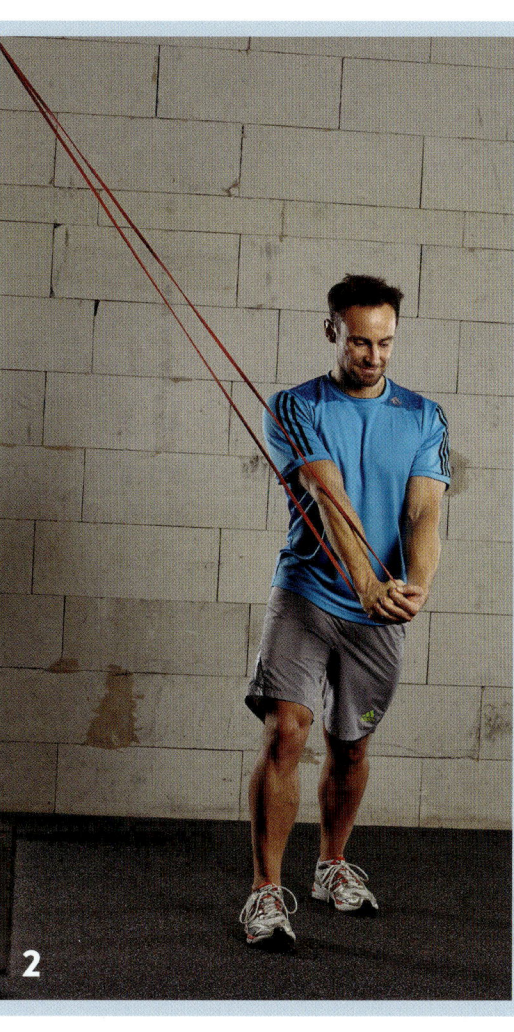

Funktionell trainieren

Evolution und Bewegung

Prinzipien des funktionellen Trainings

Screening und Testing

Sessiondesign – die P.A.P.R.-Methode

P.A.P.R. in der Praxis

Funktionell
trainieren

Evolution und
Bewegung

Prinzipien des
funktionellen Trainings

Screening
und Testing

Sessiondesign –
die P.A.P.R.-Methode

P.A.P.R.
in der Praxis

REGENERATION

Es gibt viele Wege und Strategien, um dem Körper nach anstrengenden Aktivitäten eine schnelle und effektive Regeneration zu ermöglichen. Trainingsreize produzieren je nach Intensität und Volumen einen enormen mechanischen und oxidativen Stress. Mikroverletzungen in der Muskulatur und im Fasziengewebe sind ebenso die Folge wie Entzündungsprozesse, der Abtransport von Stoffwechselabbauprodukten und die Regulation des Säure-Basen- und Hormonhaushalts. In der Regeneration erfolgt die physische und neurologische Adaptation in Form von Reparaturprozessen. Je besser die internen und externen Bedingungen in dieser Phase sind, umso effizienter kann die Reparatur ablaufen, sodass man in der nächsten Einheit unter besseren Voraussetzungen trainieren kann.

Sind die Bedingungen für die Regeneration über einen längeren Zeitraum nicht optimal und wird zu schnell der nächste Reiz gesetzt, reagiert der Körper mit Kompensationen. Oft sind Muskelsteifigkeit, Reduktion oder Stagnation der Kraftentwicklung, verminderte Beweglichkeit, Infekt- und Verletzungsanfälligkeit, Verschiebungen im vegetativen Nervensystem und somit Veränderungen in der Ruheherzfrequenz und Herzratenvariabilität die Folge. Dies ist meist ein schleichender Prozess und viele Athleten, Fitnessenthusiasten und Hobbysportler sind sich über die Auswirkungen einer mangelhaften Regeneration nicht bewusst. Viele Profiathleten nutzen inzwischen messbare Parameter, die Auskunft zum Zustand des Parasympathikus geben, als nützlichen Indikator, um den Status der Regeneration und Wirkungsgrad der Trainingseinheit zu überprüfen. Mithilfe von Messdaten zur Herzratenvariabilität lässt sich dieser Status beispielsweise überprüfen.

Ein weiterer gut untersuchter Faktor sind die beiden Hormone Cortisol und Testosteron. Beide eignen sich hervorragend als Biomarker zur Bestimmung effektiver Trainingsreize und des Status der Regeneration. Ziel ist es, die natürliche Ausschüttung von Testosteron zu fördern und zu halten und im Gegenzug den Cortisolspiegel nach dem Training durch unterschiedliche Maßnahmen zu senken. Nach wie vor führen ausreichender und regelmäßige Schlaf von sieben bis acht Stunden, Hydration, durchblutungsfördernde Maßnahmen und konstant hochwertige Nährstoffaufnahme die Liste der Regenerationsmaßnahmen unangefochten an. Spezielle Atemtechniken, Sauerstoff- und Druckkammern sind die nächsten großen Stellschrauben im Bereich der Regeneration.

AKTIVE VERSUS PASSIVE REGENERATION

Wir unterscheiden zwischen aktiver und passiver Regeneration. Zur aktiven Regeneration gehören Maßnahmen, die den Blutfluss, die Durchblutung, die Gefäßweitstellung und die Beweglichkeit nach dem Training weiter fördern.

Methoden zur aktiven und passiven Erholung

Gängige Methoden zur aktiven Erholung

- Lockeres Laufen von maximal 20 Minuten
- Lockeres Schwimmen oder Laufen im Wasser
- Fahrradergometer, Crosstrainer mit hoher Trittfrequenz (85 bis 120 Umdrehungen pro Minute bei niedrigem Widerstand)
- Passiv-statisches Dehnen
- Dynamisches und multidirektionales Bewegen (siehe Movement Preps)
- Foam Rolling, Massageroller und Flossing
- Intervalltraining auf niedriger und moderater Intensitätsstufe
- Spielerisches Cool-down mit niedriger Intensität und niedriger Herzfrequenz

Gängige Methoden zur passiven Erholung

- Eis- und Wechselbäder (Reduktion der entzündlichen Prozesse)
- Sauna
- Elektrostimulation, Magnetfeldmatten, Vibrationsgeräte und Ähnliches
- Massage, Physiotherapie, Osteopathie und Chiropraktik
- Schlafhygiene und Power-Naps
- Ernährung, schnelle Versorgung mit Nährstoffen nach dem Training
- Wasserhaushalt auffüllen
- Autogenes Training, Meditation und Supervision

Funktionell trainieren

Evolution und Bewegung

Prinzipien des funktionellen Trainings

Screening und Testing

Sessiondesign – die P.A.P.R.-Methode

P.A.P.R. in der Praxis

TEST- UND ÜBUNGSREGISTER

SACHREGISTER

ÜBER DIE AUTOREN

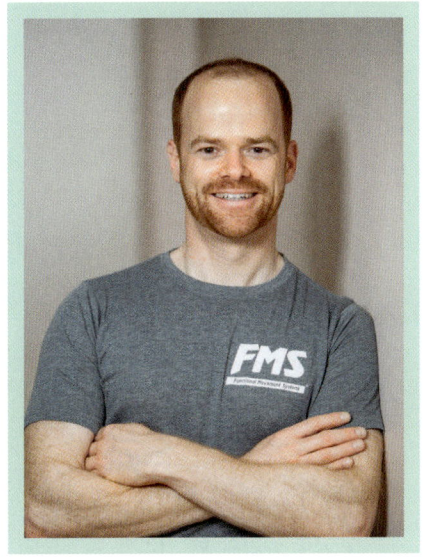

Eberhard Schlömmer ist Diplom-Sportwissenschaftler und arbeitet als Personal Trainer in München. Der Experte für den Functional Movement Screen gehört zum Ausbildungsteam von Perform Better Europe. Als Autor ist er unter anderem für das *Functional Training Magazin* tätig.
Instagram: @eberhard_schloemmer

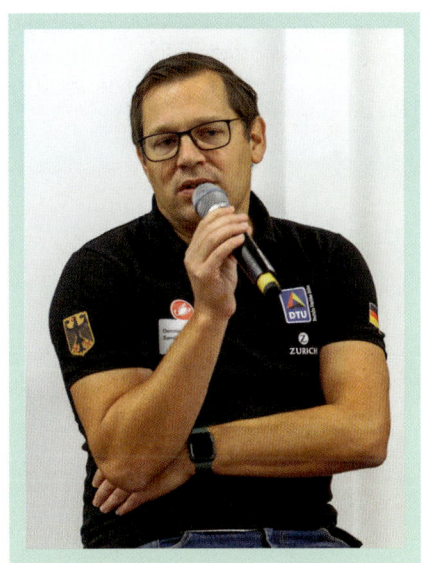

Dennis Sandig arbeitet als Referent für Bildung und als Wissenschaftskoordinator bei der Deutschen Triathlon Union. Dort ist er unter anderem für die Aus- und Fortbildung der Trainerinnen und Trainer zuständig. Als Autor war er unter anderem für das Functional Training Magazin tätig.
Instagram: @dennissandigffm

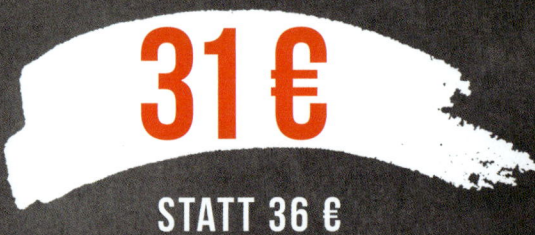
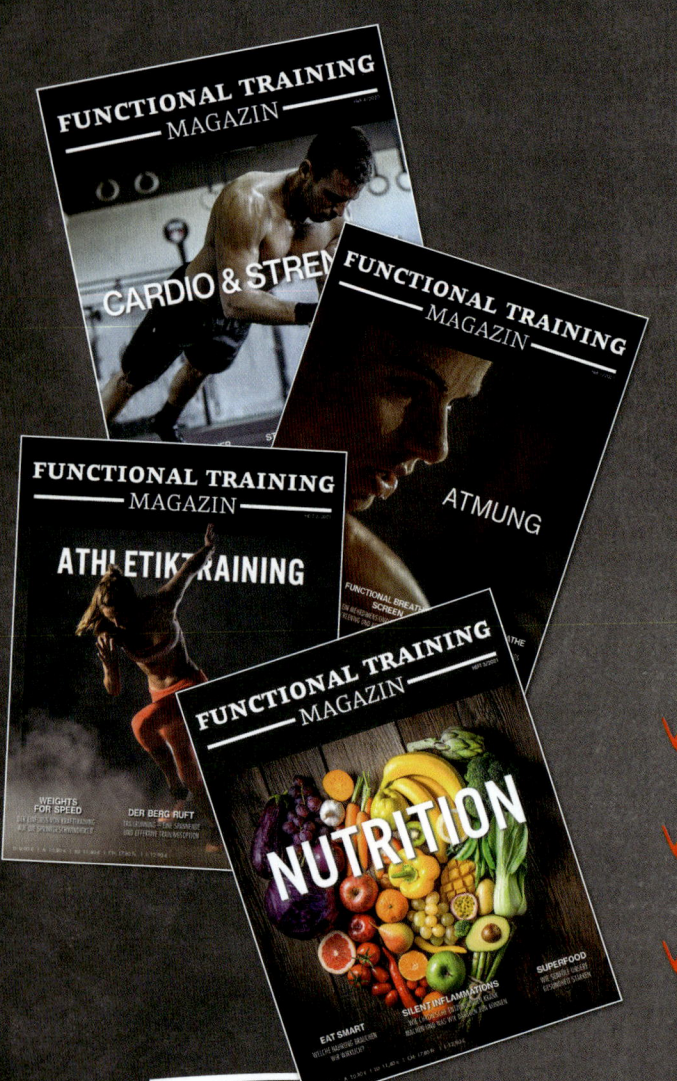